长寿有道

名老中医谈养生

李俊德 主编

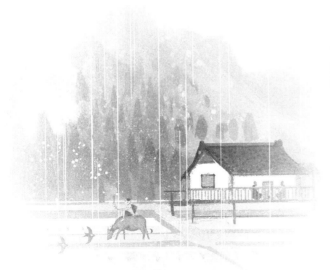

U0278337

华夏出版社
HUAXIA PUBLISHING HOUSE

编委会名单

名誉主编：毛德西

副 主 编：李可歆　田振华　宋虎杰　张明顺

编　　委：李可歆　李俊德　田振华　宋虎杰

　　　　　张明顺　冯　磊　张　莉

第三版前言

　　健康长寿，一直是人类追求的最终目标。随着社会经济的发展，近年来人的寿命延长了许多。我国平均年龄已达古稀之数，究其原因是，除了与生活水平提高、营养丰富、合理运动分不开，还与人们开始注重用食疗与药疗养生有关。然而，同时我们不难看到，随着经济飞速发展，人们生活水平快速提高，美食、饮酒、吸烟已成许多人的嗜好；人才济济，事事竞争，难免用脑多思、耗伤心血体力，不利于健康与长寿。

　　养生学是中医药学的重要内容。从事中医工作多年的李俊德教授，师从多位名医，从医几十年，德技双馨，对中医养生之道深有研究，他不辞繁劳，收集了170余位名老中医的养生经验，形成文字，并出版了《长寿有道》。书中所记载的当代名老中医的养生经验，各有侧重，可以满足不同体质、不同地域、不同生活环境的中老年人的养生需要。书中所叙述的静心、调气、动形、固精、食养、药饵、起居等养生方法，简便易学，切实可行。每篇文章，文字不多，但重点突出，尤宜于中老年人闲暇时阅读与效法。此书的最大特色是理论与实践并重，内容真实可信。

　　长寿有道自出版后，至今已经连续多次印刷，获得了广大中老年读者的喜爱。为了满足读者需求，与时俱进，并征得作者的同意，我们决定对《长寿有道》进行第三次修订。此次修订，我们主要从三个方面进行修改：第一，我们删除了每位老中医既往的个人简介，主要是考虑时间过长，会有很大变动；第二，我们在原有内容的基础上，重新整理并删减一些繁琐的文字，使其内文更加简洁、实用，通俗易懂，符合读者阅读需求；第三，在版式上，我们也进行了重新编排，行文更加醒目、舒朗，使广大读者在阅读时，能一目了然，很快就能找到自己需要的长寿方法。最后，尽管我们仔细编排、修订，书中可能仍然会有一些疏漏的地方，恳请广大读者能提出指正，我们不胜感激。

前言

　　生、长、壮、老、死，这是人类生命不可抗拒的自然规律。人的生命是有限的，在历史的岁月中，真可谓"日月如梭""光阴似箭"。但自古以来，人们都希望在短暂的人生旅途中，获得健康与长寿。摒弃帝王将相那种长生不老的梦想，人类能否延年益寿呢？回答是肯定的。我国现存最早医学经典《黄帝内经》对此就有精辟的论述。《素问·上古天真论》云："其知道者，法于阴阳，和于术数，食饮有节，起居有常，不妄作劳，故能形与神俱，而尽终其天年，度百岁乃去。"历代医学家将这段经文视为应当遵循的长寿秘诀。据《中国医学人名志》统计，在记有实际年龄的 149 人中，80 岁以上者 70 人，90 岁以上者 27 人，100 岁以上者 10 人；平均年龄超过 80 岁。如唐代孙思邈 102 岁，王冰 94 岁；宋代成无己 93 岁，钱乙 80 岁；金元著名医家刘河间 80 岁，朱丹溪 77 岁，李东垣 71 岁；明代养生学家冷谦 150 岁；清代薛雪 89 岁，赵学敏 86 岁，吴鞠通 84 岁。可见"自古名医多长寿"，洵非虚言。

　　当今，时逢盛世，国泰民安，丰衣足食。健康长寿，谁人不去向往！然长寿有赖养生，养生当有良方。养生者，生命保健之谓也。它包括饮食、起居、神志、房事、体育等诸多方面的保健知识。这些知识不仅可以从历代医籍中去索取，而且还可以从今时长寿老人的生活中去借鉴。当代名老中医朴实、有序的生活，就是可供大家借鉴的养生良方。

　　本书共征集 170 多位名老中医的养生经验，多数年龄在 70 岁以上，其中 70 岁以上者 97 人，80 岁以上者 55 人，90 岁以上者 9 人，100 岁以上者 2 人。所收内容多数是名老中医生活的真实写照，少部分是名老中医撰写的养生心得，还有数篇是由其门生整理的点滴体会。但由于种种原因，还有部分名老中医的养生经验未收录于内。从所收录的内容分析，他们的共同体会是：饮食有节，以素为主；起居有序，以动为常；神志淡泊，以忍为尚；乐以奉献，薄于名利；房事节制，不纵不禁；防患未然，摄养为先。当然，他们也有各自的特点，如有的喜食肥甘，有的喜静恶动，有的勤于动脑，有的乐于书画。这些异同点，都是根据个人生活环境及其身心素质所决定的。如果离开个体差异性去谈养生，那必然达不到预期效果。

本书部分内容谈到了长寿与遗传的关系，我们不否认遗传因素对生命极限的影响，但健康长寿更多地是依后天因素获得的。正如曹操在《龟虽寿》诗中所说："盈缩之期，不但在天；养怡之福，可以永年。"可见古人也强调后天"养怡"的作用。我们编撰这本书的目的，正是为了增强人的主观能动性，克服先天不足或后天失调给健康带来的不利因素，有目的地去进行自我保健，使其短暂的人生变得健康、愉快和充满活力。

当代名老中医的健康长寿是有目共睹的。他们虽年逾古稀，却童颜鹤发，神气沛然。他们的生活实践就是可以效法的养生经验。据科学家研究证实，中医学中关于养生长寿的观点与经验是有科学根据的。本书将百余位名老中医的养生经验奉献给大家，不仅仅是为了介绍宣传中医养生学知识，更重要的是为朋友们提供一些实实在在的有益于健康的养生方法；并借此祝愿中老年人生活愉快，健康长寿！也希望青年朋友们永葆青春！

由于水平有限，加之时间仓促，书中欠妥之处，在所难免，敬请读者不吝指正。

李被德

1996年1月

目录

欲心宜少，知足常乐

丁光迪

我的日常生活，无特殊嗜好，生活俭朴，衣着随便，注意清洁，很少赴宴，起居有常，饮食有节，欲心宜少，知足常乐，一般喜静。

我每天睡眠约 8 小时，晚上 9 时前后入睡，早上 6 时前后起床，冬季推迟到 7 时，春夏秋提前至 5 时许，午睡 1 小时。入睡前喜用温水揩面洗足，因为足为经脉发起之源，阴阳聚会之处，勤加揩拭有好处。晨起先用冷水洗面，而后出去散步，做真人起居法，即平坐，摩搓两手冷热，摩面二七，旋再七，按目七，按迎香七，摩臂三七，探击天鼓二七；起身握固、调气、咽唾二七；再平坐，摩膝三七，摩足三七；再起身，摩腰，举手掷足三五七次；平息散步半小时止。冬季可在室内活动。

我的衣着比较随便，喜着旧衣服，棉织品、质地轻软之品。衣服喜用掀纽，或和尚衣式，宽大方便。

饮食喜清淡，早餐吃得最多，两碗豆浆中泡三四片面包片，再加一两碗米粥，一般不加糖。喜用萝卜缨、蔬菜干、咸菜等佐餐。自感这是一个好食谱，所以大便日日通畅。中午吃米饭一碗多，晚上吃得最少，半两干饭一碗米粥，米粥中加些燕麦片。肉类吃得较少，吃鱼较多。一般不喝酒，偶尔喝一两黄酒。素无烟酒嗜好，很少用保健食品，亦无零食习惯，喜欢食醋。

人生很少一帆风顺，烦心之事是常有的，但我从不梗塞于心或怒气伤人，以牙还牙。而是闭门谢客，拿出平时最喜欢的文献再欣赏一番，每每从此心旷神怡。或者看一些难懂的古典著作，考证寻绎，一旦豁然贯通，亦能心开目明，烦恼亦随之解脱。或修改文章，或讨论疑难病例，分析研究，病人满意，自己亦有乐趣，精神也就舒畅了。"文革"期间我在牛棚里还坚持写作，出版了一本专著——《中药的配伍运用》，对教学、临床很有好处。历来不愿与人争论长短，更不愿仰面求人。宽厚待人，严以责己，不顺心的事就少些，且易处理。

我的记忆力尚可，说起健脑方法，我个人体会是要多思、博闻强记，不能因为年迈就少思少想，未衰先懒，那样就老得更快。用神即所以养神，用脑即所以健脑。但要少妄想，特别是办不到的事情。

我偶尔也有失眠，大都在用脑过度或情绪波动时出现，一般用数息、气功入静方法能见效。如果在睡眠前见头面烘热，两足发冷，是肾亏于下、虚阳上浮之象，睡眠一定不好。这时则在睡前用温水洗足，浸泡约15分钟，抹干后做"坎离交触法"，即按摩两足心各一周天（即来回按摩左右足心各365次），两三天就能见效，一般不用服安眠药物。这种方法，亲自经历数十年，每获良效，并能治疗失眠、遗精、记忆力减退、心动过速或头痛升火、两足冰冷、虚火吐衄等症，有时工作劳累，运用此法，亦有消除疲劳之效。

我预防感冒主要是靠生活有常，衣着保暖，不大服药。易患肠炎，常注意热食熟食，偶用些黄连素片。一般很少服用保健药品。

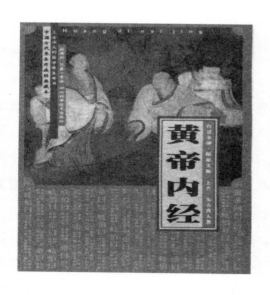

《黄帝内经》是中医学的奠基，现存最早的中医理论经典著作。全书共18卷，162篇，由《灵枢》和《素问》组成，其基本内容写成于战国后期，系统地阐述了人体的结构、生理、病理，以及对疾病的诊断治疗和养生等问题，奠定了中医学的理论基础。

养生防病，保健延年

干祖望

我的生活习惯：说起饮食，毫无规律。论到起居，每天早晨6点半起床，晚上11点入睡，从不午睡。坚持上班，治病救人，坚持写作，教书育人。

一句真言，要牢牢记住："任真"毋伪。

两养并重，要深刻认识：养心、养身。养身首先养心。

三不要想，要真正做到：一不想病，二不想老，三不想为子女谋福利。

四害戒绝，要严格执行：一害为烟，二害为酒，三害为赌，四害为午睡。

五个误区，要坚决走出：一、进补与保养作为同义词；二、每病首先考虑"虚"；三、迷信医药；四、崇拜安逸与休息；五、狂欢尽兴。

六种养心，要重于养身：一、不卷入无谓的杂事漩涡；二、不赶大潮；三、不贪便宜；四、不与人攀比；五、不骄不娇；六、不做违心与不应该做的事。

七桩好事，要持之以恒：一、打抱不平：与天斗、与地斗、与人斗，乐在其中；二、旅游赶节；三、聊天漫谈；四、读书、写书、写文章；五、品上等香茗；六、听有益音乐（包括弹词、京剧）；七、多走、多跑、多爬楼梯。

八字做法，要终生不懈：童心、蚁食、龟欲、猴行。

我守此言，终朝工作，仍在"不惑"之年！时年84岁，尚未退休，照常上班工作，16层楼爬上爬下，每月可写作1万字（大多都发表），做报告站立3小时不疲乏。广交年轻朋友，爱打抱不平，人称"宋士杰"式老人。

修身养性是法宝

于云五

自古道，"人生七十古来稀"。我今年 82 岁，动作尚不显老。我的养生秘诀为：精神修养，生活规律，身体锻炼。

一、精神修养

人的一生要乐于奉献，少于索取。凡名利之事得让且让，不要过于强求。我每年 3 月 5 日学雷锋日，都要上街为群众义诊。有时病人找到家里，热情应诊，但不收费。《内经》上说："思虑伤心脾，怒伤肝……"说明情绪异常，皆有所伤。心胸要开阔，精神要愉快；情绪要稳定，遇事要沉着；邻居要和睦，家庭要团结。人与人之间要互敬互爱，融洽相处。生活要乐观，这样才能使血脉调和，减少疾病。

二、生活规律

生活规律包括起居有序，饮食有节。我每天保持睡眠 7 ~ 8 小时，晚 9 时就寝，早 4 点半或 5 点起床。饮食不求精美，喜清淡，厌厚味。《内经》说："膏粱之变，足生大疔。"意思是说，大鱼大肉吃多了，容易生疮和疔。我一日三餐，食不过饱，不偏食，不贪食，喜吃地瓜、芋头。多年来有饮茶习惯，喜饮茉莉花茶，从来不用保健药品，我认为药疗总不如食疗好。70 多岁以后，食量逐渐减少，但体重不减，小腹渐大。有人说：小腹胀大，加强活动就能控制。这话很有道理，每日坚持锻炼，受益匪浅。

三、身体锻炼

我是北平华北国医学院 1936 年毕业生，那时每天早起到阜成门外跑步，从不间断。"文革"后又开始登山活动。走路能防止心脏疾病，又能增强周身血液循环。爬山能增强呼吸频率，帮助有氧代谢。我还喜欢冷水洗头、洗脸及冷水浴，这样可以预防感冒。1964年夏，我因腰椎骨质增生致腰腿疼痛，经用西药无效，后服用中药而愈。配方为：熟地 30 克，云苓 30 克，干姜 30 克，鸡血藤 30 克，制马钱子 6 克，共为细末，炼蜜为丸，共 22 丸，早晚各 1 丸，白开水送服。共进两剂病愈再未复发。

跑步对健康是有益处的，但不是对所有的人都有益，也不是跑得越多越快越有益。如果有心脏病或高血压等，就不宜跑步。这些病人的活动量和强度要严加限制，应与他人相伴，不可独自远行。如发现有心跳过速、过缓，心律不齐，血压波动等异常表现，应停止锻炼，及早到医院检查治疗。

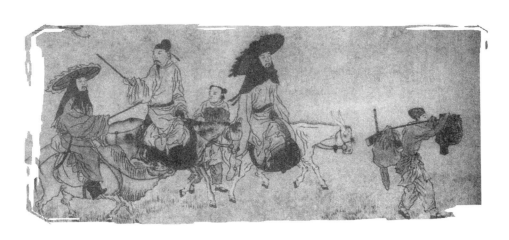

行旅图

旅游是人们与大自然的直接接触，并从中感受其丰富内涵的一种娱乐行为。中国古代的许多诗人把游历名山大川当成吟诗作赋的创作源泉，不仅满足了好奇心，增长了知识，而且也会促进身心健康，因为在游览的过程中，湖光山色，烟雨楼台等自然景物都能给予人们以美的享受，使精神振奋，整个身心会陶醉在一种无可言喻的佳境中。

漫话养生

万友生

我认为健康长寿包括身心两个方面，而中医认为形（身）与神（心）是统一的。我的体会如下。

一是精神要有寄托，热爱自己从事的工作，以获得所知而乐。数十年来我朝夕与中医学为伴，孜孜以求，旁人总以为太辛苦，其实我是乐在其中，且甘之始终。只要伏案工作，我便沉浸在一片宁静的天地里，自心怡然，乐趣无比。

二是要使自己的工作与生活有条不紊，井然有序。我是一个按部就班的人，习惯于有秩序，爱整洁，不能容忍错杂零乱。

三是世外桃源是不存在的，我一生适逢乱世与厄运，在外部环境恶劣时，我主要靠自己的坚强意志与信念，保持"乐天"的态度，不仅挺得住，而且由于劳作增强了体力。我一生淡泊名利，家有贤妻，我从不理财，经常身无分文，被戏称为"清官"，但我以"知足常乐，安贫乐道"而自慰。我常告诫子女："良田万顷，日食一升；大厦千间，夜眠八尺。身外之物，何苦孜孜以求。"对曾经敌视和迫害过自己的人能以德报怨。总认为世事如棋，让一着不为亏我；心田似海，纳百川方见容人。这不仅是一种高尚美德，而且是保持长寿的需要。

四是培养生活情趣，注入青春活力。我兴趣广泛，诗、书、棋、画均涉猎，常寄情于格律诗，曾陆续写过几百首，惜毁于"文革"，现存的数十首是"文革"后作的，北京《中华诗词年鉴》曾选了我的《长沙怀古》七律一首。书法宗颜、柳；喜写墨竹，这些对怡养性情大有裨益。我与老伴还是几十年的京剧迷，曾粉墨登场，同时也欣赏黄梅戏、越剧等，对高水平的足球、篮球、排球、乒乓球、拳击、体操等兴趣也不亚于年轻人。偶尔也放松一下，看几本金庸、古龙的新派武打小说。广泛的兴趣爱好，使生活平添了许多色彩，与他人多了共同语言，为自己注入了青春活力，对健康的意义自不待言。

五是要"慎风寒，节饮食"。我至晚年特别注意节饮食，基本吃素，以豆类食品为主。原先少量吸烟，现已戒断；不饮酒，不嗜茶，爱甜食，平时常吃大蒜、生姜、山楂、柚子皮等渍制干果，以顺气化痰消食。若气候骤变，气温大起大落时，慎风寒，速添衣。偶感风寒时，立饮自制的"寒感灵冲剂"，即可控制不发展。若稍感脘腹饱胀，即服藿香正气水或保和丸，亦可消弥于无形。我认为身体应及时调理，防范于未然，不要等疾病已成再治，可令少受损伤。

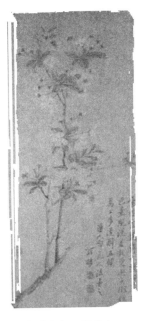

海棠图（清·罗聘）

乐者寿，动者健

万淑媛

一、健脑

我体会到，健脑养神必须从精气神和物质基础几个方面去考虑。一是要少烦恼、少急躁、少发怒。多想想愉快的事，多欣赏自然风光，多看自己爱好的书，使思想放松。二是食物要荤素相配。荤食中氨基酸齐全，特别是8种必需氨基酸，而素油中含有必需不饱和脂肪酸。蛋白质食物如蛋、牛奶、鱼、肉等，以每公斤体重2～3克即可。多食蔬菜可以补充足量的维生素和无机盐，这些都是脑细胞代谢的必需物质。三是尽量使生活充满希望和乐趣，我退休以后，坚持到老年大学学习书法、绘画、装裱、篆刻，还经常散步、旅游、打太极拳、做自由体操等运动。总之，生活愉快，无孤独、寂寞、抑郁、恐惧之感，大脑就会保持敏捷的思维能力，也就很少生病。

二、神调

精神调养对保持身心健康极其重要。人生旅途总会遇到不顺心之事。我很喜欢古代老庄的哲学著作。例如老子《道德经》说："心常静则神安宁。""天地尚不能久，而况乎人乎！"庄子说，大自然用形体来运载我，用生来劳苦我，用老来使我安逸，用死来使我休息。说明人之生老病死乃自然规律，生时做贡献，死则是永远休息。以此观点养生则心胸豁达，乐观开朗，少烦恼忧愁，自然能长寿。

三、药养

我个人的保健食品比较简单，冬季喜食梨、白及、胡萝卜、百合、山药、枸杞等。平时常食大蒜头浸米醋，每天一次服适量维生素A、B、C。冬季生嚼生晒白参，每日2片，并食六味地黄丸或知柏地黄丸14粒，加黄连素1片（黄连素片可使钙附于骨胶原，防止老年骨质疏松）。夏季中午必喝绿豆汤，吃生拌豆腐加大蒜等。

四、预防

我对感冒的防治方法是：每天早、中、晚三次进行刮鼻按摩，用两手拇指上端关节背面弯突处揿在两眉中间，顺着鼻梁两侧向下刮到鼻孔处止，刮约120下，然后以食指端在鼻孔两侧下迎香穴旋压20下；若已患初期感冒，鼻流清水或喉部不舒服时则多饮水、多休息、防止疲劳，并用清洁小茶壶将稍凉的温开水倒于鼻孔内，一部分水流入口腔后咳嗽吐弃之，其余水从鼻腔擤出来，如此每天进行2～3次，使鼻腔和喉部中的细菌、病毒及黏液杂物咳出和擤出。

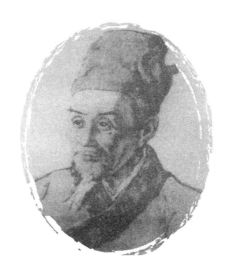

李时珍

李时珍，字东璧，晚年自号濒湖老人。生于1518年，卒于1593年，湖北蕲州人，他历经27年辛勤劳动，先后三易其稿，于61岁时写成闻名中外的药物学巨著《本草纲目》，被誉为"中国古代的百科全书"。

健身导引十一法

马雨人

健身导引十一法，是古代沿传的一种健身方法。它是以肢体运动、呼吸运动和自我按摩相结合为特点的一种方法，具有行气活血、养筋壮骨、除劳去烦、祛病延年的作用。

一、五劳七伤往后瞧

五劳七伤是慢性久不愈的病。往后瞧是指转头向后，同时两目随着向肩部瞧看。我的做法是：起床后，只穿内裤，光上身；冷天穿毛裤，上身披棉袄，敞开不扣扣，以便上下活动。用长些的毛巾，卷成条束，手执两端，左右拽拉，使毛巾摩擦臀部下方。此臀部下方当中是尾髎下穴，两旁是白环俞和秩边穴，以治腰腿痛。拽拉时口中默念数 1 ~ 6，足腿不动，腰肩头目转向后瞧。先左后右 6 次。每 6 次向上一移毛巾，直至两腋窝下不能上移为止。如此拽拉摩擦，使局部皮肤舒展，血脉流通，通经接气以发挥治五劳七伤的作用。腋窝下后方已到肝胆俞穴位，此时即采取蹲裆骑马式拽拉，可以上到心俞部，即大椎下第五肋间，能防范心绞痛和缺血胸闷。最后站起，目向上视天，再下蹲目向下视地，如此由少到多，最多 10 次为止。可治眩晕头痛。

二、背后七颠百病消

颠法：两足前 1/4 的部分着地，使足部后 3/4 抬起，即足跟抬起离地，再落地称"颠"。"颠"使腓肠肌绷直，膝部弯曲，臀部后坐力点向下，腰部直竖。头后风府、哑门二穴力点旁向风池穴，头顶百会穴力点向下。太阳经及督脉气血因颠的力点向下，气血亦有向下趋势。五脏六腑的俞穴皆在背部的太阳经脉上，因此自臀部沿太阳经脉过膝窝下至足跟，足跟上下颠动，引气血从周身前后皆向下颠动，能上清头目，降低血压，治头晕痛，增强胃肠蠕动；心脉循环亦得到改善。腿部弹力增加，行动敏捷，不易跌仆。"颠"要配合揉按下述穴位进行，每揉必颠，颠必口中默数，1～6次为一回，渐加至6回为止，即一周天之大数。以上谈的是颠法道理，七颠的七数是大概数，不必细究。

三、揉穴周流气与血

揉法：即用手指肚回旋地按揉穴位，结合七颠进行。用力要适中，不喜过重。揉此穴位能内达脏腑，外通经脉，使气血元真流通畅达，起到人即安和的作用。先揉眉尾即丝竹空穴、鼻上眉头攒竹穴、眉的中间瞳孔上方鱼腰穴。揉此三穴统在眉毛部位，可接通手足太阳经与手足少阳经脉，治头痛晕眩及目病。再揉迎香穴（在鼻翼两侧挨鼻孔部），揉此穴能使鼻中通气，受阻暂通，因呼吸作用可使耳中作响，称击天鼓。实即耳咽管通气内达耳中，使耳膜振动而致。此穴可治鼻嗅失灵，预防感冒、鼻炎。揉太阳穴（在目外角两凹陷处），可接通足阳明的头维穴及足少阳经，治头晕痛并有明目作用。眼睛操即有此穴。两太阳穴两拇指同时揉按。

揉人中穴，在鼻下唇正中，又名水沟，属督脉经。揉承浆穴，在下唇外红肉际下方属任脉经。揉此二穴可防治项背强硬、晕厥不知人事、少腹痛有包块病。

揉阳白穴，在眉正中上方一寸，属足少阳经脉，治三叉神经痛。揉头维穴为足阳明胃经，治头痛眩晕。眉冲穴在鼻侧眉头上入发际，为足太阳经穴，揉之治头痛眩晕。此三穴一手三指齐下，即手无名指按阳白穴，手中指按眉冲穴，手食指按头维穴。

四、两手攀足、左右开弓

攀足：即要求两手同时摸到足背或全掌按在足背上。年老者不能过度弯腰而手摸不到脚的改为：两手先自两侧上举至头上两手心相拍作响，再往下回到两胯股，拍胯股作响。如此重复四五次，随即顺胯股、膝、小腿、前胫骨、后腓骨腿肚，先后拍击作响，自上而下拍击，自下往上拍击，使骨质加强迎击力，防止脆弱易断裂及骨质疏松老化。使两腿行动有弹力，不易跌倒。

左右开弓：是两手用力伸开。做法是两手平伸手心相对，向两方用力分开，使两手平伸开向左右与肩平，再到胸前平伸，手心相对作响，如此反复做四五次，由少至多，最多拍24响。此开弓的作用是加强胸部肌肉的伸缩，使臂胸的肌肉皮肤不致萎缩引起皱纹。

五、双手托天理三焦

托天：指向上托，如托重物上举，同时两目随托举向上看。我练时是两手自两侧、手掌向前向上举托直至头顶上，两目随着上视举到的位置，再回到胸前，两手向前推；再加到左右两侧，两手向左右推；最后两手贴身向下推。除两目上视外，余皆为平视。这是一个托天回合。如此回合做 4 ~ 6 次。理三焦：上托可以理上焦，前推和左右推可以理中焦，贴身下推可以理下焦，合起来即是理三焦。这样锻炼使三焦气血流通畅顺，增强内外脏腑的联系。

六、调理脾胃单举手

脾胃为一身营养的来源，故称后天之本。单举手：即一手举起上托，目随手上视，半边身体用力，可以增强脾胃功能。做法亦如两手托天，不过此是举一边手上托，左右交替换手上托。如此做五六次。

七、两手揉风池穴及头正中线穴

风池穴是足少阳与阳维脉之会，在耳后完骨与项大筋凹陷中，疏风治头痛、鼻塞。以手揉之能令鼻塞立通气，且流清水。揉时用两手大拇指按揉项大筋两侧凹陷中，上按头骨下沿。同时配合两足跟颠法：口数 1 ~ 6 为一回。头目向正面一回，转头项向右后视一回，返回正面一回，转向左后方一回，再向正中前视一回，再转向右后方一回。此合起来六回为一轮。如此颠揉从少到多，最多至十轮。能活跃头脑中气血，可使头脑清醒，免除中风。

再揉头正中线穴。风府穴与风池穴相平，后发际正中直上一寸。哑门穴在风府穴下。揉时先以左手小指按后头骨尖处，则食指按哑门穴，中指无名指按风府穴。右手食指按百会穴（穴在两耳尖连线，头顶正中），则中指、无名指、小指平开分布于前顶穴、颐会穴、上星穴之间。穴位按处不一定准确，但手指皆揉按头项正中线，亦起到刺激这些穴位的作用；同时配合颠法，口数 1 ~ 6 为一回。转头项目视与揉风池穴相同。自己体会：因我原有头痛症，自揉按上述穴位后，未再发作。因此对脑血管病、脑软化及老年痴呆等皆有防范作用。

八、攥拳怒目增气力

此运动能增加气力，增强两肩臂的活动，兼能按摩心脏，减少心痛，即心血管病。我练时用干毛巾放于胸部，用两手揉搓。正面用两手掌左右前后搓动乳房部，同时两目平视前方，口数 1 ~ 6。转身向右两目随之，同样搓动，数 1 ~ 6，回到正中搓动口数 1 ~ 6；再转向左方同样做，回到正中同样做为一轮。如此从少到多，最多三轮。本人患过心脏左束支传导阻滞，胸前如有重物压迫，不能出气和说话，坐下出汗，一刻钟即过，过后一切正常。自做此功法后，未曾复发，至今心胸舒适。

九、每日睡前烫头足搓涌泉穴

睡前热水烫洗头面，使肥皂洗去一天的尘垢，有胡须兼烫胡须。水温热些，毛巾蘸水先自前额烫起，顺次后移上移，直至烫到后头项部。烫后即觉头目清醒，有清头目、明目和降血压作用。擦干即披上上衣洗足。

烫脚时随加热水，先温后热，使足部烫得发红。随即搓脚心，脚心有人字纹处为涌泉穴，属肾经。先以右脚足趾着盆底，使足跟露在水上，用左足心擦搓右足后跟，起到擦搓左足涌泉穴的作用。这样口数擦搓 100 下，再换擦搓右涌泉穴 100 下为一轮。兑热水使水温烫足。如此做三轮共左右 300 次即得。此穴治休克昏厥、高血压、头痛。本人觉得能增强心脏的动力，有强心的作用。入睡快，觉得周身轻松、潮润。先烫头后烫足使热度上下移动，有交流血脉和调气作用。

十、单揉神阙穴

神阙穴即肚脐。揉时使右手掌立起，以掌后横纹着穴位，摇转运动。此横纹拇指侧为太渊穴属肺经。中间大陵穴属心包经，小指侧神门穴属心经。太渊穴治咳嗽与手腕无力，大陵穴治心热，神门穴治心热惊痫失眠，故揉此穴不知不觉即睡去。揉时默数 100 次为一轮。从少至多，最多能揉 30 轮。并能增加胃肠蠕动，消除胃中宿食，使胸膈畅快，晨起能早餐多食为效验。

十一、按摩全身

身体皮肤各有经脉部位，皮毛汗腺之间是腠理，为五脏元真通会之处，是血气所注，内连五脏六腑。三阴经脉在胸腹部，阳明经脉夹行其间，太阳经脉行背臀，少阳经脉行身侧腋下。手足六阳经会于头面，按摩头面穴位，以通三阳之气，使之互相交接。六阴经脉会于胸腹，故此又按摩胸腹以通经接气于手足三阴经脉。

按摩时以干毛巾卷成横束，再对折叠使手可握而不致散乱，轻轻擦动如干洗澡，使皮肤清洁，血脉通活。

先擦按气冲穴，在大腿与阴筋之间，俗名腹股沟，三阴经与足阳明经脉皆在此通脚足，左右两侧相同。按摩时以手握干毛巾，左右各擦50下。从少腹向下按摩到大腿内侧，当时即鼻息通畅为验。

侧卧按摩尾骨八髎穴，下尾骨端两侧为会阳穴。左右换擦各50次。再伸下腿曲上腿用左右手各按摩胯骨尖端，向左右转圈擦按各25次。更屈下腿伸上腿用左右手各按摩50次，先自腿根向足背部，再从足部回按至大腿根，一边50次。下身按摩完毕，随即盖被，再先按摩左臂，自手腕部往肩部，用右手握干毛巾擦摩50次，抬起左臂以右手擦摩左腋窝，自上而下，左腋窝搓擦后向下推至胯部共50次，随即绕左乳房擦摩50次。此处按摩对心肺气血活动影响最大，可防范心肌缺血、冠心病。本人觉得有很好疗效。再按摩天突穴与缺盆部，上至耳下部分，以手持毛巾干擦推按50次。以上左右两侧相同行之。

平卧露出腹部，用手握干毛巾，绕脐转擦按摩，自脐中往外圈摩10次，从外往内圈摩10次。如此按摩左右手各100次，觉腹中蠕动，胸膈畅快，有小便不利之前列腺病，可随即尿通正常。早晨多餐，大便通畅。

坐起来伸两腿，用两手握毛巾两端勒背脊左右各50次。横勒腰部自下往上，再从上往下左右拽毛巾勒50次，再擦项部50次。全身按摩完毕，即觉身心舒畅，用两手心对摩生热，干洗面部几次，即平卧可很快入睡。因按摩时口中默数数字，杂念全无，故能熟睡。

生活规律，静息养神

马瑞林

我幼年读《黄帝内经》时，对《上古天真论》中的"饮食有节、起居有常、不妄作劳"记忆犹新。这里所说的"有节""有常"就是要使生活规律化。"不妄作劳"也是讲工作、劳动要有一定法度，不能违背之。我的生活就是在这种有规律性的节奏中度过的。

我不论冬夏起床时间均是 5 点，午睡 1 小时，晚 10 点入寝。每晚坚持散步 1 小时左右。我的睡眠很好，偶尔失眠，采用"静息放松法"，即摒除杂念，静卧呼吸，从头至足依次放松，一般在 30 分钟内就可入睡。

我的食量正常，早餐 2 两，午餐 2 两，晚餐 2 两。主食为米，喜吃蔬菜、姜、辣椒，尤喜吃大蒜（每日必食）。很少食用营养保健品。

我对眼睛的保护方法：一是感到眼睛疲劳时，抬头向远方观看 1 分钟；二是闲暇时常用手揉风池、睛明等穴，每穴按揉 2 ~ 3 分钟。现在我视力较好，看书、看报、写稿都不戴眼镜。

我对感冒的防治方法：一是按摩印堂、太阳、风池等穴；二是用生姜 40 克，红糖 40 克煎水饮。患胃肠炎时，常用艾卷灸神阙、天枢、足三里，每穴灸治 5 ~ 10 分钟。复方丹参片是我常服的成药，以防止心脑血管疾病。

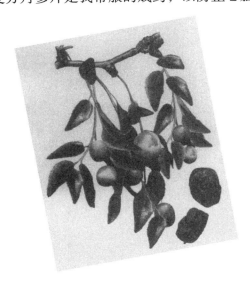

养怡之福，可得永年

王云铭

永葆青春，益寿延年，是人类共同的美好愿望。欲要百岁，必究养生。养生有术，长寿也是完全可能的。

一、食饮以素为主

我的饮食并不丰盛，粗粮细粮都吃。食物中喜吃馒头、干火烧、三合面的窝窝头。菜中喜吃豆制品，如豆腐、豆腐干、豆腐皮等。蔬菜以青菜为主，从不吃肉，基本上以素食为主。五味中不偏食，很少吃甜品，口味偏淡。随着年龄增长，每天清晨冲服一杯牛奶。早饭吃好，午饭吃饱，晚饭吃少，一年四季都是如此。我喜欢饮茶。冬天喜吃生姜或咸姜，对御寒有一定帮助。

二、房事适度而止

正常适度的房事生活，不但对身体无害，而且还有一定益处。如果房事不加节制，则会给健康带来危害。既然房事生活是正常的生理活动，所以人到老年，既不要强行抑制房事生活，也不要不顾自身健康而去强求，做到有规律而顺其自然。这才是养精护神的真谛。

三、但愿无愧我心

我在遇事不顺心时，常常这样抑制愤怒：一是逆来顺受，乐天知命，效法孟子"遇横逆之来而不怒，遭变故之起而不惊，当非常之谤而不辩，可以任大事矣"的教诲，以调节心理平衡，运用以柔克刚的道理，对事物慎思明辨，然后知变、应变、适变，心灵深处时时事事浸润在"心田种德心常泰"的境界中。二是常想"岂能尽如人意，但愿无愧我心"。遂暗自痛哭一场，发泄心中之愤怒，然后头脑安静下来，学着走"之"字形的道路，以曲为直，弯路走成直路，也就心胸泰然了。

四、医人传道是天职

我的养生经验最基本的一条是树立全心全意为人民服务的人生观。作为一名中医，医人传道是天职。这医人传道的思想，要渗透到全心全意为人民服务之中去才能得到体现，这正是源头活水，有无限的生命力。所谓"医人"，就是发挥中医中药特点，为人民的医疗、预防、康复、保健做出自己的贡献。所谓"传道"，包括两个方面，一是言传身教，二是著书立说。这就要在医疗实践中认真做好诊疗及传帮带工作，总结经验，广泛交流，促进中医学术事业的发展。终日乾乾，与时偕行，这应当是养生之道的核心。

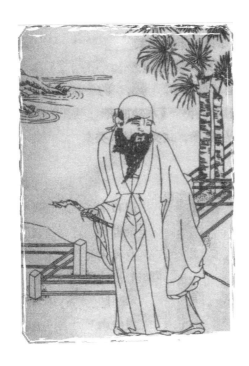

彭祖

相传为轩辕黄帝的第八代传人，因受封于大彭（今江苏徐州），且年寿最高，所以人们尊他们为"彭祖"。

养生十"不过"

王为兰

我的生活和大家是一样的：日出而作，日落而息。春夏秋冬，衣食住行、喜怒哀乐是必须经过和拥有的。这就看你能否处理恰当。所以我在顺境时不骄傲自满，在逆境中不自卑自戕，因此我在"文革"中能百折不挠，勇敢地挺了过来。现我仍坚持我的十"不过"。相信这十"不过"也会给广大同仁们以补益和长寿。

十"不过"即：衣不过暖，食不过饱，住不过奢，行不过富，劳不过累，逸不过安，喜不过欢，怒不过暴，名不过求，利不过贪。

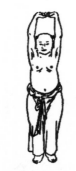
两手托天理三焦

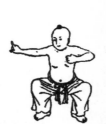
左右开弓似射雕

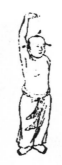
调理脾胃须单攀

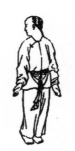
五劳七伤往后瞧

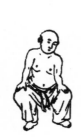

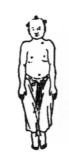

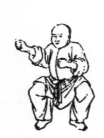

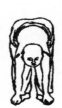

八段锦（清光绪时刻本·本衙藏版）

养生要在治未病

王乐善

我的养生方法简明扼要。

一、节制饮食

古人云："病从口入。"这话很有道理。中医学非常重视脾胃功能，认为脾胃为后天之本，气血生化之源，脾胃一旦受伤，气血生化不足，身体抵抗力减退，就必然会生病。暴饮暴食最容易损伤脾胃。因此，要想长寿就要节制饮食。我的主食主要是大米粥，粥容易消化吸收，不伤脾胃，能滋补强身，使人精神饱满生命力强。所以历代养生学家都很重视粥的营养。

二、保护正气

"正气存内，邪不可干。"正气，乃指抗病的物质力量。正气虚弱是患病之根，因此必须处处时时保护正气。保护正气，预防六淫的侵袭最关紧要。预防的方法一是生活起居要有规律，保持每天 8 小时的睡眠；二是要积精少欲，节制房事；三是可以在中年之后吃些保健食品，如核桃仁、大枣等。还要学会"忍"，学会以柔克刚。这样才能使正气旺盛，不受"邪"扰。

三、坚持活动

这里所说的活动，是指锻炼身体。俗话说："活动活动，想活得动，不动难活。"中老年人可以打太极拳、练五禽戏等。我每天都坚持锻炼。70 岁以前是骑车上班，只是 70 岁以后才坐车上班。现在除有腰椎骨质增生外，别无肢体功能障碍。

最后，我给大家介绍几篇养生健身的文章，供学习参考。《素问·上古天真论》、晋代葛洪《养生论》、唐代孙思邈《枕上记》、清代龚廷贤《延年良箴》，以及当代教育学家马寅初《冷热水浴的健身法》等。

学道、尊佛、养生

王守昌

我的养生与保健方法实缘于中国医学和道家养生学说。其方法是以坐禅为主，坐禅前先练站桩功。练功时，自然而然就会产生吐纳与导引行为。站桩功有强壮腰脊的功能，练后再沐浴，洗净身体之尘汗，这样坐禅时比较容易禅定，使身心清静而收养生健身的功效。每天禅坐、练站桩功、吐纳是我生活中的三部曲。晨起在院庭散散步，然后练站桩功，吸收东升之气，促进血液循环；练毕沐浴，再习禅坐，静养心身。

我喜欢中国传统之宗教文化，常到宫堂寺庙参拜古圣先贤，或为义诊，或学习他们的精神。偶尔下棋，有空旅游，可以说是一生的又一爱好。

我每日睡眠约 6 小时左右，入睡时间常在晚上 12 点。因养成睡前看书或写作及禅坐的习惯，很快就会入睡。偶患失眠时，洗个冷水浴，再练站桩功，然后静坐调和身心，就容易入睡。我也很注意保护眼睛，时常泡盐水洗眼，因为盐水有洗眼球去尘沙的作用，且能促使眼球充血，补充眼球营养，产生明目作用。与闭目养神、参禅打坐有相辅相成之功。所以我现在视力很好，还可阅读报刊小字。

我常用的保健方药为：六味地黄丸、还少丹、归脾丸以及山药、芡实、莲子、杞子、大枣、五味子、苁蓉、锁阳等。常灸足三里、气海、神阙以强壮身体。常采取断食饮水法治疗急性胃肠炎。偶尔受寒感冒发热，自取麻黄附子细辛汤常可获效。

我的养生格言为：圣佛仙，劝人善、莫作恶，多行善，内修性，改脾气，除恶习，保性命，养精神，增智慧，明是非，识善恶，常善念，心正直，立志气，行正道，孝父母，敬长辈，尊圣贤，睦乡邻，行三施，布仁义，忠于人，忠于国，不为己，常利人，度群生，拯群灵，同善行，行圣道，道降世，醒世人，早觉悟，早修持，度己善，度人善，积善德，善功满，内果就，登佛仙。

动静养生与保健中药

王廷富

我对日常生活的安排，是既喜动又喜静，如上下班走路、坐车是"动"，练坐功与睡功是"静"。平时练静功，即排除杂念，意守下丹田，每天坚持一个小时，有养精健脑之效。失眠时练睡功，即盘腿静坐，双手交叉小腹部，劳宫穴向内，意守丹田；然后取"安乐眠"睡势，即右侧卧位，右手掌垫于右侧耳部，右腿略直伸，左腿放在右腿上，以舒适为宜，然后左手掌放在左腿上，意守下丹田，缓缓即可入睡。

凡事不顺心怎么办？有位 90 岁高龄老人，身体健康无病，他的态度是：百事不愁，百事不管。我只能做到百事不愁，无事静而不思。健脑对延年很有好处，我的方法是有事认真做，无事放轻松，尽量让大脑得到休息。

在我的大半生中，由于精神因素而患高血压，服降压药无效。1972 年我研究冠心病、高血压病，自制四石汤（石决明、磁石、赭石、石膏、夏枯草、草决明、淮牛膝、生南山楂、百合、知母、柏子仁、鸡血藤），随症加减，服用 2 月而愈。

我的保健中药为百合知母汤与二仙汤加减合为蜜丸：生百合 39 克，知母 15 克，柏子仁 20 克，炒枣仁 30 克，淮牛膝 30 克，鸡血藤 10 克，仙茅 15 克，仙灵脾 30 克，枸杞子 30 克。以 10 倍之量为细末，炼蜜为丸，每丸 10 克重。中午、晚睡前各服 1 丸。本药可预防高血压突发，防治便秘，还可防治冠心病及肿瘤等。

我的养生信条是：无益食品我不吃，营养要适宜；闲时多走动，体脑结合用；保健中药以治本，防病又养生；气功不可少，动静结合好；心情要舒畅，养精抗衰老。

平生最乐乐为医

王绍和

我的日常生活淡而有序，晨起喜欢散步和骑自行车兜圈子，每年有一次到外地开会或旅游，不喜欢与人闲谈是非，而爱写诗作画。

我喜欢的食品是胡萝卜和山芋头，每天吃香蕉，以补锌、通便。食量每日0.6公斤，精粗搭配，且有嗜好浓茶之习。

我年逾八旬，无冠心病、咳喘、前列腺增生等病，登5层楼亦不心慌。我的精神寄托就是心存工作，至今仍上8小时班。没有老年暮气，从未想过80岁人已是船到码头、车到站，事业心不比青少年差。有两三天在家闲居就心身难受。"平生最乐乐为医"，为病人服务是最大快乐。"千虑虽愚，一得为乐，期颐大略，医德维修"。我想这是我长寿的主要原因。

对今日之生活环境自有优越感，退休返聘无寂寞孤独之感，老有所为才能老有所乐，人必自重而后人重之；对于子女就业，远近分居，无任何烦扰；发妻相伴，生活和谐；经济自给自足，不向子女要一分钱，也不为儿孙做"牛马"。只有淡化环境，才能得到快乐。

我信守的养生谚语为：多动脑，不易老；多笑笑，少烦恼；荤素菜，勿偏挑；莫贪杯，勿过饱；少吃药，疾病少。

养生要诀数则

王静安

人生天地，命属阴阳，上药三品，精气神藏。

一念纯真金可化，三心未了水难消；

不教白发催人老，常使春风满面生；

千金难买老来壮，诸事放宽会长生。

鬓边白发相催，面上容颜易改，笑一笑十年少，愁一愁白了头。

当医生，济世心，救人命，是天性。

起沉疴，解疑难，施钱财，行方便，

常记住，勿贪财。

忧多伤神，气多伤身；事去则忘，事来则应；

笑口常开，青春常在；保元益寿，身心清静。

酒宜少喝，不可骤饮；食不欲急，急则伤脾；

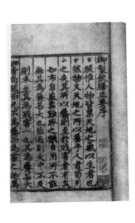

《饮膳正要》书影

　　明经广刊本，元代蒙古族医学家忽思慧于1330年撰。中国第一部关于营养、疗效、食品、食物效法的专著。该书强调预防为主、食疗保健的主导思想，提倡选用无毒、无相反、可久食、补益的药物，从而达到防病保健的目的。是现存最早的中国古代营养保健学专著，具有多方面的学术价值与史料价值。

饥不暴食，渴不狂饮；饭后漱口，牙齿不朽；
饭后百步，劳逸适度。

早餐宜好，午餐宜淡，晚餐宜少。
多吃蔬菜水果香，生精补髓添寿康。
黄豆花生磨成浆，煮成稀粥保安康。

白天劳动，夜里无梦；有静有动，无病无痛；
全身活动，筋脉舒畅；血脉流通，发黑眼亮；
耳目聪明，肌肉丰满；脑不怕用，常用灵敏。

若要健，天天练。早起长练，终身平安。
不怕天寒冰冻，就怕手足不动。

寒从脚下起，热从头上生；饥饿要缓行，雾露早防避；
运动健身好，胜吃灵芝草；何必寻仙方，坚持锻炼好。

有病早治，无病早防；体强祛病魔，体弱病缠身；
要想身心好，娶妻莫过早；要活九十九，莫贪美貌娘。

一生之计在于勤

文日新

我的生活习惯是勤劳，"一生之计在于勤"，大如搬运物品，小如打扫卫生，粗重活、细致活我都干。读书写字很认真。喜欢写字，不求数量速度，只想写得工整，笔画刚劲有力。特别酷爱抄写文天祥的《正气歌》，敬慕其气壮山河的语言。有时也登高山，望远景，深思维。我爱好音乐，也能吹笛箫，拉胡琴，音乐能调节喜怒哀乐的感情，抑郁时可振奋精神，兴奋时可抑制太过。只要略知音乐，就可调节情志。

我每天的工作就是给病人诊病，阅读医书，遇到疑难病症就去翻阅查找资料，勤求古训，博采众方，向能人请教，此即为业精于勤。每天诊务繁忙，从不计较个人得失，于治病中求乐趣。

我每天坚持早起，从来不睡懒觉。起床后先打扫庭院卫生，开窗通气，然后在茂密的树林中，或溪水河边，或空气清新的地方，做吐纳运动，尽量呼出浊气，吸入新鲜空气。或做一阵华佗"五禽戏"体操，活动筋骨；或练六字延寿诀：春嘘明目本持肝，夏至呵心火自闲，秋呬定知金肺润，冬吹唯要坎中安，三焦嘻却除烦热，四季长呼脾化食，切忌出声闻口耳，其功尤甚保神丹。我常煮食鲜桑叶，桑叶煮米粥吃，可以明目聪耳，视听灵敏，诸君不妨一试。

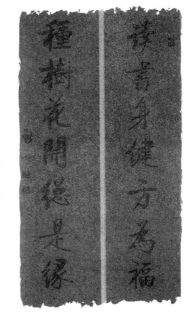

一日之计在于晨，珍惜每一个早晨，坚持早晨读书，增强记忆，晚睡时默忆一遍，加深印象，所以我记忆力很好，仍能背诵《医宗金鉴》《眼科大全》等书的大部分内容。四大经典著作仍记忆犹新。

我衣着冬季较厚，从不烤火，喜欢冬天戴帽子，保护头部，很少头痛。夏天不扇风扇，不贪凉，出汗后不暴饮食，只是坐阴凉处，减少活动，"心静自然凉"，保存体内津液，因此夏天很少生病。偶患风寒，服点藿香正气水即可，从不用其他保健药品。

我从小食量就很大，每餐能吃半斤米饭，现在每餐也吃3两米饭，多吃身体才好。从不偏食，冬天的辣椒，秋天的芋头，夏天的苦瓜，春天的白菜，四季应时的新鲜蔬菜都爱吃。年老了吃些植物油，很少吃肉食，以青菜为主。我喜欢喝茶，用自制柴火烤干的黑毛尖茶，放入少量茶叶，多用凉开水泡服，以茶水略带黄色，有清凉苦味为宜，早中晚三餐饭后喝一杯，有健胃、清凉、爽快作用。我不吸烟，饮少量谷酒，其酒系乡村稻谷自家蒸酿，酒精含量低，夏天用少量酸梅冰糖浸酒，天热时喝一小杯冰梅酒，令人身心爽快，热意顿消，有收敛汗液、清凉除烦之功。

我不劳瞻竭视，避免烟火刺激眼睛，强光暗处不看书，不看太阳及烈火，少吃辛辣刺激品，不饮浓茶烈酒，不过虑多思，少看电视、电影，现在视力很好，虽年逾90，还能看各种大小字的书报。

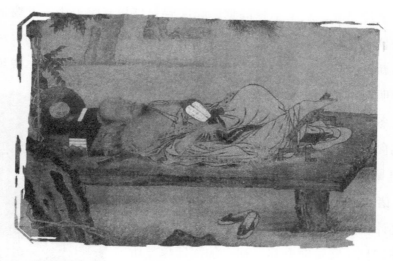

庄子梦蝶图（宋代·刘贯道）

庄子（公元前369～前286年），姓庄，名周，后人尊称为"庄子"。战国时哲学家、思想家、道家学派的主要创始人。此图取材于"庄周梦蝶"的典故，画中，庄周袒胸仰卧鱼石榻，鼾声醉人。后人用以比喻梦幻迷离，往事追忆，或梦中佳趣。

上工治未病，养生可添寿

邓铁涛

一、养生之道在于"养心"

心是一身之主，按中医之理论，"心"既支配血脉的运行，还主持精神活动，是人体最重要的组织，称之为"君主"之器官。所以养生必先养心。凡事要看得开，不要患得患失，要有"退一步海阔天空"的良好心态，颐养浩然之正气。

二、运动而不过度

运动是养生的重要组成部分。我每天都坚持做八段锦，不但运动了筋骨，而且起到了调理脏腑功能的作用。中老年人还可选择每天闲庭散步 30 分钟（平地行走），医学上也称之为"医疗步行"。60 岁以上的人，每天散步两次，每次 30 ~ 40 分钟，对身体是非常有好处的。每天午饭前我都会围绕着住的楼房悠闲散步 10 圈。

运动不单是体力的，也包括脑力运动，读书、看报纸，使脑筋运动；思考问题、写文章，脑部也可以运动。建议老人坚持写写日记，可以延缓老年健忘，对预防老年痴呆有一定好处。

三、药食同源以平调阴阳

我偶尔会炖服中药，如人参 10 克、陈皮 1 克，补益而不腻，是岭南地区很好的保健品，还可加田七片 5 ~ 10 克，起到活血通脉之功。我还喜喝茶，养成了清晨在家喝茶的老习惯。我患有高血压，因此常用少量活血行气的玫瑰花或菊花搭配平肝凉肝的龙井茶或用能助消化的普洱茶作为早茶，每天起床后饮上数杯。喝茶可以添寿。

小周天功法

邓维滨

气功学上的贯通任督之法，俗称小周天功法。

余几十年来，坚持小周天功法，方法简单，易学易用，其做法如下。

每天晚上入睡时，将衣服全部脱下，仰卧于床上，两下肢叉开，两手兜阴囊200次，同时，舌抵上腭，有津液时咽下，并意念元气从会阴穴上行督脉，至督至头至唇下，徐徐与任脉相会。翌晨起床前，仍如法做功一次。余终年习练已五十余载。

督脉、任脉经络走行图如下。

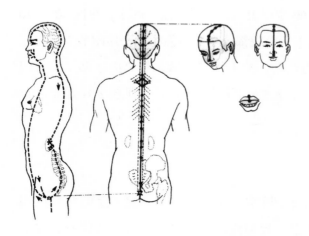

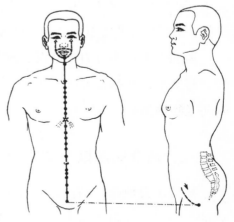

督脉

起于下级之俞，并于脊里，上之风府，入属于脑。督脉为人体阳脉之总纲。

任脉

任脉，起于中级之下，以上毛际，循腹里，上关元，至咽喉，上颐循面入目。任脉为人体阴脉之总纲。

规律的生活是长寿的关键

龙荣辑

只有规律的生活，保持精神与形体的充实，才能寿至百岁。我的生活正是依据这种精神去安排的。

一、起居

我每日晨起洗漱后，慢跑到距家 1.5 公里的公园，先呼吸新鲜空气片刻，接着打太极拳，然后慢步至早市，买当日蔬菜回家。早餐后骑车到 5 公里外的学院上班。中午在食堂就餐后，午睡 1.5 小时。晚饭后，听新闻、看报纸、笔耕著书。入睡前做气功。我每日坚持家室、办公室、实验室、图书馆，三室一馆连接的规律生活，从不到热闹场所与人多嘈杂的地方，把全部精力倾注在中西医结合与方剂学研究上。生活的规律化使我心静神宁，安然快乐。

二、睡眠

合理安排睡眠，是养生长寿之关键。人生一半时间是在夜间度过的，那么怎样度过呢？我根据古人论述之理，结合个人具体情况，睡眠时间随季节不同而各

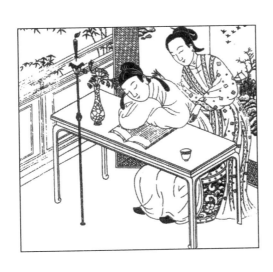

午睡图（明代）

午睡是养身的好习惯，它在短时间内提升人们的"精气神"。海水有潮汐，人生有节律。与睡眠有关的是昼夜节律。坚持午睡不仅是依节律而行，更是顺应了自然的养生规律。

异。春季 22 点就寝，6 点起床；夏季 22 点就寝，5 点起床；秋季 21 点就寝，5 点起床；冬季 20 点就寝，6 点起床。如此安排睡眠时间，与季节的阴阳变化同步，入睡快，不失眠，不做梦，第二天精力充沛。这是我个人养生长寿的睡眠方法。

三、衣着

老年人不耐风暑霜寒，抗病能力降低。衣着打扮，要适应季节变化，要符合身份和时尚。原则为"春温夏凉秋爽冬暖"。春季内着毛衣裤，外穿面料厚重、线条明快、庄重挺拔的西服；夏季穿质地柔软，热薄通风，色调明亮，散热宽坦的衣服；秋季内着秋衣裤，外穿色泽淡雅、线条柔和、款式典雅的西服；冬季内着毛衣裤，外穿马海毛棉衣、羽绒大衣，既轻快、大方，又保暖、儒雅，显示出学者之风度。

四、饮食

我喜欢吃粗粮，蔬菜，如高粱米，苞米糕，苞米面发糕，苞米面粥，豆腐，白菜粉条汤，胡萝卜炒鸡蛋及各种蔬菜凉拌素炒等。随年龄增长，我越来越喜欢吃热、软、烂、淡的食物，一日三餐，早吃饱、午吃好、晚吃少。从来不吃零食，除社交应酬外，平日很少在外吃饭。

我很喜欢喝茶，如四川沱茶、杭州龙井茶、浙江临海盖竹毛峰茶、潮州仙桃铁观音茶等。多在饭后饮用，写作时必须饮用，喜喝热茶不喝凉茶，以喝出透汗为止。

五、保护视力三法

1. 光线调节法：即在光线充足、明亮、柔和的环境下读书、写作。
2. 视力调节法：即看书写作 1 小时后，抬头远视 5 分钟。
3. 闭目养神法：即看书写作 2 小时后，闭目休息 10 分钟。

我按上述方法保护视力，戴上花镜可调节视力到 1.2，能看小字书报。

六、房事

人的性行为是生理需求。美满和谐的性生活是保持身心健康，养生长寿不可缺少的因素。但老年人肾精亏虚，元阳不足，八八天癸竭，房事生活应节制。一般六旬以上老人，每周一次为宜。最好在凌晨 4 ~ 6 点（寅至卯时），此时阴气将尽，阳气复生，是完成和谐美满性生活的最佳时期，有助于肾脏阴阳的调节。

七、心理养生法

1. 老伴谈心法："老伴老伴，老来伙伴"。我和老伴共度了 40 个寒暑春秋，共同经历了种种风风雨雨，凡遇不顺心事，就与老伴谈谈心里话，常能解除心积之烦。

2. 精神寄托法：老年人精神寄托对养生非常重要。吾之一生，把心血都倾注在中西医结合事业中，在继承发展中西医结合中，开创防治某些疑难病的研究，它占去了我全部精力。事业的追求，使我情绪乐观，思想练达，无暇顾念其他烦琐小事。"人无远虑，必有近忧"。把心扑在事业上，就会忘掉许多苦恼。

3. 知足忍耐法："知足常乐，能忍自安"。这是处理个人生活的准则。不与人争，不贪求私利。有事业上的成就，有舒适的生活，我知足矣。

4. 读书写作法：人脑是用进废退的器官。多动脑子读书、写作，可以推迟脑细胞萎缩，改善脑血流状态，促进长寿。由于我勤用脑，所以至今记忆力还很强。能不断运用观察、分析、综合、判断等思维方法，凝铸于教学，临床，科研工作中。至今我还坚持专家门诊工作，给研究生、国外留学生授课。

八、六字气功法

我长年坚持练六字气功法。每天子夜与午时面向西与东方端坐，宽衣解带，心无所思，精神愉快，面带笑容，低头默念"呵"字，不可出声，然后抬头闭目用鼻吸入一口长气直达丹田。吐气时间短，吸气时间长，连续 6 次，依次做呼、呬、嘘、嘻、吹等字。采用同样方法，整套六字气功法 5 分钟练完。子夜为阴，午时为阳，为阴时面向西方，为阳时面向东方，吐出脏腑浊气，吸入天地清气。六字功中，呵治心气，呼治脾气，呬治肺气，嘘治肝气，嘻治胆气，吹治肾气。六字功分别把五脏之浊气呼出，吸入新鲜空气，从而能够解除疲劳、强健身体、预防疾病。坚持练功一个月，就会达到面色红润、食欲增进、睡眠充足、二便通畅，使自己内在的生理机能适应外界环境的变化。实现天人合一，养生长寿，自可度百岁乃去。

养生应从幼年开始

叶孝礼

我每天坚持 8 小时睡眠，晚上 10 时入睡，早上 6 时起床。充足的睡眠对身心健康非常有益。

福建属亚热带气候，"一年无四季，一雨便成冬"。衣着应随冷暖变化增减，这里有句俗话，叫"暖三凉七"，就是说三月春季应多穿些衣服，以防春寒内袭；七月秋季应少穿些衣服，以免汗出受凉。

饮食喜食清淡，而盐少糖少油腻少。夏天多冷饮，冬天进火锅，年年如此。要特别注意饮食卫生，饮食不洁多易伤脾胃，伤脾可用传统方药保和丸加减治疗。治疗腹泻常用验方为健宝灵（山楂、内金、麦芽、白术耳等）、止泻定（黄连、苎麻草）等。

由于我们医院设在温泉区，就是浴室亦有温泉，所以每天都可洗温泉澡。有人说，老年人每日洗澡，容易洗去皮脂使皮肤干裂。但我几十年洗澡成习，皮肤光润，且能消除疲劳，怡养精神。

我从事儿科专业 50 余年，深深体会到，人的养生应从婴儿开始。如冠心病预防，从小要注意饮食调摄，不食动物内脏，不食肥肉，低盐少糖饮食等，这样，至老冠心病发病自然会减少。若到了老年，血管已硬化再去控制饮食，往往收效甚微。所以说养生之道贵在幼年开始。

容易做到的养生经验

叶嵩高

一、乐观

我所走过的 86 年人生之路，历尽坎坷。"反右"时受到冲击，"文革"时又被打成"反动权威"，下放农村。精神上的痛苦，身体上的折磨，生活上的艰辛，我丝毫没有放在心上，每日仍热心接待络绎不绝的病人，精心予以治疗，减轻病人的痛苦就是我的快乐。农村劳动三年，回到本单位又遇到意想不到的麻烦，一家数口靠借债度日，如此一直维持到 1985 年。而我不为困境所苦恼，每日照常应诊，一心想的就是如何治愈病人。正是由于我全身心地投入医疗工作，乐观地对待困难，不管遇到什么不顺心的事，都能冷静地克制自己，所以才使身心未出现危重疾患。

二、运动

热心运动是我的另一条长寿经验。我每日早晨 5 点或 5 点半起床，洗漱后即到公园或河边散步、击剑、练气功。上下班骑车至 70 岁。我还爱好书法，参加了老年书法协会，从书法中陶冶情操，保持体内的阴阳气血平衡。

三、用脑

我的第三条长寿经验是常用脑，勤用脑。我从幼年随祖父学习中医之日起，就坚持每天阅读中医经典著作与学习前辈的经验。由于我读书不辍，博览医林名篇，所以每当学生问及医理、方药等问题时，我都能有问必答，出口成章。行医60 多年，一边看病，一边探索专科专病经验。正是由于不断地用脑思考，所以至今 86 岁高龄，仍然耳聪目明，思路清晰，反应敏捷。每日应诊 50 余人，不觉疲劳，从未因年高而出现过差错。

四、饮茶

饮茶是我一生的嗜好。每日 1 ~ 3 杯，浓味泡茶，只喝茶水，不吃茶叶。有些报刊杂志说饮茶能使身弱寿短，而我则体会相反，饮茶使我身体健康，益寿延年。现代科学研究表明，饮茶可以防癌。我能活到如此高龄，与饮茶不无关系。

鹤寿（清·王震）

其"寿"书奇特，已完全没有了寿字的印刷体体架，表现了寿字的无穷神韵。

乐而忘忧话长寿

师怀堂

一、生活有序，忙中取乐

师先生诊务繁忙，社会活动也较多，但他忙中有序，忙中取乐。他每早 6 点起床后，到户外散步，做自编的健身操。午饭后要睡一小时。晚上，兴之所至，即濡墨挥毫，写字作画。画作以兰竹、梅花、大虾居多，生机益然，功夫老到。居室内悬挂许多名人字画，他常以此怡情养性。师先生还与著名美术教育家、97 岁高龄的赵延绪编创了"针灸－绘画养生法"。

二、心胸开阔，乐而忘忧

师先生从不为小事斤斤计较，有些事显得很"马虎"，亦不有意识地抑制愤怒，愤怒时即发作一番，过后不再去想它。有时遇到不愉快的事，则移情于针灸治疗或书画艺术上。至于健脑养神，师先生的信条是：心胸开阔，遇事不烦；不记小人，光明磊落；以仁待人，以德行医。

三、食量不大，荤素均吃

师先生饮食量不大，荤素都吃。但最喜欢吃杂粮，特别是家乡的小米、莜面、玉米面。还爱吃自制的泡菜与辣椒。近年来师先生喜吃蔬菜、水果，还常吃野菜。平时喜饮浓茶。他的主张是：多吃素，多吃醋，少饮酒，大葱、大蒜经常有。

四、健身功法，每日习练

师先生自编一套健身功法，每日习练，从不间断。其方法为：转头、拽耳、干洗脸、手心暖眼、转手、甩手、数指、拍胸、出空拳、转臂、慢走路带蹬腿、转脚腕、用手扳脚跟、转眼球等。

师先生自 1992 年离休后，义务为群众治病。每日患者盈门，有时日诊数十人之多。除治病外，仍继续研究"怀堂九针"。他常对后辈人讲："生命不息，奋斗不止；以医为乐，永远进取。"这种奋发进取的精神是值得我们学习的。他建议应重视非药物性养生方法的研究，特别是针灸经络在养生方面的基础与应用研究，这是中医学的优势，我们应当努力发掘，为人类健康做出积极的贡献。

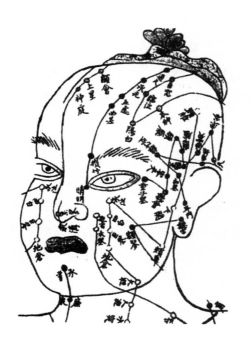

中医的经络穴位图

早在公元前 3000 年，中国人就发现了一种类似于神经系统的经络系统。经络像一张四通八达的网络，人体有十二条正经，还有条奇经。这些经络内属五脏六腑，外连皮肉、筋骨、肢节，使人体的五脏六腑，四肢百骸，五官九窍，皮肉筋骨有机地联系在一起，是人体的命脉。

不求安逸，淡于名利

毕福高

余幼年启蒙，熟读四书五经，兼习中医。茶余饭后，或与同事下棋取乐，或与晚辈谈古论今，提高自我。

余乐意早起，早晨空气新鲜，练片刻气功对健康大有裨益。我衣着讲究实用，喜欢穿深蓝色或灰色中山装，不习惯西装革履。从来不穿皮鞋，因其沉重坚硬而爱穿带海绵底的旅游鞋，或动手做的棉布鞋，轻便、松软、舒适，可保护脚没臭味，且又不觉得拘束。

我的饮食习惯既有中原习俗，也有乡村泥土气息。早餐两根油条、一碗豆浆或豆腐脑。午餐是自家动手做的面条，此面条软而长，耐煮，不易断，有时也吃水饺。晚餐为一个馒头、一碗粥，粥多为小米粥或绿豆粥。喜吃红薯、豆腐、豆芽、黄瓜、豆角、白菜、萝卜等。特别爱吃葱和荆芥，也吃点蛋类、牛羊肉等。最不爱吃的是鳝鱼和甲鱼。

吾一生谨遵力行，养成良好的看书写字姿态，一般不歪斜身子躺在床上看书，不在阴雨天光线弱时看书，阅读长久时间断休息。经常保持面部清洁卫生，基本上一生没有害过眼病。

余出身乡村，特别向往田野自然风光。住进城里，利用楼边一隅，种菜养花，以调剂高楼净土缺少自然景趣造成的心理不平衡，每当餐桌上端出自己的劳动果实时，那种田园风光趣味自然激荡心头。这样既松弛净化了紧张枯燥的城市生活，又为居住高楼而有一角田园自乐无边。

余常年练气功。通过练气功，提高了我的臂力，增强了指力，气随意念而行，针感随气而至病所，这样既锻炼了身体，又提高了针灸的临床疗效。

我最喜欢读的养生著作是陶弘景的《养性延命录》、蒲虔贯的《保生要录》。我自己的养生格言是：食物不苛求精美，生活不追求安逸；淡于功名利禄，常练气功书法。

养生贵在持之以恒

吕奎杰

我的养生保健方法具体有以下几点。

一、求心所安，常乐知足

所谓"求心所安"，对于人的康泰，确有很大好处。怎样才能做到求心所安呢？就要不断地戒贪求、除妄想，排除私心杂念。在人与人之间，在非原则问题上，不要斤斤计较个人得失，多尊重和理解别人。有时不妨学点郑板桥的"难得糊涂"，做到知足常乐，当下心安。

人的一生，区区数十年，工作应全力以赴。在力所能及的情况下，为社会、为人民多做点有益的事情，这样也可求心所安。我是一个医生，为了解除患者的疾苦，甘心奔波，这也是求心所安的做法。

二、心静体动，百岁可期

人们常说："生命在于运动。"具体到搞哪些体育锻炼，习练何种养生保健功法，应因人而异。素体较好者，运动量可稍大一些；身体弱者，活动量宜小，但总以"形劳而不倦"为原则。宜养成早睡早起的习惯，做到每晨必动，持之以恒。也可每夜半睡醒后，披衣起坐一次，时间可长可短。这样可以得"夜气"，对健身大有好处，尤其体弱多病者更为适宜。

我近五六年来，每于夜半后丑寅时（3~5点），披衣起坐一次，时间约0.5~1小时。起坐时全身放松，可默想上至头顶，下至胸背、小腹、腰部，逐段放松。同时调呼吸，排除杂念，做到体松心静。每次静坐之后，感觉头脑清晰，身体舒适。人到老年，睡眠已减少，与其睡醒后久卧，反不如起坐一次为好，在静坐后每可再入眠。

我已养成每晨早起的习惯，起床后到室外空旷处或树木较多的地方，先行散步，然后习练简易太极拳和六字诀，全身放松，做到呼吸、意念和动作密切结合起来。同时做叩齿、咽津，以手指梳发、手掌摩面等保健活动，共约 1 小时。每次晨练之后，感到全身舒适，精神健旺。通过长期晨练，饮食逐渐增多，精力也感到愈来愈充沛。我认为养生锻炼和干其他工作一样，一定要有坚强的毅力，要有耐心，切不可浅尝辄止。否则收不到应有的效果。

我自编一养生口诀，贴于写字台旁的墙壁上，借以自勉。现摘录如下，供同道参考。

常笑笑，莫烦恼，勤活动，勿过劳。

节饮食，薄嗜好，俭朴美，谦和好。

齿常叩，发频梳，养生功，持恒效。

守恬淡，求心安，身心健，百病消。

勤动笔，读书报，静所思，学到老。

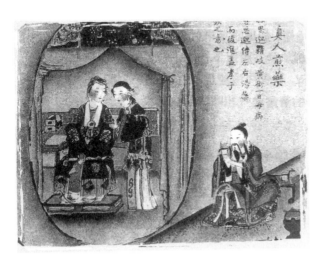

孙真人煎药

孙思邈说：他煎药的目的完全是为了治病救人，因此他的丹药，主要功效就是养魂魄，理腰膝，镇心解热，为人们解除疾病的折磨以尽天年。因为孙真人亲自为母煎药并先尝，以尽孝道的情形。

运动以强身，宁静以健脑

刘　凡

我的健身方法是根据个人身体条件而安排的。我既喜欢运动，又喜欢宁静。运动可以强身，宁静可以健脑。当然，动与静是相辅相成的。所以，我对生活环境的要求不高，只要有利于我锻炼，家里有书架、写字台，有个收音机、电视机，就心满意足了。我的健身方法主要有以下几个方面。

一、重运动求质量

我早晨5点起床，然后到室外跑步。60岁以前跑5000米，速度也较快；60岁以后跑2000米，速度较慢。跑步后，做俯卧撑10次。然后，做站桩功数息50次，接着打四十八式太极拳。之后，行自我拍打，体重自然牵引。回到家后，用冷水擦身。这些健身方法，一年365天，天天如此，从不间断。

我在60年代曾参加过省举办的气功学习班。开始我按老师要求练习"入静"，练"丹田热气团"。在练功过程中，我从生理学角度（我曾从事心理学研究）明白了这是一种意念，是一种语言条件反射。于是就不去单纯追求"入静"和"丹田热气团"了。而是注意调息、调身、调神三个要素。现在我的肺活量可达到3500ml左右。

我对运动锻炼非常注意"质"与"量"。"质"是指运动种类，由于我担心遗传性高血压，所以每天坚持跑步，还做气功、打拳；运动量不够也起不到效果，所以我每天锻炼都以汗出为度。

二、衣食住行求自然

我的衣着从无特殊穿戴，喜欢宽松衣服，锻炼所穿的衣服在冷水浴后，就换上工作时穿的衣服，不管冬夏都是两套衣服，从来不穿锻炼时的衣服上班。

我的食量偏大，但不偏食，肉蛋蔬菜都吃。60岁以后，基本上不吃动物油和肥肉，喜欢吃瘦肉、鱼头，也喜欢吃蔬菜和水果。我常吃的食品为牛奶、花生、豆腐，也喜欢吃蒜、姜、葱、辣椒，但是不多。

我对烟酒无嗜好，从青年到老年偶尔也吸烟。只是在 60 岁后开始吸烟，但从不吸所谓"劲大"的，并且不吸入肺，只是在口腔里吸进吐出。吸烟量也不大，有时 2 ~ 3 天一盒，有时一周一盒。酒只是在节假日时喝一些。如果晚上有喝酒的菜，可能会喝 1/4 ~ 1/2 两的白酒，如泸州老窖、西凤、汾酒之类。50 岁以前多喝花茶，以后喝云南沱茶，60 岁以后喝绿茶，一般一天喝 3 ~ 5 杯不等。

我信奉《内经》的一句名言："上工不治已病治未病"。由于天天锻炼，持之以恒，所以很少有风寒、急性胃肠炎之类的病。60 岁后做眼的保健操，现在不戴花镜也能看报。遇到烦恼的事情，或发泄一下感情，然后不再去想它，或找朋友谈谈话、散散心，或去活动健身把它忘掉。而遇到开心的事，就畅怀地笑笑，使心情更加愉快。

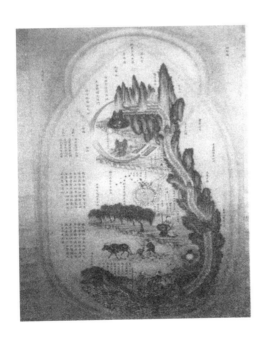

内景图

《内景图》，又名《内经图》，为北宗气功、小周天功法、百日筑基之秘要。《内景图》严格讲是人体内脏的解剖图，系道家眼中之内景，富有道家养生法的目的。《内景图》可能源于《黄帝内经》之有关内容，而以内景之名，可能包含着"内丹修炼"经典之意。

珍先天重在防老，重后天方可长寿

刘玉书

我的养生经验归纳起来有四句话：生活起居，规律为好；烟酒少用，节制饥饱；笑颜常开，排除烦恼；锻炼有恒，切莫过劳。

一、生活起居，规律为好

我每天定时起居，晚 10 时半睡下，早 4 点半左右起床，中午睡半小时左右。一般无失眠，偶有失眠练气功即可入睡。青年时练八段锦多年，后改为练太极拳。平时喜与同道特别是老朋友一起探讨学术问题或聊天，爱下棋、打扑克、练书法。内蒙古地区一天之内早晚温差很大，俗话说："早穿棉袄午着纱，抱着火炉吃西瓜。"情况确实如此。所以我的衣着总是"避寒就温"，注意调节冷暖。

平常我最喜欢读书，几十年前读过的书经常拣重要的再读，也爱跑书店，蹲图书馆。每购到一本称心如意的书，常一气读完，但不影响正常作息。

二、烟酒少用，节制饥饱

我年轻时吸过烟，偶尔饮酒 1 ~ 2 两，40 岁以后基本与烟酒无缘。我喜欢饮茉莉花茶，自己单用茶壶茶碗，早晚各一次。每天饮食定量，不吃零食，不择食，喜酸辣菜肴，不爱甜食。

三、笑颜常开，排除烦恼

养生的方法多种多样，中医学养生很注重"恬淡虚无"。人到 60 岁以后，对于喜怒哀乐都要注意，宜控制过激之情，我平常喜欢讲故事，也喜欢听故事，这样能分散注意力，对解决感情上的波动很有效果。

我的记忆力尚好，对以往掌握的知识、幼年读过的书籍能背诵如流。我的健脑方法就是不妄想、不急躁、不为钱物所动摇。常常想着安静养神、乐道为务。

四、锻炼有恒，切莫过劳

我患有慢性支气管炎、肺气肿，由于我长年坚持锻炼身体，注意冷暖调节，故很少患感冒，亦无肠胃病，平常也不咳喘。我锻炼身体的方法是打太极拳，练"太极浑元功"与"提抓健肺"功法。

我认为正常房事并不影响健康，古人夸大了房事的危害性。近年来，我仍偶尔一两个月有一次房事。但是清心寡欲对保健养生是有益的。若"以妄为常"，那就会伤命损寿。

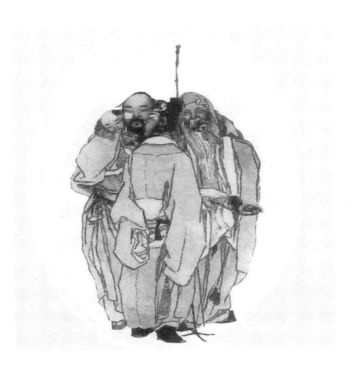

福禄寿三星拱照（清代·钱慧安）

福禄寿三星在中国传统民俗文化中极具代表性，是百姓心目中数千年来最受喜爱的神仙。这三个星官寄托了人们对免除灾祸、金榜提名、子孙满堂、健康长寿的美好愿望。福禄寿三星承载着中华传统文化的深刻内涵，也唯有福禄寿三星照耀，人间才能有喜悦祥瑞之气。

气功放松功与养生口诀

刘云山

一、气功放松功

1. 练功前准备：练功前 10 分钟，停止一切工作和活动，使情绪稳定，意念专一。为使身体放松，练功前要排一次大小便，领带、纽扣解开，腰带放松，去掉手表。

2. 功法

（1）颈项摆正，稍向前低；

（2）两肩下沉，含胸拔背；

（3）双手放松，放于大腿；

（4）腰部挺直，腹部空松；

（5）臀部坐稳，稍向前突；

（6）膝弯 90 度，与肩同宽；

（7）两足着地，开如肩宽；

（8）两眼微闭，略有露光；

（9）上下齿间，自然叩合；

（10）口唇闭合，不紧不松。

3. 叩齿：姿势摆好后，做叩齿 36 次，搅海漱津，可防治牙病。

4. 摩腹：叩齿后，双手摩脐腹 36 次（左旋右旋各 18 次），先左后右，可防治胃肠病。

5. 放松功法

（1）前身放松功

第一呼气　从头顶正中百会穴放松到颈部；

第二呼气　从颈部放松到两肩前面；

第三呼气　从两肩前面放松到两肘的尺泽穴；

第四呼气　从两肘尺泽穴放松到两手腕前面；

第五呼气　从两手腕前面放松到两手指端；

第六呼气　从颈部放松到脐部；

第七呼气　从脐部放松到前阴；

第八呼气　从两大腿根部放松到膝关节前；

第九呼气　从两膝关节放松到两踝关节前；

第十呼气　从两踝关节前放松到两足趾端。

（2）身后放松功

第一呼气　从头顶百会穴放松到项后；

第二呼气　从后项后放松到两肩后；

第三呼气　从两肩后放松到两肘后；

第四呼气　从两肘后放松到两手腕后；

第五呼气　从两手腕后放松到两手指端；

第六呼气　从项后放松到后阴；

第七呼气　从两胯关节后放松到两腿弯委中穴；

第八呼气　从委中穴放松到两踝关节后；

第九呼气　从两踝关节后放松到两足趾端。

（3）意守丹田放松功：每次呼气时意气相依配合，默念"松"字，使气归于脐下丹田。

（4）耳听鼻息功：两目轻闭，耳听鼻息。鼻息要轻细和缓，声愈轻，息愈细。使大脑进入高度安静状态。

（5）时间：全身放松功连做三遍计 15 分钟。意守丹田放松功做 15 分钟。耳听鼻息功做 15 分钟。

二、养生口诀

1. 清心凝神，慈俭和静；体欲常劳，食欲常少；劳无过极，少无至饥。

2. 忍一句一切是非自然去，息一怒健康安乐从此获。

3. 戒浩饮，浩饮伤神；戒色欲，色欲无神；戒厚味，厚味昏神；戒饱食，饱食闷神；戒妄动，妄动乱神；戒多忧，多忧郁神；戒多思，多思扰神；戒久睡，久睡倦神；戒久读，久读枯神。

4．慎风寒节饮食，是从我身上去病之法；寡嗜欲戒烦恼，是从我心上去病之法。

5．调节思虑以养心气，寡色欲以养肾气，常运动以养骨气，戒瞋怒以养肝气，薄滋味以养胃气，简言语以养神气，多读书以养胆气，吸时气以养元气。

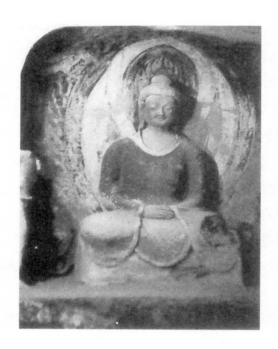

静功图（北魏）

佛家坐禅悟性也是古人强身的一种手段，它要求：坐禅者盘腿而坐，双手虚合，双目轻闭，心静无波，无欲无求。以吐纳、意守、内视为方法，培养真气通周天，以壮其内。

莫道桑榆晚，为霞尚满天

刘云鹏

我今年年逾八旬，步履稳健，自觉五脏六腑功能良好，唯板牙缺损数枚，仍可以进行咀嚼。我总结出养生六句 18 字经验。

节饮食：病多从口入。过饥损脾，过饱伤胃，过食辛辣伤津生火，过食生冷滞气生寒。各种饮食都富有营养，不仅只是山珍海味，关键是选择适合自己脾胃的饮食。如我就爱吃粗粮、杂粮和素食，注意卫生，节制饮食，防止病从口入。

慎起居：老年人气虚体弱，衣着要适寒温之变化，时时预防虚邪贼风的侵袭。我至老年喜暖畏寒，冬季必着重裘，外出必戴口罩。喜卧硬棕绷子床，用鸭绒加厚棉垫取暖，不睡"席梦思"，不用电热毯。居处要明朗，空气需流通，室内宜雅素洁静，避免风寒暑湿和噪声的干扰。

胸开朗：我生性坦率，有话就说，有思就发，一发而止，从不郁闷胸中。处事接物，严以律己，宽以待人，自然海阔天空。尊重人才，而不嫉妒。有比我高明者，就虚心学习。

轻得失：人有生死，事有得失，得勿过喜，失勿过忧，勿耿耿于怀，多泰然自安。

爱活动：生命在于运动。我喜练太极拳，调气血，强筋骨。风和日丽的晨曦，快步游乐于花丛之中，吐故纳新，吸取新鲜空气，令微汗出，排出污垢，一身轻快。喜登山旅游，与晚辈谈天说地，玩扑克、下象棋，既是娱乐活动，又检验了智力。多参加社会活动，指点江山，谈笑风生，借以抒发感情。

有劳逸：生活就是劳动，健康人精力充沛，今天有今天的精力，明天有明天的精力，今天的精力今天用，不能移到明天。但不可过于疲劳，先哲早有五劳七伤之忌，否则伤筋、损目、劳神、脱肉、弱骨。因此，要劳逸结合，才能获得甜美的休息。

从老慢支谈自我保健

刘立群

我是 1947 年上海交通大学化学系毕业的，从事中药化学研究等四十余年，今已七十有二，身体尚健，无严重疾病，没有养生心得，但对慢性支气管炎的治疗和预防，有一点儿切身体会，写出来以供同道参考。

我患支气管炎廿余年，发病时唯独服些消炎、止咳的药物，使病情缓解。1988 年初又犯病，晚上盖被太热，喉部就直涌黄痰，有时发腥味，并咳嗽不止，感染发烧，常要一个多月才恢复正常。某晚右小腿外侧奇痒难忍，狠搔之，表皮破而流出很多组织液，当晚一觉睡起，不咳嗽也无痰，气管炎大有好转。此时联想到 1977 年秋，曾用发疱疗法，将大蒜捣碎敷脚心，一小时许只感到烧灼难忍，不久起水泡，针刺流出很多组织液呈浅黄色，事后感觉如患大病一场，四肢软弱无力，约 20 天才恢复正常。还有一点体会，我左背上部有一块皮炎，平常呈棕黑色，冬天支气管炎犯病时常伴有表皮粗糙，瘙痒难忍；病愈时则皮肤光滑如常，不再有痒感。

1991 年秋，我每遇寒冷即易犯感冒，轻则畏寒，重则发烧，如此反复数次，搞得疲倦不堪，乃决定住院治疗。偶见新药（中药）"金水宝"补肾保肺，秘精益气，用于慢性支气管炎等治疗。当时咳嗽痰多，每晚尤甚，影响睡眠，服用很多消炎止咳的中西药均未见效，乃用"金水宝"一试，服药 10 天后，很快止住了咳嗽痰涌的症状。再服 10 天，感觉肺部舒畅，一天不吐一口痰，亦无一声咳嗽。多年来因支气管炎服用中西药物不知其数，但从未见服用"金水宝"这样见效，其近期疗效可谓奇迹。住院两个月白细胞从 3200 增至 5200，可见其尚有升高白细胞作用。1991 年底出院至今已两年余，每天坚持服用维持量，支气管炎从未复发过，足见其远期疗效亦较为理想。

保健食品取生姜

刘秉夫

"生命在于运动"，这句话还要加上两句才为合适，即"掌握适度，持之以恒"。我在门诊工作中，经常遇到因运动跌倒或因盲目运动而致病情加重的病人。这主要是他们没有掌握运动适度，即未能根据不同体质、气候、病情而妄动引起的。

我的运动方法是早晨起身，天亮下床，一年 365 天，天天如此。午睡后打太极拳，退休后又习练书法，以修身养性。我常用的保健品是生姜。我青年时期就有胃寒症，经常胃部不适，嗳气，饭菜稍凉，食后即感不舒。后经人介绍服用生姜，每日食稀饭时以酱姜代菜，饭后以蜜姜消闲，连服一年，胃寒症状明显改善，直至现在未有复发。若偶然吃了稍凉食物胃部不适时，吃一片生姜即安。

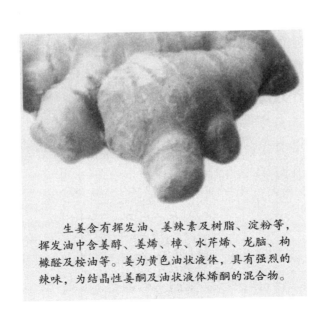

生姜含有挥发油、姜辣素及树脂、淀粉等，挥发油中含姜醇、姜烯、樟、水芹烯、龙脑、枸橼醛及桉油等。姜为黄色油状液体，具有强烈的辣味，为结晶性姜酮及油状液体烯酮的混合物。

养生三要素

刘春圃

我的养生之道，归结起来为三点。

一、养气

所谓养气，我认为包含两个方面。一是指调养健全人体各脏腑之功能。二是注重精神的保养调节。但在实际生活中真正能做到志闲寡欲、情绪安定、不妄想贪求而形神兼养者，是很不容易的。这就必须长时间地修养性格，使正气和调顺达，这样病邪就无从所入。只要顺从自然，内无杂念纷扰，安静乐观，怡然自得，这样形体就不易衰老，精神也不易耗散了。再者，脾胃是后天之本，是维持先天之精气充足的根本来源。所以要饮食规律，切勿暴饮暴食；定时定量，以保持脾胃功能健全。

二、调饮食

我认为饮食不分精、细、粗、劣，都有其一定的"营养精微"。《内经》中所言"美其食"，并不是指食物的精美，而是讲无论食物的精粗，食之皆为甘美，所以不偏食、不妄补、不过量是饮食调节的重要一环。此外，饮食的调节要适应季节气候的变化，以求与自然界相适应。如夏季气候炎热而湿重，饮食上就要少食辛辣油腻厚味之品，宜甘寒清淡，如西瓜、黄瓜、鲜藕、青菜等。可用绿豆汤加冰糖代茶饮，既能清热解毒，又可利湿。

三、运动

人体的气血运行，饮食的消化，都是运动。运动，可增强人体的新陈代谢，改善气血的运行，提高人体抗病能力，延缓人体的衰老，即常言所说的："生命在于运动。"由于我数十年来坚持每天清晨打太极拳，晚间散步，至今仍旧耳不聋、眼不花，精力充沛，照常坚持工作。

养生防病，保健延年

刘炳凡

一、实践自得

余生于 1910 年，虽逾八旬，视听而耳目聪明，登临而肢体轻健。回忆两经不惑，能保持神清体健，经验唯何？自己首先肯定一条就是"精神愉快"。"精神愉快"可以自我创造，语云："为善最乐，读书更佳。"例如我有钱即买书，四壁和床上都陈设书籍近万卷，日对良师益友——书，谈古论今，安得不精神愉快！特别是遇到了疑难问题，从书本中找到答案，丰富了自己的文章则更是心花怒放了。

其次是适度的劳动。作为一个医者，首先是脑力劳动。近年来，据生理学家研究证明，人的脑子越用越发达，越用越灵活，而且有益于健康长寿。适度地动用脑筋，如学习、下棋、打球、绘画、写字、吟诗、阅读等等，既是脑力劳动，也是体力锻炼，所谓"流水不腐，户枢不蠹"，这样，就一定有助于老年人的身心健康。

二、生活规律

生活容易，规律很难。我清晨 5 点 30 分按时自醒，听中央农业授课广播，6 点起床即浇灌花木，旋用先晚留下的冷热开水漱口洗脸，必以第一口漱液睁目洗濯，这是吾乡历代相传的民间经验。洗后，打简化太极拳，结合呵搓驻颜，按摩护目，以深均细长的呼吸运动，采用高濂的《遵生八笺·去病延年六字法》："嘘、呵、呼、呬、吹、嘻"，顺序各行六遍，此与太极拳内外协调，动静结合。做此动作之前，先叩齿咽津 36 次，则刚柔相济。这是寒暑无间、风雨无阻的生活规律之一。每日上午工作主要是写研究论文，或评审学者的论著；每周门诊 3 次，或讲课做学术报告，能坚持数小时，但必用白参 3 克、绿茶 3 克，既助精神，更有益于耳目。午餐前后阅当天报纸 1 小时，我最喜欢的是《光明日报》《湖南日报》《健康报》《中国医药学报》《参考消息》等，午后休息 1.5 小时，晚餐吃少，即孙思邈所说的"清晨一碗粥，晚餐莫教足"的道理，全日 7～8 两。进入老年，"食不厌精，脍不厌细"，但"动为纲，素经常"，避免了"胃不和则卧不安"的困扰。晚餐后 7 点必看的电视新闻联播，这是宝贵的精神食粮，与读书报、做笔记每日不缺相互补充。一生不嗜烟酒，有喝绿茶的习惯，熄灯不到 9 点半，睡前必以热水洗足，天气冷热皆以凉席枕头。居家旅行，经常"三宝"不离身（即胡椒、干姜、清凉油），偶然饮食冷物，则以姜片中和之；偶然多食脂肪油腻则以白胡椒温化之；开会时间久而头闷则以清凉油开散之。我很少患感冒和胃肠病。偶然感冒发热则用葱姜汤，腹痛腹泻则用豆豉胡椒汤。近在厦门讲学，食海鲜腹泻，嚼服白胡椒 30 粒即开冰解冻而愈。自我保健，没有动用过"公费医疗"，而多次全面体检，心脏、血压正常。1986 年患痿痹，双腿蹲下，不能起、不能行，艾灸足三里、阳陵泉（均双）、关元、命门，每晚一次，坚持灸一星期，渐觉两脚温而能起，继则足轻便而能行，愈后，足三里形成了永久的疤痕，至今登高涉远而康复如昔。

三、撰《颐年铭》

一

养生弘秘旨，乐用寿而康。饮食知有节，起居自正常。
动宜身体健，静合神气藏。慎疾思恬憺，防微在杪芒。

二

饮食宜清淡，肥甘只浅尝。临餐先度腹，落箸且询肠。
莫嗜杯中物，须珍席上汤。茶斟午梦醒，菊枕夜眠香。

三

面赤风阳动，从知血压高。平心添静谧，养性省焦劳。
食淡三脂减，餐蔬二便调。下虚防上盛，葆阴固根苗。

四

气功济离坎，太极燮柔刚。吐纳深呼吸，均匀且细长。
凉头调水火，暖足理阴阳。惩忿淡情欲，方刚戒勿忘。

五

运鼻通呼吸，旋睛葆目光。呵搓颜色润，弹曳听宫良。

叩齿吞津液，清咽饮玉浆。含胸宗气沛，练指脑心康。

六

灵机原在脑，血脉主于心。劳损缘焦虑，怔忡系感情。

肾强多既济，胃弱少资生。夏令宜调护，神清节律匀。

七

有疾宜先治，无疴应早防。慎微于腠理，警惕入膏肓。

真气须调摄，虚邪不易伤。关元三里穴，常灸保安康。

八

欢笑延龄药，忧愁促命方。慎思防气郁，制怒免阴伤。

饮恨终侵肺，含悲更结肠。是非抛物外，旷达自然康。

九

慎得相如疾，三秋体渐软。肥甘须切忌，饮食要均匀。

自我能调节，伊谁漫品评。乐观情绪遣，松柏颂长生。

十

揉脐增运化，抚腿免寒跄。护膝添筋力，舒腰壮脊梁。

安神须养气，强肾要温肠。意守丹田静，恬然入睡乡。

十一

卒中防宜早，身肥要减轻。脂肪须节制，运动在平衡。

嗜欲摇根本，忧劳起诱因。若能持淡泊，寿命不危倾。

十二

书画开新境，琴棋入乐乡。莳花增雅趣，歌咏振颓唐。

性达心情畅，神怡体力强。天和重颐养，生命自延长。

正心修身多长寿

刘芃文

一、养生准则，源于《内经》

我由于数十年教授、研究《内经》，常将有关养生格言铭记在心，如"食饮有节，起居有常，不妄作劳"，"志闲而少欲，心安而不惧，形劳而不倦，气从以顺，各从其欲，皆得所愿"等。每日生活虽平淡而有规律，治学养性为其两大乐趣。

二、顺应自然，机体协调

男女的生长状态过程，决定于肾气的盛衰。然肾气虽为生长发育之本，还必须由脾胃摄纳营养，输送全身，才能保障身体正常成长。有的人早衰，有的人晚老，虽属个体差异，但与个人养生方法有密切关系。大自然界布施着四时温、热、凉、寒不同的气候和阳光、雨露，地面上生长着万物，特别是五谷、五畜、五果、五菜等，供给人们日常应用。人受此天德地气的煦养，才得以顺利地生活。人为万物之灵，和自然界气候息息相关，天地合气，人居其中，借以生存，所以人能顺四时气候的阴阳变化，才能与万物共同生长。

三、情绪安定，神清体健

情绪安定与否，与健康有密切关系。凡遇到百事难解，烦闷交加时，要不急不躁，自我寻找宽心、乐观，泰然处之。我在不顺心时，以"忍"为高，善于让人，自寻主见，平心静气地去解脱，从不做损人利己的事，诚心诚意地为病人服务，诚心诚意地带教学生。这样，"吾善养吾浩然之气"（孟子语），延长寿命是不难达到的。

四、调节饮食，健身之本

调节饮食是保持健康的关键。人的消化功能是有一定限度的，鱼、肉、蛋、糖营养宜人，但食之有过则伤肠胃，进而损及脾肾。因此，日常生活必须注意饮食调节，避免进食太过，才能保养正气，预防病菌侵入。我按照前人的养生格言，注意调节饮食，一日三餐，粗粮细做，但求适口，从不偏餐。每日主食六两，喜欢食面条以及萝卜、白菜、豆腐、鱼、香蕉、苹果等，不喜食肉。更无烟酒嗜好。由于我饮食调节适当，因此，我现在身体尚好，除有轻度冠心病、动脉硬化外，别无其他疾病。

五、锻炼身体，增强体质

锻炼身体，是人人皆知的健身方法。锻炼身体，包括散步、跑步、爬山、旅行等，我国老年人喜欢练功，练功包括动功与静功。动功包括太极拳、五禽戏、八段锦、武术等，也包括徒手操、球类等；静功以静坐为主，又称"意守"，它可以使内脏器官得以休息，减少热量消耗，有利于内脏功能的恢复。体育锻炼方法不是每种都适合一切人，一个人应采用哪种方法，应随各自年龄、体质、健康状况而异。我离休以后，每天早晨坚持散步一小时，有时清扫室内外卫生。活动量虽然不大，但对于大脑思维是非常有益的。

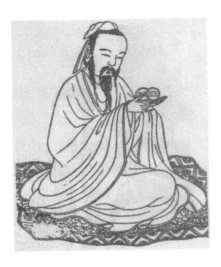

坎卦离卦合为"既济"（明代）

《易经》一再申言男女之交是再自然不过的事情。它是宇宙的根本力量——阴阳具体表现形式。"既济"为《易经》的六十三卦，表示男女之交合。这个卦象中，坎卦在上，象征着火、光和男人；其下是离卦，象征水、云和女人。卦象在这种代表阴阳线段的结合中表现男女之间的完美和谐。

静坐可长寿

刘渡舟

我的养生之法，主张静坐。

静坐又称"打坐"，事先要做好"三调"，即调身、调息、调心。调身：打坐的姿式要端正，身体不俯不仰，腰背耸直，将两腿盘叠，全身放松，衣带放宽；调息：打坐时，要闭口藏舌，舌尖抵于上腭。呼吸为息，息粗鼻有声，则叫"风"，不能入静。由粗调细，呼吸似有似无为上。调心：要把涌现出来的千丝万缕的思想安静下来，因为打坐你才发现思想是很杂乱的。要想名利财色皆为身外之物，而人生苦短，如露如电，应做如是观。把一团烈火的心冷下来，给心松绑，心得自在，不被物欲所扰，

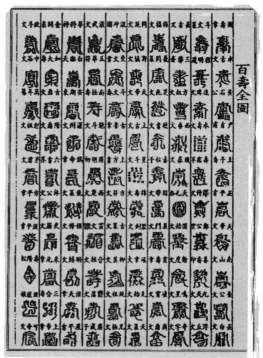

《民俗通书》百寿图（近代）

则神清气爽，而真气从之。就可以做到《内经》所讲的"是以嗜欲不能劳其目，淫邪不能惑其心……所以能年皆度百岁而动作不衰者，以其德全不危也"。

余年七十有六，垂垂老矣，然尚能饭，能讲学看病，能完成任务。得力之处，自思每日打坐一个小时，从不间断，持之以恒。可见古人不我欺也。

先天不由人意，后天顺乎自然

刘弼臣

我出生于一个长寿家族。父母及祖父母等人都长寿，寿数都在 80 岁以上。我出生在这样一个家族，可谓得先天之利了，自幼身体健康。至于后天养生之道，谈一下个人的具体做法。

一、胸怀坦荡，虚怀若谷

我认为人欲长寿必心胸宽广，遇事能想得开，不钻牛角尖。而心胸狭窄之人很难想象能够长寿。这个问题在"文革"中表现得十分突出，当时许多人在蒙难受辱后，痛不欲生，忧伤过度而早夭。我在当时受到的冲击也是很大的，个人蒙难，家庭遇灾，爱人也因此精神失常，至今未愈。家里上有二孝双亲，下有 4 个子女均未成年，家中无论大小事情，均要由我出面来办，真是艰难备至。但我对这些都能泰然处之，从来不动"真气"。事情该怎么办就怎么办，终于度过难关。因此我认为长寿之人必须心胸坦荡，虚怀若谷，能容人容物，不为荣辱名利所动，保持精神欢愉方可长寿。

二、诊务劳碌，乐在其中

我的工作十分繁忙，除了正常门诊时间外，业余时间前来就诊者络绎不绝，经常到深夜还不能休息，还要承担教学和科研任务及各种各样的社会性工作。所以，不可能有时间悠闲自在地打拳、击剑、散步，而有的只是劳碌。因此，我的主要运动方式就是看病、诊察、书写。为了提高医疗质量，这些事情大部分都要亲自动手。一天下来百十号病人，其劳动强度可想而知。我想这也算一种运动吧。长期繁忙的医疗工作使我的身体也得到极大的锤炼。至今年已七旬，身体健康，活动灵便，腿脚灵活，耳不聋，眼不花，血压不高，五脏安泰，每治愈一例患儿，心中都有说不出的快乐。

三、冷水浴体，肤坚体健

我至今年已 70 岁，很少得病，连感冒都很少。这可能与我长年坚持冷水洗浴有一定的关系。我祖籍江苏，自幼有冷水浴的习惯，长年坚持用冷水洗澡。50年代末期调来北京，地理位置变了，气候条件变了，但是冷水浴的习惯却没有变。我认为冷水浴能使人肌肤坚密，腠理坚固而使身体抵抗外邪的能力增强，因此很少患病感冒。最终达到身体强健，寿命延长的目的。

四、顺其自然，掌握尺度

世上任何事物都存在着利和弊两个方面，没有绝对的利，也没有绝对的害。有利的做得过分就会走向反面而为害；有害的方面只要能控制在一定的程度内就不会酿成大乱。例如拿吸烟和饮酒来说，我是烟也吸，酒也喝，但是从来不过分，掌握在合适的尺度内。我吸烟的历史很长，但一般都控制在每日三五支的范围内。所以虽然吸烟的历史长，却没有对身体产生多大的危害。至于饮酒，我是每天必喝，而且只喝白酒，每天二三两，从不喝醉。酒作为一味中药，历史悠久，具有活血通络的功能。每天喝一些，会使血脉流畅，精神旺盛，对身体有很大的好处。长期饮用会使血脉流畅，身体强健。但是如果过量，就会反受其害而减少寿命。只要能控制在合适的范围就不会对身体造成伤害。总之，顺其自然以享天年之乐是我养生的要诀。

五谷杂粮最养人

刘韵远

我今年七十有七，仍在岗工作，如几十年前做学生时一样，爱书读书如命。现年事已高，远走不便，很少外出游山玩水，总认为光阴似箭，日月如梭，时间就是金钱和生命，要充分利用它来发挥余热。常以"一寸光阴一寸金，寸金难买寸光阴，黄金失去有处找，光阴失去无处寻"自勉。我没有其他嗜好，书房是使用率最高的。在家除用餐外，大部分时间皆以书桌为伴，以书为友，或看书，或读报，或写作，或审稿。养了一缸热带鱼作为业余换脑之用，高兴之时，偶尔也学点书法。

我的生活习惯是早起、午休、晚睡。习惯利用晚间写作，夜深人静，无外界干扰，利于思考。夜半作歇，又不易失眠，偶尔失眠，又因写作中突然想起一些问题，且越想越多，虽卧必起床把这些问题继续写完，方可安然入睡。此为"罚其筋骨，劳其心志"之法。

我的衣着随气候变化而增减。遵"春捂秋冻"之说。因春季气候变化无常，忽冷忽热，极易感冒，不要过早地减去衣服。秋季气候渐冷，机体尚待产生耐寒能力，不宜过早增加衣服。此为经验之谈。衣质方面，适可则已，不做"衣架饭囊"。

我的饮食量一般，每天总量6两左右，以素为主，以荤为辅，不喜欢食油腻厚味。早晚喝小米汤以养胃气；午餐米饭必加小豆，可提高营养。以八成饱为度，一年四季如此。因年事已高，产热能低下，故善吃些辛温食品，如葱、姜、蒜等。五谷杂粮最养人，家常便饭尤适口，营养全面，不会生病。烟酒对我都很陌生，即使有客造访，唯抽一支烟、饮一杯酒，表示礼仪而已。从不喝浓茶，更不喝饮料，喜饮白开水。

虽然平时很注意视力保护，但现在夜晚笔耕仍需戴400度的眼镜。记忆力尚佳。我很爱护自己的牙齿，虽年过古稀，牙固齿尖，一枚不坏，能吃松子、花生豆等坚硬食物。健齿方法是：每天早晚叩齿1～2次，每次2～3分钟。每晚刷牙，每年到牙科清理牙垢一次，饭后漱口，不抽烟，少吃甜食。

和睦家庭，工作顺利，少有烦恼是老人健康的重要条件。我每月全家团圆一次，我出钱请客，子女自己动手做饭，餐后搞一次卫生大扫除，这样可以使家庭有一团结和睦气氛，彼此倾谈，精神愉快。

余大半生中，曾患过急性化脓性扁桃腺炎、急性肺炎，有一次大便出血，出血量多，经服中西药不效，后用祖父验方鲜椿皮一斤，蜜炒切碎泡茶饮而愈。目前呼吸平稳，脉搏正常，唯血压有时偏高，仍在岗工作。平时很少感冒，即使偶有外感，用生姜 5 ~ 10 片，加红糖适量，煎水一大碗，趁热饮下，盖上棉被，全身汗出而愈。

我的养生格言是：生活规律，起居定时，饮食节制，不染烟酒，家庭和睦，工作顺利，不受七情干扰。家常便饭吃得饱，什么病都闹不了。

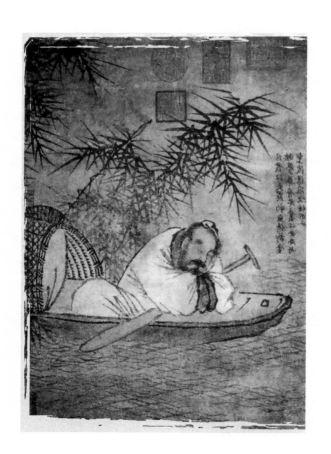

秋江渔隐图
（绢本墨笔 宋代·马远）

秋风萧瑟，细波粼粼，静谧的秋意中，老渔翁怀抱木桨，蜷缩在船头酣睡。养生之道，睡为重要，只要心中淡然无欲，旷然无累，闭目养神，就足以养生。

我是怎样由弱变强的

江尔逊

我先天禀赋不足，自幼体弱多病。青少年时期，患过肺结核（常咯血）、结核性胸膜炎、肾炎、黄疸型肝炎、劳疟等。我不好运动，从读书、学医及至行医，都是整天静坐时间较多，很少出去活动，这是我致病的关键因素。后经友人介绍，学练气功，坚持一年多，收到明显效果。

我把几十年来感受最深的生活经验写出来，以冀对中老年朋友的防病养生有所帮助，也算是对中医养生学的补充。

一、起居有序

我坚持每晚 10 点或 10 点半睡觉，除去午睡，至少有 7 个半小时睡眠。睡卧姿势，多取腰腿略为弯曲，向右侧卧势，睡前力求思想宁静，"先睡心，后睡眼"，这样很快入睡。

对于衣着，严格遵循《内经》"必顺四时而适寒暑"的方法，随时注意气候变化，相应增减衣物。一般是早晨穿什么衣服，中午不骤然脱掉，尤其是夏秋之季，气候多变，时寒时热，更要小心。正如《孙真人卫生歌》所说："春寒莫使棉衣薄，夏热汗出需换着，秋冬衣冷渐加添，莫待疾生才服药。"此外，四季衣着，但取适体，不求华丽。

二、五谷为养

我习惯食用黄豆及其制品（豆芽、豆腐）、核桃、芝麻、糯米、胡萝卜、白萝卜、菠菜、冬瓜、牛肉、鸡肉等。还爱吃姜、葱、蒜，年轻时喜食辣椒，现已很少食用。我的食量一般，每日大约七八两左右。没有饮茶嗜好，但常喝白开水。对烟酒从不沾唇。

三、调节情志

抑制七情异常，特别是愤怒，关键是"宜未雨而绸缪，毋临渴而掘井"，就是要防患于未然。做到淡薄名利，知足常乐，自然减少"五志"生火。此外，我调节情绪、控制愤怒的办法还有：利用著书、学习、练字等，分散注意力，培养乐观的人生态度，加强修养，遇事冷静；书写一些古代养生格言，张贴室内，时时诵读。

四、健脑养神

目前，我的记忆力尚好，头脑清醒，思维敏捷。我的健脑养神方法为：一是勤于读书学习，训练脑力，借以推迟衰老；二是勤于思维修养（锻炼），丰富智谋；三是不持续高强度和紧张快速的脑力劳动（如每次专家门诊，采取限额挂号等）；四是工作中适当休息与活动锻炼；五是保证有充足的睡眠；六是服用小剂量自制丸药，以减轻供血不足。

五、坚持练功

我的身体由弱到强与坚持练"七星功"（类似太极拳，是一种动静结合功）有关。我年幼时多病，后经友人介绍，学练七星功，每次练功，全身都出大汗，于是腰腿疼痛霍然而愈，食量大增，从而增强了练功信心。未练功以前，每年入秋必戴帽子，且颇易感冒，练功半年后，当年冬季下大雪，不戴帽子，亦未尝感冒。尤为奇异的是，多年未愈的渗出性胸膜炎，竟也不药而愈了。后偶患小恙，

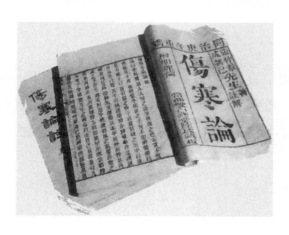

张仲景《伤寒论》

《伤寒杂病论》是医药史上第一部"理、法、方、药"完备的医学典籍，第一次系统地阐述了流行病和种种内科杂症的病因及其治疗方法，奠定了中医辨证论治的理论基础。

药效极为灵敏，只需一两剂药就可治好。甚至曾有几个严冬大雪天气，在高寒山区，亦未生病。如果没有长期坚持练功的习惯，我的身体不可能愈老愈坚强了。

六、他山之石

我的家族没有长寿遗传因素，唯先师陈鼎三先生（终年 86 岁）的养生经验对我很有启发。他的方法是，一生只潜心于治病活人，尘视名利，疏于家务，胸怀宽广，不参与社会事务，不为子女婚嫁、读书、工作操心。好读书，终身手不释卷，直至 80 多岁双目失明才放下书本。饮食清淡，饭量很少，但颇喜食鸡蛋（荷包蛋为主），可谓常吃不厌，每天能吃一二十个之多，不喝茶，只饮白开水；不饮酒，只吸叶子烟（俗称"土烟"），也练些静功。他这些摄生习惯，对我有一定影响。

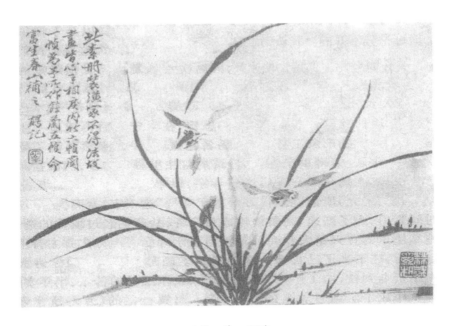

兰花　清　罗聘

养生二十言

池百中

我认为人类养生虽是从年轻时开始，但主要的是人到老年或退休以后。这时养生得当，才能长寿。退休的老年人，会有一种失落感，给精神上增加顾虑和忧郁感，破坏了多年的、紧张的、一贯性的生活规律。如果此时不注重锻炼，填补其空虚，人就会衰老加快，或发生疾病。我对来诊的退休病人，劝他们在身体条件许可的情况下，继续工作，或多参加一些业余活动如下棋、打球、打牌等，或进阅览室看报读书。

我根据"老人先老腿"的谚语，一直坚持晨起后弯腰，两腿伸直，手尽量触足背，后伸腰数次；再下蹲起立约 25 ～ 35 次。我现在仍能行十几里路，与我这几十年的锻炼是分不开的。我认为饮食应多样化，不要偏食，不暴食暴饮，饭后漱口或刷牙，定时登厕，保持大便通畅，人们定会长寿。

我总结的长寿二十言是：脑要用，体要动；日三餐，食勿偏；通腑定时，保护牙齿。

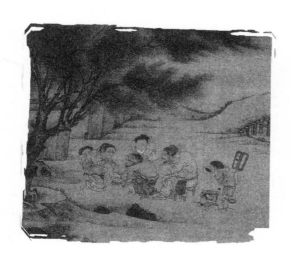

灸艾图（宋代·李唐）

李唐，字古，宋代河南人，徽宗朝补入画院，健炎间，授成忠郎画院待诏，擅山水、人物，能诗。此画为村医老翁治施灸术，病者痛苦之状跃然纸上，人物栩栩如生。为中国最早以医事为题材的绘画之一。

动形、习静、忍性

许业诚

我每天早晨 6 点起床，起床后打太极拳，练气功和甩手运动，至今已坚持 40 年。书法、吟诗、旅游、种花等也样样都爱，每天睡 7 小时，午休一小时，从不失眠。

我的食量一般，每餐一碗，一年四季定时定量，不多食，有节制，对于蒜、姜、葱均有喜爱。早餐半磅牛奶，两枚鸡蛋，既省事又营养丰富。衣着：夏不宜过凉，冬不宜过暖，随季节变化而更。

我不吸烟，不饮酒，但有饮茶嗜好，特别喜饮绿茶。

我保护视力，经常服杞菊地黄丸，至今视力正常，能看报上小字。

居住环境，虽有噪声，不易习静，但尽量排除，减少烦躁。凡事不顺心时，首先是淡泊名利，恬淡自如，动心忍性，以此可颐养天年。

我现在呼吸气和，脉搏平稳，五脏六腑功能正常，唯血压有时稍高，但注意休息，不用服药，立即降至正常，至今未发现其他老年病。

余在大半生中，很少生病，有轻微疝气，服点荔枝即可，有时偶患上感，服点感冒清即愈。

我的养生之道，得自祖父，他终生未戴眼镜，至老能在灯光下写蝇头小楷，阅读各类书籍，我喜欢读《格言联璧》和《千金要方》中的养生部分。

我一贯主张静以养心，动以养身，动静结合，万古长青。我自己的养生格言是：习静。

宠辱不惊肝木自宁　动静以敬心

火自定　饮食有节脾土不泄怕

淡少言肺金自全　恬淡寡欲胃

水自足

带乘械之联壁语以自勉

一九九三年胃许业诚于安徽中医学院

生活规律，不妄作劳

许国华

我对养生无特殊的方法，更无此道的专著，但夙尚身体保养，至今年过古稀，还未有明显老态。所以有如此健康体魄，与规律性的生活有着密切关系。

我的起居数十年如一日，晨起与日俱兴，盥洗更衣后，取绿茶数片于口中细嚼，促使口津咽下，随练杨式太极拳约 20 分钟。早餐后上公园与老友谈天说地，论文品诗。按时步行上下班。余时养花、下棋、练书法、玩纸牌、看电视，有时也与小孙调侃消闲。至晚 10 时左右再练太极拳，热水洗足后上床入睡。每晚睡眠 7 个小时，从未有失眠。每睡必梦，有云梦多是好事，我亦为然。

按时进餐，定时定量，是饮食养生的基本原则。我很少吃荤腥，喜吃鱼、禽类的头尾、翅足等多骨多筋腱部分。从未吃过滋补品，就是牛奶、鸡蛋、桂圆、荔枝等也不喜吃。我认为食欲好最能健身，副食品以豆制品为主，但也不可恣吃暴食。

人是要有一点精神的。工作与上比，生活向下比，严己宽人，不妄奢求，常以"荷盛不染污，菊残能耐霜，兰香幽深谷，松老更端庄"当座右铭以自勉。闲暇时常常抄写唐诗宋词，无意中发现在很短时间内能熟记《琵琶行》《长恨歌》等长诗，可见勤动脑，记忆力是不会减退的。

老年人应当坚持散步

朱仁康

我少年时期多病，因脾胃机能薄弱，常患痰饮病，经医调治，养成饮食清淡的习惯。喜食蔬菜、瘦猪肉，而厌食肥腻、糖果、甜品、生冷、水果等，不喜辛辣之品。中年之后做到饮食有规律，定时定量，每餐二两，不多吃多喝，渐脱离胃病。身体虽瘦但精神转佳，能耐苦耐劳，工作不倦。

我平时沉默寡言，清心寡欲，注意节欲养生。遇到烦心之事，能耐心控制，力戒恼怒，从不与人争吵，抱着与世无争的态度，所谓"唯宽可以容人，唯厚可以载物"。

我六旬以后，唯一的养生之道就是坚持每日早晚各散步20分钟，七旬以后改为早晨散步一次，并改为早餐后进行，以助消化，迄今不止。中年之后，即有午睡习惯，起始半小时，少则一刻钟亦可。随年龄的增长，现在需要一两个小时。50岁后曾学过太极拳，60岁后渐停止。

我七旬以后尚担任一些科研工作，八旬时才告退休。83岁时曾因操劳过度而患脑血栓，经调治一个月就恢复工作。现今常吃的保健药品有维生素C、E，少量肠溶阿司匹林，烟酸肌醇酯片等。近年来每年体检一次，心肺正常，无高血压及心脏病。现在我的听力、视力都很好，戴远视镜能看5号字。每周出专家门诊两次，每次限20号，聊以发挥余热。

我的养生方法概括为：起得早，睡得好；不过饱，常跑跑；多笑笑，莫烦恼；做点事，永不老。

知足者寿

朱永厚

我青壮年时患病较多，那时我都感到生命已经到了尽头，后来经过及时治疗与自我养生锻炼，疾病一个个地痊愈了。到了 55 岁，身体逐渐地健壮起来。至今我虽已退休，仍然可以坚持专家门诊，继续搞科研工作。我把自己主要的养生保健方法介绍给朋友们。

一、体育锻炼

我喜欢打太极拳、太极剑、十三剑。我打的姿势不大标准，但每个动作都尽力做好。每日睡前，打四十五式或八十一式太极拳。这时夜深人静，心神集中，以静御动，虽动犹静，对改善心脑血管的循环及胃肠功能都有帮助。偶有失眠，起来走一走，打打太极拳，即可入睡，从不服镇静安眠药。

二、保护视力

我的视力比较好，现在 66 岁了，看书、看病、看电视均不用戴花镜。我保护视力的方法主要是：（1）看书或写字时经常移动一下距离，或看看远的地方；（2）经常闭目养神；（3）按摩睛明、太阳、攒竹三个穴位各 5 分钟；（4）多看绿色植物；（5）不在强光下或暗光下看书；（6）多吃动物肝脏；（7）养鱼、养花、养鸟，以此调节眼睛的运动功能。

三、知足者寿

荣与辱、得与失，是经常遇到的问题。一般人遇到荣与得就满意，而遇到辱与失就不高兴。我所说的"辱与失"，是指不应当属于你的名与利。遇到这样的情况，就应当退一步去想一想。"知人者智，自知者明"。既使应当属于自己的名与利被别人占去了，也应当冷静地对待，人生短暂、奉献第一。如果为了名利而孜孜以求，那样的人即使长寿也是毫无意义的。因此，对待名利应当是"知足者富"知足者寿"。

四、保健药物

我在身体不适时，常选用下列药物煎汤服用，如菟丝子、车前子、天门冬、麦门冬、远志、杜仲、黄精、枸杞子、泽泻、菊花、山茱萸、山楂、白茯苓、五味子、人参、枣仁等。我很少患感冒，因为我非常注意气候变化时衣服的调节。也很少有胃肠炎，从不暴饮暴食，食物粗淡，易于消化，主食如大米、小米、面粉、豆类；菜如白菜、土豆、芹菜、菠菜等；水果常吃柿子、香蕉、苹果等。加之饮食有节，注意卫生，就能防止胃肠炎的发生。

五、养生格言

我的养生格言是：君能行我养生歌，健康长寿胜医药；心脑清静勿过累，养肾先保精和腰。胃肠饮食有时节，规律生活更为要；劳逸结合行端正，合家欢笑乐逍遥。

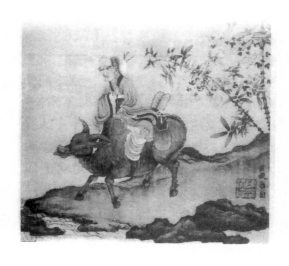

老子骑牛图（绢本设色 明代·陈洪绶）

道家学说的创始人老子提倡"无为"、"清心寡欲"，社会退回到小国寡民的状态中。而陈洪绶于明灭后出家为僧，潜心绘画，一心过隐居生活，作者借老子抒发内心感怀。画面中，老子骑于牛背上，双眉紧锁，目光凝滞，正自思索。人物面部夸张，笔触古拙中见清秀，衬影设色明艳。

动可延年，乐则长寿

朱良春

生命在于运动，运动则可延年。我每天生活节奏较紧凑，无时间去练气功、打太极拳，但坚持上下班骑自行车，外出活动也骑车，这是一种不占时间的锻炼方法。每天早晨或晚上做 5 ~ 10 分钟四肢活动的自由操，即左右摆动四肢，用手指梳头发，然后两手擦面部、摸耳翼，左右缓慢转动头颈，这样能使头目清爽，两腿轻健，减少面部皱纹，控制颈椎病。

少睡多用脑，健脑抗衰老。长期以来，我每天只睡六七个小时。睡得太多，人的精力易于懒散。美国心脏病专家韩明发现，每晚睡 10 小时的人比睡 7 小时的人，因心脏病死亡的比例高一倍，因中风而死亡的比例则高出 35 倍。失眠时不要急躁，全身放松，听之任之，恍恍惚惚，也可起到同样的睡眠效果。我长期坚持"每日必有一得"的习惯，如果哪天没有什么新的见闻或心得体会，晚上就无法入睡，常常要翻阅书报、杂志，有了新的所得始能酣然入睡。我先后写了 6 部书、140 多篇医学论文，绝大多数都是挤时间写的，我以此为乐，精神有所寄托。

"世人欲知卫生道，喜乐有常嗔怒少，心诚意正思虑除，顺理修身去烦恼。"人是处在矛盾之中的，不顺心的事经常遇到，但我从不懊恼、耿耿于怀，对名利之争，一笑了之，泰然自若，真正做到"恬淡虚无，真气从之"。

我经常用生黄芪煎沸，去渣后加入薏苡仁、杞子、百合、绿豆同煮，早晚食之，有益气健脾、解毒防病之功。我还长期服用六味地黄丸，自觉对延缓衰老有一定作用。

我以规律的生活和乐观的情绪来获得自己的健康。说到养生之道，《内经》的"恬淡虚无，真气从之，精神内守，病安从来"，既概括又具体，实是至理名言。我认为，不论采用哪种养生方法，关键在于坚持，一定要持之以恒，始可收效。

静以养心，动以养形

朱希亨

我今年80多岁了，头发已半白，牙齿也脱落了几颗，甚至影响咀嚼食物，可精神很好，记忆力不减当年，来诊的病人看过两次，都能准确记得他们的姓名、地址和病情。耳朵听力很好，可以细闻蚊声。视力尽管有点老花，戴上250度的花镜，能阅蝇头小楷，一连看几个小时，也不感眼昏头晕。

我一生食量很好，什么东西都能吃，从无禁忌，也不偏食，随年龄增长食量逐渐减少。冬天喜吃补品，如鸡、鱼、肉、蛋，药物如参、芪、桂圆、红枣；春天常食鱼类、水果；夏天吃清淡食物为主，如鱼、蛋、水果、青菜、冷饮（包括六一散、茵陈汤）；秋天多燥，常吃梨、百合、莲子、草果、白木耳等，有润燥作用。

我的生活喜动，每天早起必练1小时的气功，晚饭后散步走路，活动肢体，增强体质。

我不吸烟，不饮酒，但嗜好饮茶，长期饮乌龙茶、铁观音，也常饮黄山毛尖。每天一杯，但晚上不饮，以免影响睡眠。

当有不顺心的时候，就出去散步，或找朋友打扑克，或看书。我一生不为名利分心。

我认为最好的养生方法是：修性以保神，安心以全身，爱憎不栖于身。我自己的养生格言是：静以养心，动以养形。

运动可以代替药物

朱金山

朱老晨起主要练太极拳、慢跑，还自练自编的"八大关节运动操"。他一贯主张运动，强调：身不动，筋骨痛；脑不动，人无用。他喜欢这样的话：运动可以代替药物，但没有任何药物可以代替运动。

朱老生活起居有规律，饮食有定量，不使饥肠辘辘，也不暴饮暴食，不偏食，每日饮酒适量，不用保健药品。每早 4 时起床，晚 9 时入寝。偶有感冒，除服少量药物外，配合运动，即能迅速痊愈。

现将他编写的《运动养生歌》附录于后，仅供参考。

生命在运动，人人皆可通；坚持天天练，身体无疼痛。

身体常运动，全身关节松；阴阳得调理，脏腑经络通。

双手搓面部，明目清头风；肩颈关节动，可治漏肩风。

运动多扩胸，防止得怔忡；扩胸呼吸畅，增强肺功能。

呼吸胸肋动，平肝可熄风；预防肝阳病，老来防中风。

蹲起练腿功，压腹大便通；三焦得调理，全身气血行。

腹肌多运动，增强肠蠕动；新陈代谢好，气血得流通。

弯腰练肾功，摇晃关节松；下肢多锻炼，防治腰腿痛。

踢腿脚面绷，能壮下肢功；行走疾如风，血络上下通。

常做运动操，血液循环好；防病又治病，延年益寿命。

修性养身话养生

乔仰先

一、运动

我自青少年时代起即好运动，爱打球；行医后，虽没有机会打球，但仍然喜爱运动。目前虽年届八旬，每天仍坚持活动。早晨 5 时半开始起床做头部保健操。摩擦头面、颈部、后脑等处，以健脑醒神，调和气血；继则到室外做广播操，以及扭腰、四肢屈伸活动和小跑步，最后再缓步 10 分钟。早晨做室外活动前，必须饮杯热水及食用数块饼干，切忌冷饮，这样有利于抵抗清晨寒气；出室时间大致在太阳升出地平面后，此时地面上正阳气上升；午睡后再做一次简单活动；临睡前一般做摇橹形式的活动，接着以热水洗面濯足，目的使全身血液做一次调和，尤其对于用脑之人，这样做可使脑部血液流散，利于睡眠。但此次运动只是短暂的，如果运动过度，反使人兴奋难以入眠。

在中青年时代尤喜下象棋、听歌曲、看戏剧及旅游。近年来由于年龄及时间的缘故，除了欣赏歌曲及戏剧外，其他活动逐渐减少。

二、睡眠

本人的睡眠一般很好，每日睡眠 6 ~ 7 小时，午睡 1 小时左右，一般很少失眠。睡眠前 20 分钟要静心寡思，因多思多想引起兴奋而难以入睡。偶尔失眠的时候，本人采取如下的方法：（1）不再勉强入睡，马上起床以热水洗面；（2）静心阅读一些轻松不用脑的作品如儿童漫画或报纸等；一小时左右后再静心安卧。一般都能有效。

三、衣着

本人爱穿中山装，觉得它穿在身上既舒适又大方，又能够保暖。季节变化之际，我主要根据两句古语"春要捂，秋要露"来调适衣着。所谓"春要捂"，就是在春天要将身体捂得暖一些。因为春天来临，天气转暖之际，人们肌肤随之放松多汗，易被春寒侵袭，故春天宜保暖为要，不宜过早将冬衣脱去。所谓"秋要露"，就是秋季要锻炼耐寒。因秋季天气渐凉，人们肌肤毛孔逐步收紧，如果天气一冷就加衣，势必随着天气的逐渐转冷而过早将衣服穿足。而老年人如果衣服过重，则又有诸多不便。所以秋天时穿得适当薄一些，增加身体的耐寒力，至冬天天气寒冷时衣服穿足最为适宜。

四、饮食

本人饮食按时定量，一年四季均较有规律。青年时代食量很大，每餐要吃5两左右，日达2斤余；这与年轻体壮又好运动有关。以后随着年龄增长，食量渐少，到40～50岁时食量每日约1.5斤左右。食物方面以米为主，菜肴以蔬菜、豆制品为主，荤菜为辅；荤菜主要是鱼、鸡、鸭、猪肉等。喜食甜点和糯米制点，如汤团、糕、粽等。目前因年纪大而较前少吃。喜吃葱、蒜、姜，但不多吃，厌吃辣椒。

饮茶可以醒神清头目，消食下痰气，止渴利小便。本人过去喜饮绿茶，但近年来因大便秘结而减少饮用。

无吸烟饮酒之嗜好。

五、戒怒

戒怒戒躁也是养生之道中很重要的一条。

本人控制愤怒情绪的常用方式：（1）首先"忍"字当头，不怒不躁；（2）静心养性，认识到健康第一；（3）多多想到"比上不足，比下有余"，多想自己的佳境，要"知足常乐"；（4）静坐看书或专心研究临床遇到的疑难杂症及危重病。要把为病人治好病看作既是应尽的责任，又是一件愉快之事；（5）听听音乐或户外散步；（6）默诵《养生歌》。

　　附：《养生歌》

　　　　　　怒似剑、欲似刀，寡虑少思精神好；

　　　　　　青菜豆腐保平安，甘脆肥浓烂肠草；

　　　　　　饮食按时更定量，睡眠早而起身早；

烟酒不沾体质健，早操运动强身宝；

与人为善心无亏，保民健康第一条；

德才并重仁者寿，笑口常开年青少。

六、调养

我比较重视对感冒的治疗。治疗感冒常用之法：偏于风寒者，以"荆防薄杏汤"为主；咳嗽者，以"小青龙汤"加减；偏于风热者，以"桑芩银翘汤"为主；咳嗽咽红者，银翘散合麻杏石甘汤加减。对急性胃肠炎的治疗，寒湿表邪重，寒热高者，以荆防败毒散加减；内热外寒者，葛根芩连汤加减。暑湿食滞者，藿朴二陈汤加山楂、神曲、谷麦芽、香连等。

在预防上，运动比较重要，同时每天以两手摩擦头部、腹部及足三里。一般冬天常服黄芪防风饮，夏天常服藿香山楂茶。

我常服的保健药物以补气血、益脾肾中药为主，即除了针对心脏而服的人参、丹参外，还在睡前常用杞子、薏仁、山药、红枣煎汤做夜点。本法有补心肾、益脾肺、兼利湿之功。多在睡前半小时服用。

七、格言

本人喜爱之古代格言："寡欲精神爽、思多气血衰、少怀不乱性、忍气免伤财。"

养生之道，主要是修性养身，这不同于佛教的"修性养身"，而是一种健康长寿之道。一个医务工作者，如果医术虽精而医德不高，就不可能做到全心全意为人民服务。反之，如果医德虽高而医术不精，对疑难杂症就会无能为力甚则束手无策，因此，每当治好一个难病宿疾，或从学习古籍中得到一些心得，内心就会感到非常之愉快又喜悦，即使工作再忙，也不感到疲劳，这实际上也是很好的养生之道。我的养生之道，很大一部分寄于提高医术和认真工作上，这也是一件乐事。

日常三定

任伟功

我的日常生活讲究三定：定时每天 6 时起床，定时 9 点半休息，定量每天 6 两主食。平时闲暇就读书报、杂志。晚上睡前必练气功，长年坚持午睡，而且一睡就是 2 小时。

随着年龄的增长，牙齿逐渐脱落，上下牙槽镶有 12 枚假牙，所以主副食品一般都要软些，便于咀嚼。副食讲究荤菜搭配，但炒菜用植物油，不用动物油。不饮烈性酒，少量饮些啤酒，即使是生日之际全家聚会，幸遇五粮液之类美酒，也只染唇而已。有饮茶嗜好，一般为茉莉花茶，夏季则常用碧罗春，上下午口不离杯，但晚间不饮茶，一则影响睡眠，二则增加夜尿。

每日早餐喝牛奶时必服两枚蜂王浆胶囊作为保健食品，以提高机体功能，有抗衰老作用。

我的衣着喜爱干净整齐，内衣常换，年事已高，更注意保暖，入冬时防寒服早穿，春季则晚脱，因此多年来不患感冒。平时上街或外出旅游，注意饮食卫生，不乱吃东西，不吃摊贩的食品，也很少生胃肠病。

我很欣赏《内经》的养生方法，"百病皆生于气也"，遇愤怒之事，首先保持镇静，辨清是和非，是则从之，非则逆之，一切愤怒随之冰释。我在一生之中情绪稳定，欲念淡薄，屈己从人，重视医德，从不惹是生非，不爱生气，虽然年逾八旬，仍坚持每周四次门诊，以治病愈疾为乐趣，尤其治愈疑难病症更感高兴。还有一偏好，就是助人为乐。

我的养生格言是：定时起床、定时睡眠、定时饮食、不爱生气。

养生应从孕胎开始

阮士怡

人的生理年龄应活到 120 岁，其中一半是遗传因素，一半是后天调养。我的主张是不嗜烟酒，生活规律，调节饮食，慎动七情，无病早防，有病早治。

几十年来，我在抗老防衰方面做了些工作。从实践研究中认为，动脉硬化是年龄老化和不健康的主要因素。应用中医学理论"正气存内，邪不可干"为指导，选择扶助正气的中药防治动脉硬化，经过 5 次动物实验，证实中药可以改善心脏泵功能，推迟动脉内膜退行性变化，使动脉中层弹力正常而有利于血液循环，五脏六腑四肢百骸气血充沛，就能抵御外邪而不生或少生疾病，从而达到养生祛病之目的。

养生决不能限于老年，老年人五脏六腑俱已退化，此时养生为时已晚。养生之道一定要自孕胎开始，按时期与年龄进行养生，这样才能保持晚年身体健康。

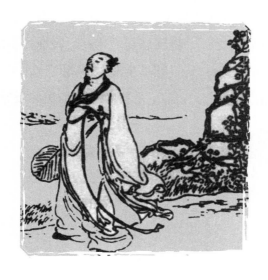

炼气

炼气是静功的一种。古代文人常作为健身的方法。炼气时使心志纯一，然后虚以待物。忘掉自己的形体并停止一切思维活动，从心理上达到"离形去智的境界"。

养生十六句

孙允中

孙老现年 92 岁，家庭无明显遗传因素。由于孙老养生有道，坚持不懈，至今内脏功能尚好。孙老日常生活安排得当，饮食粗细适口，不吸烟，不喝酒，有饮茶嗜好。他心怀广阔，得乐且乐，喜欢与晚辈谈天说地。下棋、玩扑克、练书法、登山、旅游，样样都有乐趣。还常练气功、打太极拳。很少服用保健药品。现将孙老自己所写的养生格言抄录如下，供朋友们参考。

平常好走，坚持日久。粗细适口，不用烟酒。锻炼身体，劳逸结合。每日早起，睡眠要够。胸怀广阔，遇事不愁。调整呼吸，纳新祛旧。治疗眼病，嘘嘻三六（每字 18 次）。持之以恒，延年益寿。

注：嘘嘻，即"六字气诀"中的"嘘""嘻"二字。以嘘字治肝气，以嘻字治胆气。肝开窍于目，与胆互为阴阳表里，故眼有疾，可念嘘嘻二字，通过调理肝胆气机，达到治愈眼疾之目的。

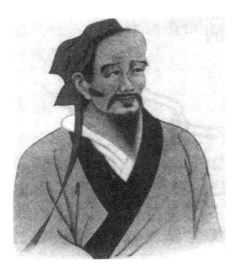

华佗

华佗（145~208 年）是三国时期著名医学家。通晓养生术，精通内、妇、儿、针灸各科，尤擅长外科。仿虎、鹿、熊、猿、鸟等禽兽的动态创作名为"五禽戏"的体操，至今仍被人们所尊爱。

气功与长寿

孙宜麟

我每天早上五点钟去公园散步、练气功，有时也打太极拳。

我练的气功是六字气诀，是按照《寿世保元》补益篇的记述修炼的。具体功法还涉及到练功时辰、姿势、方向、叩齿、鼻息等，有心习练的朋友请细心玩味。

我幼年多病，经常患感冒，中年以后患颈椎骨质增生，心肌缺血，未经用药，都是用气功治愈的。

老年人应尽量节制房事，而晚间练气功就是节欲的好方法。

我自己的养生格言为：三不、三少和三常。

三不：不吸烟、不饮酒、不吃饱。吸烟对心、肺、脑和消化道等多器官均有损害，况且也危害别人，所以终生都应戒烟。酒，虽能行气活血，但也有是否适宜问题。古代医籍上记述不少饮酒乱性、败伤肠胃的事例，故以不饮为宜。饮食过饱是中老年人的大忌，"食过多则结积，饮过多则痰癖"。前人还说，吃过饱则昏睡伤神，还容易起色心。所以屡屡告诫后人，"腹中常忍三分饿""四百四种病，缩食为根本""要想活得好，常吃八分饱"。

三少：少吃肉、少吃咸、少愤怒。当前中老年人常见的慢性病有冠心病、脑卒中、糖尿病等，与饮食中脂肪含量过高、高食盐饮食有关。所以中老年人的饮食应当低脂肪、低盐。愤怒也容易使人生病，凡遇到苦恼的事情，要以"知足常乐"的心理调节之，遇到愤怒的事情，做深呼气可以缓解之。

三常：常散步、常调息、常学习。常散步可以使大脑得到休息，常调息能培养真气，常学习可以提高对生活质量的认识。

乐观是长寿的好友

孙绍良

一、倒行三百步

孙先生晨起散步，倒行三百步已形成习惯。"倒行一百步，其健身功效比得上一般步行一千步"。此语虽然有点夸张，但足以说明倒行健身的益处。

倒行，能够松弛腰背肌肉，刺激锻炼经常不活动的部分肌肉，促进血液循环，调节机体平衡，因此，倒行后觉得腰背部轻松舒适，可使腰痛得到缓解，还能使高血压、胃病等得到改善。

二、乐观勿烦恼

孙先生在日常生活中，严以律己，宽以待人。凡遇不顺心的事，能以坦诚之心相待，以"忍"为上，以和为贵。他特别崇尚百岁老人苏局仙的养生经验，遇到矛盾，怒从心头起的时候，拿起镜子照照自己，满腔怒火多难看啊！自己会越看越好笑，自己笑镜中人也笑，这就是"镜中笑""怒中乐"。要有郑板桥"难得糊涂"的精神，万不可自寻烦恼，这样就会像《内经》所说的，"形与神俱，度百岁乃去"。

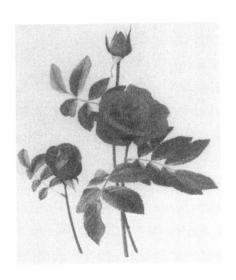

舒便效宏的手按膝部静坐法

苏文海

静坐属于气功的静功。静功虽有坐、卧、站等不同姿势，但以静坐最为普遍。静坐是最基本的修养法，也就是气功锻炼最基本、最重要的方法。

静功一般是静中有动。静坐可以使人们散乱的心念逐步归于清定，心定则气和，气和则血顺，不但能祛病强身，而且可以去除主观迷妄，获得安乐。

静坐法除了上身应保持自然端正外，两腿、两手的放法各有不同。一般可分为平坐式及盘坐式。盘坐式又分为自然盘腿坐、单盘腿坐和双盘腿坐几种。至于两手的放法更有多种，一般是将两手仰掌，左掌安放于右掌上面（或右掌安放在左掌上面），两拇指相挂，放在腹前脐下；或两手合掌胸前，手指、手掌对应合拢；或用两手结成手印等。有的平坐式是将两手掌平放两大腿上。笔者根据多年的练功体会，并参考一些文献资料，认为手按膝部的静坐法（平坐式）既方便舒适，且功效亦甚宏大。

平坐式也称自然坐功，是身体端正稳坐在凳上，两腿自然分开，与肩同宽，膝关节弯曲成90度，两脚平行着地，脚底踏平。

这种平坐法，既便于保持上身松静端正，并可使四肢舒展自然，且在现今一些人备有沙发的条件下，只要高低适宜，在沙发上静坐，既方便，也舒适，无碍于全身气血运行。不论少壮老弱，皆甚适宜，便于推广普及。

我自幼体弱多病，且屡受伤损，青年时期即患严重肠胃病，并曾患肺病吐血。解放后数年，又得了肾结核病，虽自服中药获得效益，但病能痊愈实赖练习气功（主要是手按膝部静坐法，并结合其他动功），才得到惊人效果。现在我已年逾八旬，不但保持一般健康水平，且尚能继续在医院担任诊疗工作。

养生要有恒心

杜敬唐

一、清心寡欲，心情开朗

我在中青年时期，每遇到不顺心的事，总是好生闷气，有时食不知味，夜不能寐。结果是胸闷气短，疾病缠身。后来逐渐悟出精神状态同健康关系很大。再遇不顺心、不高兴之事，不怒、不躁、不气，而以豁达乐观态度对待之。

二、坚持锻炼，循序渐进

运动是我身体恢复健康的重要方法。锻炼要注意三个问题，一是贵在坚持，要有耐心和毅力，一开始锻炼必然会遇到许多困难，特别是冬季天气严寒，起早锻炼没有决心与毅力是不行的。二是要掌握好运动量，运动量过小，效果不显著；运动量大，对老年人也不适宜。我体会到老年人运动以有微汗、有舒服感为好。三是要循序渐进，不能急于求成。否则会适得其反，弄得疲惫不堪，达不到强身目的。

三、调节饮食，粗细搭配

饮食养生要注意定时定量，粗细搭配。营养高的食物只吃八成，粗淡食物不能不吃。如隔一天吃一次玉米食物，还可吃一些木耳、蘑菇、鸡、鱼、海带等，少吃肥肉。我的身体是阴亏体质，三伏天、三九天，吃点人参、炖母鸡，平时吃些莲肉、百合、玉米、桂圆、大枣、山楂以及首乌、黄精、灵芝、麦冬、杜仲、枸杞等。

四、预防疾病，防微杜渐

1. 预防感冒：早晨起床前，做卧功使身体气血流通，起床后喝一杯开水，然后约 7 时许外出散步，呼吸新鲜空气，而后练八段锦，半小时后用双手上下搓面部，揉搓数十次，使其发热，也可用拇指搓压迎香穴、干洗面、鸣天鼓、抽耳朵、搓腰背等。

2. 调理大便：大便秘结者，每早起床后空腹饮一碗淡盐水或蜂蜜水；腹泻时，用乌梅、焦山楂、炙米壳，沸水冲当茶饮之。

3. 脑供血不足：每天跑步后，立正，放松，头部左右旋转50次，对脑供血不足有改善作用。但旋转时宜缓不宜急。

以上几点，是我多年来的亲身体会。虽是一般的保健知识，但要认真做到也不容易。贵在有耐心、恒心，坚持不懈，这样才能青春常驻。

养、助、益、充

《黄帝内经》说："五谷为养，五果为助，五畜为益，五菜为充。""五谷为养"指的是米、麦、豆、薯等粮食能够补养"五脏之真气"；"五果为助"系指各种鲜果、干果和坚果，其能佐助五谷，使营养平衡，"以养民生"；"五畜为益"指鱼、肉、蛋、奶等动物性食物，这些食物能增进健康，弥补素食中蛋白质和脂肪不足；"五菜为充"是指各色蔬菜，其能够补充人体所需的维生素，而丰富的膳食纤维能够"疏通壅滞"。

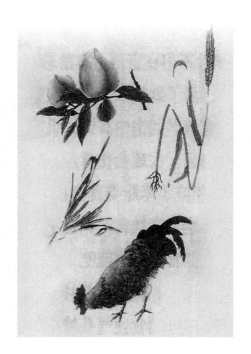

长生有术惠天下

李少波

我出身于养生世家，祖父练功 40 余载，身体一贯健康，80 岁时无病而逝。我在青年时期体弱多病，肺结核、尘肺、神经衰弱、鹤膝风、胃肠功能紊乱、严重痔瘘、胸膜炎等顽疾同时袭来，医药罔效，后经祖父传授行气导引术挽回了生命，逐渐祛除了各种难治之症。当时还患有严重失眠，后来就以练功代替睡眠，每夜至多睡 3 ~ 4 小时，其余均为练功时间。晨起练内家拳、五禽导引、漫步周天等动静结合的功，闲时喜静坐调息。由于喜爱武术，曾专练目力多年，现在我的视力仍为 1.5，书写小字仅戴 200 度花镜。我曾患多发性关节炎、骨质增生，以运动形式适当治疗，现在四肢关节大都无碍，唯膝关节在下楼时尚感不适，但不影响我繁忙的工作。

本人承师家传，练功 60 余年，并博采释、道、儒各家之精义，以《内经》的理论为基础，总结出用以防病治病，健身延年的方法，即"真气运行法"。该法是旺盛人体生命活动的主要手段，能凝神调息、培养真气、贯通经络、燮理阴阳，使人体生理有序化，从而发挥自我调节、自我修复、自我控制的潜在能力。（《真气运行法》一书已由甘肃人民出版社出版）我数十年练"真气运行法"，向无感冒。目前我虽八十有四，仍耳聪目明、精力充沛，且有很好的记忆力，这都是以"真气运行法"贯通任督脉，周天运转、还精补脑而得到的。

我的日常生活也很有规律，穿衣喜欢宽舒自然。因练功关系，一般比别人衣着单薄些。食量较好。因生姜、蒜、韭能引气乱行，为养生家所忌，故不食。饮用白开水已成为大半生的习惯，有时也饮些淡茶。我从不吸烟，酒未严戒，但不常饮。平时不服任何保健药品，唯"服气"耳，我认为"无须服药饵，体内有仙丹"。

我有灵丹一小锭，善医人间疑难病，

些须吞下体安然，管保延年兼接命。

每当烦恼袭来，当"欲除烦恼须无我"。把"我"字看轻点就行了。"不如意事常八九"，时读"嘘"字有良效，日读"六字"三二遍，五脏六腑皆平安。

我认为，养生主要是培养"精、气、神"三宝。故要节制房事，以免过耗精气而早衰。"要得不老，还精补脑"，这是正确的。

我于1988年退休，为了推广普及"真气运行法"，常去国内外讲学，办讲习班。现致力于《素问》七卷的探索。

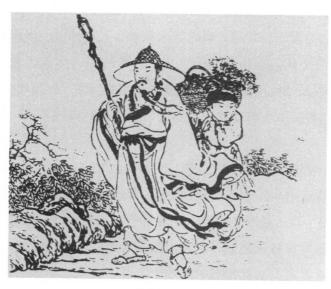

采菊归　明代

菊花

菊不但历来为赏心悦目的观赏名卉，还是助寿延年的美食良药。汉代《本草经》中又有"菊花久服，利血气、轻身、耐老、延年"的论述。现代医学认为：菊花可除胸热、安肠胃、和五脉、调四肢、养颜色，具有良好的养生保健功效。

动中话养生

李文瑞

我今年 68 岁。早在高中、大学读书时代，即每天坚持锻炼，如长跑、打篮球、打排球等。当时曾有幸被校队选入。学生时代尝到了锻炼身体的甜头，以致参加工作后，结合环境的改变，制定确实可以行得通的运动项目，继续坚持锻炼，动中话养生，以做到身心健康，更好地工作。

现在，我已进入老年行列，但我不服老，坚信老年人生命更在于运动，强调在动中话养生。因此，从老年前期至今日之老年期，一直恪守"起得早，睡得好，七分饱，常跑跑，多笑笑，莫烦恼，天天忙，永不老"之信条，付诸于实践，受益匪浅。

起得早：老人应坚持早起，而不宜睡懒觉，或醒后不起。养成早起的良好习惯。早晨空气新鲜，是锻炼身体的极好时光。早起又能杜绝懒惰的产生。因此，起得早有利于身心健康。

睡得好：老年人睡眠时间本来就较中年人短，若再睡不好，则直接影响次日的精力。所以，老人要根据各自的特点，想方设法保证睡眠质量。

七分饱：老人各脏器功能衰减，因此保证后天之本脾胃功能的正常运行尤为重要。若进食过饱，则会出现消化障碍，以致诱发或加重其他疾病，故提倡老人进食七分饱，维持正常的消化功能，这对维持各脏器功能正常运转、达到防病健身之效是非常重要的。

常跑跑：生命在于运动，老人运动尤为重要。应根据自身情况，合理安排力所能及的运动。对于大多数老人来说，散步和慢跑是最理想的运动。

多笑笑：老人最忌寂寞与忧虑，故宜以乐观的情绪，面向一切。

莫烦恼：烦恼是多种疾病的诱发因素或致病因素。若为青壮年人，有时机体尚可自行调节而不发病。然而，老年人则容易发病。

天天忙：老人最怕无所事事。老人若无事可做或无事能做，则有失落感，自认为将至人生之尽头，想入非非，从而加快衰老进程。所以，天天忙碌是老人养生的最好方式，当然要注意适度。忙碌中使自己感觉年龄虽老，但仍能正常工作，在动中养生。

永不老：系总结语。老人若能始终坚持做到以上数项，则可达到精力充沛、永不显老、健康长寿之效。

在养生实践中，我认为动静结合固然相当重要，但我更强调"动"，以"动"而达"静"。"动"有两方面含义，即运动和工作。生命在于运动，动中话养生是我的座右铭，即多工作、多运动。所以，近10余年来，为了补偿"文革"所荒废的时间，除昼日全心全意应诊外，每晚坚持挑灯夜战，读书学习，搜集资料，做读书卡，撰写书稿。虽感稍有劳累，但在忙碌中得以欢乐，在动中得以养生。今天，我能有健康的身体，充沛的精力，是与坚持从事繁忙的医疗任务和科学研究，经常运动和锻炼分不开的。所以说生命在于运动，在动中以养生，尤为适宜老人身心健康。

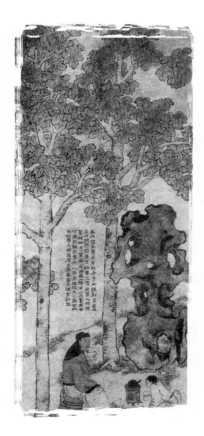

纳凉煮茶图（清代·方士庶）

茶是天地所赐，文人将喝茶、吟诗、作画变为高雅优游生活的内容。孟有诗云："庭槐风静绿阴多，睡起茶余日影过。自笑老来无复梦，闲看行蚁上南柯。"老者闲适之情跃于画面，人生悠悠，去日苦多，槐树下，纳凉品茶，看行蚁忙上忙下，小趣闲情也。

唯读书是乐

李今庸

我今年 69 岁，一生的爱好是读书，特别爱读古书、地方志及名人史册中的医林人物，亦热爱文学。有空即读书，只要一拿起书，什么烦恼、杂念都被抛到九霄云外，所谓"可一日无饭，不可一日无书矣"。

我每天睡眠时间多少不等，少者 6～7 小时，多则 9～10 小时，常在 22 点睡觉，5 点起床。失眠时也躺在床上不予理睬，即使是彻夜不眠，也不吃安眠药。有事少睡，无事多睡。每天午睡片刻，一般 15 分钟即可达到养神目的。

我的衣着不论款式，以穿着舒适为原则。平时宁可穿着热一点，也不受凉。喜欢与晚辈谈古论今，考虑问题时喜欢在书房内踱步。

对于饮食，我从不挑剔，有什么吃什么。青年时喜欢吃干的，尤其喜欢吃米饭锅巴，进入老年爱吃稀的。没有饮茶嗜好，偶尔饮少量绿茶。喝时喜饮白开水。

喜怒哀乐乃人之常情，但应适中。我从不强抑愤怒，有怒即发，发后即安，不让其长期缠绕心内。

我中年时曾患胸膜炎，未治自愈。目前呼吸、脉搏、血压均正常。近年来常易疲劳，检查发现有脂肪肝、脑萎缩、胸椎增生。平时常感背痛，夏天重，冬天轻。夜晚睡觉疼痛时，就起来活动一会儿。去年发现颈椎亦增生，一直坚持服用中药治疗。

我现在视力较差，约 0.3 左右，戴上眼镜还可以看书。自觉在 60 岁以前记忆力很好，60 岁以后逐渐减退。主要从事古籍整理及中医基础理论研究和带徒工作。

我喜欢读《老子》《庄子》《管子》等古籍中有关养生的篇章。最喜欢的养生格言是《内经》上的"恬淡虚无"。

作画写字，陶冶情操

李玉奇

本人年逾古稀，然体态康健，脏腑无疾，脑力充盛，反应机敏，记忆力强，所以然者何？天赋与养生之道使然也。

一、饮食与起居

吾起居有矩，寝食有规。每日卯时随日出而起，缓带宽服漫步于庭。刻钟之后，夏日则信步林荫，冬月则踏雪户外，伸臂摇颈，活动筋骨，摧动血脉，缓步百米而返。晚餐之后，或头戴明月或肩捎北斗，缓步漫行半个时辰。每日如此，归舍时自感身轻目明。借此体健神旺之时，复习金元四家之书，或浏览唐宋古诗，或挥毫泼墨作画，戊亥之时宽衣入榻。日复一日，年复一年，至今已有半个世纪，吾之经脉通畅气血周流，脏腑坚韧，百骸盛壮，髓海有余，轻劲多力。至于饮食则精粗相参，菜肴随己之所欲而烹。白米白面经常，红粱小米随时，多年来我的饮食、菜肴的烹调要素是：

> 米醋当先少食盐，姜系必备胡椒全。
> 料酒味精适可止，糖若过量脾不安。
> 菜宜清淡汤宜鲜，清炖红烧端正烂。
> 油腻太过伤脾胃，凉盘虽美要少贪。
> 鸡鸭鱼肉皆为美，独爱鱼中之黄花。
> 红焖猪肉虽香甜，贪香多食胃难安。
> 白米白面虽经常，红粱小米随时添。
> 菜饭称心纳之香，水谷精华勿嗜偏。

二、性态与书画

调和情志，多种爱好，丰富精神生活也是养生的重要一环。

凡人皆有七情六欲，情志变化过激最能影响人的身心健康。所以必须竭尽一切之可能，施用最佳之法，抑制过度喜怒哀乐。如某时某地因某事欲发盛怒之时，吾的做法是即刻离开到别处走走，避开致怒之事。

与同事、属下、亲朋闲谈之时，可谈天说地，可侃古今奇观，但绝不议论人非。闲暇培养多种爱好，陶冶情操，诸如书法、作画、制作花卉盆景，吟诗赋对皆为吾之所好。几十年来，为同事、亲友、企事业机关单位，题字题词几百幅。吾喜爱古玩字画，藏有唐寅字画真迹，不时欣赏。凡此种种吾心得以满足，心神永处安乐欢悦之中。吾将以上所谈编成歌括，颂之记之施于行。

七情六欲人皆有，喜怒太过必伤身。

偶逢怒事走开去，平调心肝免伤神。

作画写字制盆景，陶冶情操实为珍。

侃天侃地侃奇观，莫论人非不烦心。

三、健脑与烟酒

人之大脑用进废退，愈用愈灵，吾深信于此。故余除睡觉之外，大脑绝无停转之时。总是在思虑揣摩之中，如科研课题的进程，昔人来诊病的疑难棘手之处，一种设想如何实现等等，时时刻刻在脑中运筹、分析研究。总觉时间不足，无暇将头脑闲置。余虽年逾古稀但头脑清楚，灵性不减，悟性有增即用之功也。觉当然不可不睡，但绝不可贪睡，以疲乏消失为度，每日六时足矣。

至于烟酒，世人多以为是有害之物，我虽有同感，但不作为禁绝之品。劳累时也偶取香烟吸上几口，顿感舒服之至。一日二三支足矣，从不多用。酒乃水谷之精华，多饮者难免无伤，少饮者未必无益，古医家对此早有论述。我认为世间一切为人类所用之物，贪之过多皆能成害。吾视酒为珍品，每逢兴趣神怡之时也常饮一杯，非但无痛楚之感，且倍觉精力大增，心旷神怡。倘若饮至头晕目眩必定受损，若及至呕吐昏睡则必遭大伤无疑。对此吾有一歌：

烟酒原本为佳珍，适宜少用可提神。

过量成癖损脏腑，伤身减寿当慎审。

养生之道内容广泛，余以上所谈只是一斑，养生因人而异，难求尽同，需取长补短方可全善。

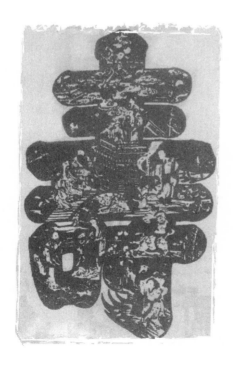

大寿

清代年画，为祝寿中堂画。图中以双勾刻一寿字，内嵌以琼台、玉楼和寿星、王母、天官、禄星，下有"八仙"以及麻姑、东方朔等神话长寿仙人。

保健方法五要

李乐园

一、顺应天时

在气候变化时，事先做好防护措施，避免疾病的发生。在穿衣方面，应注意"春棉渐渐减，秋衣徐徐添"，就是俗语说的"春捂秋冻"，不能猛添猛减，否则就容易感冒。不难看出，现代医学中的多种急性传染病，都有严格的季节性。有不少慢性病人，在气候突变前，都有明显的加重或不适感。现代医学叫作"医学气象学"。

二、心胸开阔，情绪乐观

人要心平气和，无忧无虑，排除私心杂念，自然心胸开阔，情绪乐观，气机调和，精神饱满，抗病能力增强，病从哪里来呢！如果过度的情绪激动，不良的精神刺激，可诱发多种疾病。例如，肝郁气滞，积忧久郁，可致发多种精神、神经病和消化系统疾病，特别是老年心脑血管病患者，一遇精神刺激，可致脑血栓形成、脑溢血、急性心肌梗死等。现代医学叫作"医学心理学"。

三、饮食有节，不要偏食

五谷杂粮是人类能量的来源，是主食；各种蔬菜，含有多种维生素和微量元素，是营养的补充；脂肪、蛋白质等主要来源于各种肉类；各种水果，同样含有多种维生素和果糖等，都对人体的营养有益。以上还说明两个问题：一是说人的饮食要多样化，营养才会全面，不要偏食，这种观点和现代营养学的"杂食观"是一致的；二是说饮食要有定量、有节制，不能过量，更不能暴饮暴食，或过度吸烟、酗酒等，以免致发肺炎、肺癌、胃肠病和肝病等。

四、适当运动，劳逸结合

人体要有适当运动。但运动的方法应因人而异。青壮年应采用体操、跑步、登山、游泳、各种武术等活动力较强的运动；老年人及慢性病患者应选择气功、太极拳、八段锦、五禽戏、六段功、干沐浴等柔软运动，并要持之以恒。切忌剧烈的超负荷运动，反而有害于健康。

五、节制性欲，保护肾脏

夫妻之间，恩爱和谐，正常的性生活，对精神和身体是有益的。但应有所节制。如性交频率过度，就会导致肾虚精亏，引发多种疾病，如脑神经衰弱、性神经衰弱、慢性贫血、脑萎缩等。特别是性生活杂乱，或宿妓嫖娼，或性交不卫生等，则男子易感染性病或艾滋病，女子易患宫颈癌和性病等。

因此，人到老年，更要注意节欲。

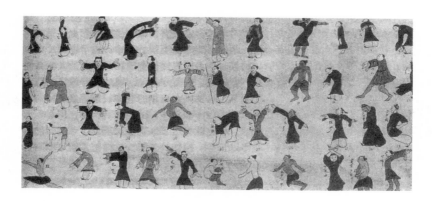

导引图（壁画·出土文物）

这幅出土于长沙马王堆三号墓的长约 100 厘米、高约 50 厘米的"导引图"，是现存最早的导引图。画面描绘的是 44 个男女老幼或裸露上身、或屈体、或伸肢、或跳跃，在做当时称为"导引"的健身运动的情景。

修身养性，要在养心

李仲愚

　　我每天早晚坚持修炼气功，午眠半小时以静观内养。平时除应诊、讲学外，空暇之际则兴谈古今佛道儒和医易诸学。

　　修身养生，修性养生，要在养心。要注意身体与精神双重修养。即重在修养性功和命功，外不为六尘所染，内不为七情所触。精气神为命功三宝，慎房事则精气内藏。

　　凡遇不顺畅的事莫要烦恼，调节心理可按《卫生宝鉴》的方法：喜怒哀乐不入于胸次，视荣华富贵如行云流水。最近赠四川某方丈楹联足可窥修养之一斑："六道升沉如儿戏，一心不住正菩提。"

　　70年代因车祸脑外伤后继发糖尿病，依靠内修功法，练功为主控制糖尿病，未发现并发症或继发病症。

　　我的饮食以粗粮淡饭，洁净新鲜瓜菜，易于消化食物为主。因而少有感冒及胃肠炎。有时外出饮食不慎而致胃肠炎时，采用节食自养，或配灸关元、气海、足三里。有外感不适时，即自我导引、抚摩之法以防治。在气节交错之日，如立春、冬至等，用大艾灸关元、气海、足三里诸穴以培元扶正。

　　我的生活写照可以概括为：起早睡早，遇事莫恼。素食清养，毋恋腥臊。雍容和悦，恬愉逍遥。戒烟酒，饮淡茶，静室坐卧，听其息而忘其虑，勤采真气，灌溉身心，不废点摩，通畅经邃。精神专直，魂魄不散，悔怒不起，则五脏不受邪。如此，必臻寿域矣。

养生32字诀

李寿山

一、自寻乐趣，不生闲气

我的性格比较稳沉、寡言，爱看书学习，下象棋虽然获过奖，但从不因输赢而生气。遇到不顺心的事，常到外边走走，慢慢消解。在"文革"期间，受到一些委屈、折磨，后来下放到农村山区，与赤脚医生和农民在一起。为农民看病，为赤脚医生讲授经验，有时参加田间劳动，上山采药，生活得也很舒畅。

二、食勿偏嗜，少酒禁烟

我对饮食无偏嗜，从不择食，也不过量。喜吃粗粮、杂粮，如玉米粥、豆腐、花生仁，百吃不厌。晚饭喜吃大蒜，以助食欲。偶尔饮少量黄酒、加饭酒、啤酒，但从不吸烟。

三、作息有序，适应自然

我每天的作息安排是有规律的。一般在晚上10点前上床休息，上床后先搓脚心100～200次，然后卧床，看些当日报纸大栏目而入睡。早上4点左右起床，坐起后摩腰眼100～200次，然后搓手抚面，干梳头，鸣天鼓，接着穿衣下床，漱洗完毕，写点笔录，或看书写稿，约6点左右到室外呼吸新鲜空气，同时练健身功30分钟。午饭后稍事休息，练内养功，似睡非睡30分钟。晚饭后不用脑，户外散步，然后看电视，听广播。我很少失眠，偶尔不能入睡，即刻坐起摩脚心、摩肾俞、抚面、干梳头即可入睡。

四、动静结合，寿尽天年

1973年，我从农村回城后，仍然担任大连中医院院长与大连市中医研究所所长工作，办公时间自然增多了，但是我的生活习惯仍如平常，从未间断过医疗、科研和教学工作。

我一生中很少生病，偶尔感冒吃些姜汤或小剂汤药即可自愈。晚年有胃病，服些中药加之饮食有节作息有度，也很快痊愈。我今年71岁了，因工作需要，未办退休手续。上午查病房、会诊、写书、搞科研，下午自己安排，虽然累些，但精神体力还好。晚年能为振兴中医事业做点贡献，我感到十分高兴。

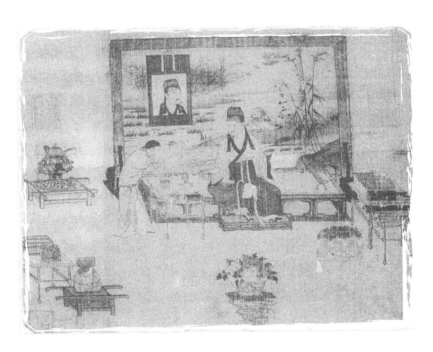

诗书之乐

古人云，腹有诗书气自华，读书之乐在其间。读书既可以陶冶情操，又使生活增添更多乐趣。不仅会获得精神与物质上的享受，而且还有助于身心健康。

我的养生三法

李克让

我从青年时代起，就非常注意生活起居的规律性。每日早睡早起，衣着随时变化，尤注意防寒；饮食定时定量，更喜粗粮。但对我身心保健影响最大的是以下三个方面。

一、以忍为主，修身养性

人的一生，总有不顺心的事。对此，我不强求于人，也不强加于人，一般都是以忍让为主。把方便让给别人，把困难留给自己。对别人的缺点、错误不纠缠，对自己的长处不夸张。如果遇到不顺心的事，总是烦恼、急躁，外则伤及形体，内则伤及脏腑，这样的病例是不少见的。

二、习练气功，喜欢步行

我每早起床后，步行到公园练半小时形意拳，然后散步回家。上下班都骑自行车。平日喜欢步行，打乒乓球，练气功，登山，旅游，有时也下棋，打门球。老年人要根据自己的身体条件与周围环境选择运动项目，不能逞强模仿别人。不管什么锻炼方法，老年人是不适宜剧烈急速活动的。

三、饮食定量，以素为主

我每日吃一斤主食，加半斤牛奶，一个鸡蛋，吃蔬菜较多。喜欢吃粗粮，如小米、玉米面、豆面、荞麦面、莜面等；蔬菜以莲藕、白菜、黄瓜、西红柿等为主；水果喜吃西瓜、梨、香蕉、苹果等。常用的保健食品有牛奶、海带、紫菜、木耳、蘑菇、黄豆、山药、大枣等。特别爱吃辣椒、葱、蒜、胡椒、姜、味精等。

热爱生命快乐多

李茂如

我对人生以不追求物质享受、不为名利而孜孜以求，但对精神生活却保持浓厚的兴趣。爱才、爱艺、爱美、爱知识。不理解闲逸的愉快，却感到闲懒的苦闷。我认为心理上的健康是维护生命健康的重要因素，勤用脑思考则是健康长寿的有效手段。当然，用脑过度，超越生理限度，也会导致恶果。这好比"风和日暖春常在，严寒酷热多伤生"。我不练气功，不做强身锻炼，不服补益药品，物质生活不求华衣美食，唯在精神生活方面有自己的追求目标。如在1957年以后，身负时代压力，但意志未尝衰减，转而走读书求知的道路，结合中医运气学说，对天文气象产生兴趣，长期观察二十八宿，并创制日躔转盘；对子午流注针法，创制开穴器，并获得国家专利；其后又对中医文献目录产生兴趣，仅就内、难、伤寒、金匮诸书，写出200余篇叙录文献；又广采历代史志及公私藏书目录，系统考究医书的流传，撰成120万字的书稿。凡此诸端事例，信可获得一些精神上的安慰。人的一生只有充分利用时间，不虚度光阴，多做有益的事情，方可长寿，这是我个人的养生体会。

我现在的身体状况正常，仅有轻度肺气肿。主食每日一斤左右，无偏嗜，从不用保健药品。衣着不求华贵。

我的养生经验可概括为：不羡名利，笃志守真，率性乐生，才艺赏心，简朴自持，温饱足身，神畅气和，意气融融，不假药饵，不练气功，崇尚自然，道合养生。

热爱人生乐趣厚
慎养天和福寿长

李茂如
书于太原寓次

咽津调气，聚精敛神

李昌源

李昌源教授虽年近八旬，但神采奕奕，状如少年，齿坚发茂，耳聪目明，声洪息和，动作轻灵。不仅脏腑功能正常，而且记忆力惊人。他有两种独特的养生方法可供人们借鉴。

一、晨起吐故纳新咽津法

清晨起床，首先洗脸净面，使双手清洁，排空大小便，选择空气清新流通之处，春面东，夏面南，秋面西，冬面北。两脚并立，与肩同宽，两掌重叠（左掌在内，右掌在外），掌心向内贴于脐上。全身放松，宁心静气，取鼻吸口呼之腹式呼吸，先缓缓吸气令腹中满，然后分别按嘘、呵、呼、呬、吹、嘻六字发声口型呼气（不出声）。一吸一呼为一次，共练 24 次。当令字（春嘘肝、夏呵心、秋呬肺、冬吹肾）练 7 次，呼字属脾练 5 次，余字练 3 次。无声读字呼气毕，叩齿 24 次。以舌体沿齿外唇内顺时针、逆时针各搅动 3 次，再以所生津液鼓漱 3 次，闭目咽津，意念当令五行之色，将津液缓缓送入下丹田。静待片刻，两掌重叠揉脐。顺逆时针各揉 3 圈收功。本法顺应四时阴阳消长变化，吸取天地之精气以调养五脏六腑，从而达到扶正祛邪、延年益寿的目的。唐代大医学家、百岁寿星孙思邈将这种天人收受通应的观点同六字诀结合起来，主张春练嘘、夏练呵、秋练呬、冬练吹；脾旺于四季，三焦主一身之气化，故呼、嘻两字四季均练。李先生对此有所发展，四季六字皆练，但有轻重主次之别。

二、夜卧调气聚精敛神法

夜晚入睡前，躯干微曲向右侧卧，右肘于身前弯曲，使右掌枕于右耳下，掌心正对耳窍。右下肢自然伸直，左膝微曲置于右股之上，左足背轻贴右小腿肚，左掌心向下，置于左股外侧环跳穴处。瞑目宁心，全身放松。取自然呼吸，鼻吸口呼，不快不慢，不涩不滑，默数呼气次数，由 1 至 10，周而复始，渐渐转为顺腹式呼吸，频率渐慢，幅度渐深，匀细悠长，息息归根，停止数息，忘却口鼻，意念以下丹田为中心呼吸。吸自四面八方归于丹田，呼自丹田布散全身，逐渐忘却呼吸，观想下丹田，似想非想，似见非见，渐至物我两忘，悠然入睡。

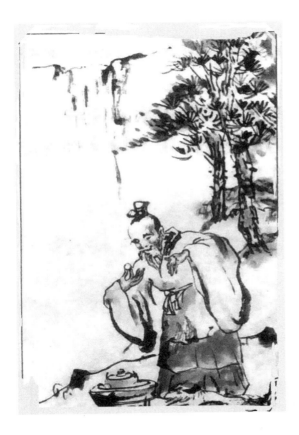

魏伯阳炼丹修仙 匮舒

　　魏伯阳，名翱字伯阳，自号云牙子。东汉会稽人。生性爱好仙术，不肯仕宦。他创作了《周易参同契》，用《周易》的爻象论述炼丹修仙之法。把炼丹术与"不易爻象"、"黄老思想"结合起来使之契合为一，该书是道教十分重要的经书，被称为"万古丹经王"。

书画、音乐与老年保健

李树勋

一、书画与老年保健

气功具有健身防病、益寿延年的作用，早已为人们所共知。但书法对人的保健意义，则少被人们所理解，往往只是把它看成是一种线条艺术形式。实际上，书画与气功对身心产生的生理效应，确有异曲同工之妙。

书画与气功，两者中间有着内在的联系，并可达到殊途同归的目的。中国有句古话："一管在握，万念俱灭。"书画之前，首先要凝神绝虑，收视反听。在执笔书画过程中，须聚精会神，排除杂念，使笔法起伏提按，勾皴擦点，疏密虚实，意趋笔随。当得心应手的书画作完后，可使人爽心悦目、心旷神怡，好似置身于一种精神享受的意境之中，自然也会起到像气功那样行气活血、消除疲劳、延缓衰老的作用。

五指握笔，与经络分布有密切关系。手三阴经脉从胸行至手，手三阳经脉从手行至头。在作书画时，要根据不同的书画与笔锋，运用指力、腕力、臂力以及腰劲，这样就可以疏通经脉、燮理阴阳、沟通上下、平衡气血，还具有养心宁神、健胃消谷的作用。不会作书画的老年朋友，可以选一种字帖或一本画谱，利用旧报纸等学之练之，每天坚持半小时，日久即可受益。

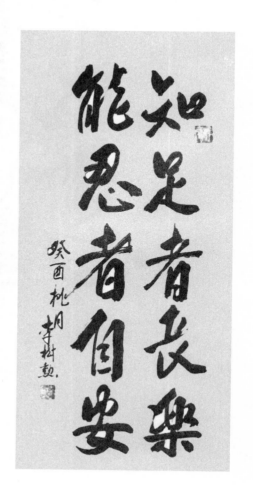

二、音乐与老年保健

中医学把不正常的喜怒忧思悲恐惊作为致病的内因。七情过度均可导致病证的发生或加剧。音乐，则以其不同的旋律节奏，不同的音调和速度，通过人的听觉，传入人的大脑，即刻产生调节七情和平衡气机的生物效应，从而起到健身防病的作用。

人至老年，脏腑功能衰退，七情调控失司，容易出现神志方面的异常，如呆滞、抑郁、急躁、淡漠、粗暴等。特别是一些离退休的老同志不自觉地会产生一种失落感、寂寞感或空虚感，终日闷闷不乐，忧郁寡欢，食不甘味，卧不安席，医学上称为"离退休综合征"。若能经常选听一些欢快的乐曲和歌曲，特别是我国传统的乐曲、古典乐曲和轻音乐，就会产生排解烦恼、稳定情绪、增进食欲、宁静安神的作用。如有雅兴，学唱一些传统音乐更好。这对于欢度晚年大有好处。

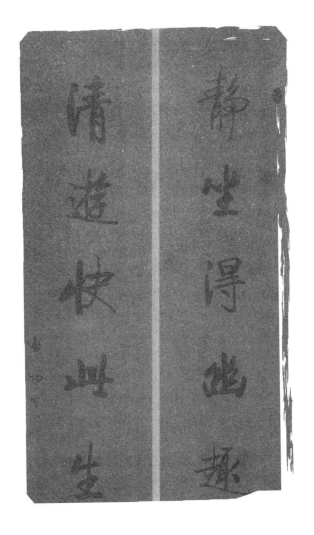

养生琐谈

李裕蕃

我长年保持早睡早起的习惯，晚 8 点入睡，早 4 点起床，每日中午午休半个小时，偶有失眠时，就平身仰卧，足成八字形，长吸气至丹田，憋气，后呼气，内心念"自、己、静"三个字，做到 10 次许，脑有晕响声，就会缓缓入睡。

我很注意饮食卫生，饭前饭后一定洗手。个人使用固定碗筷、脸盆，从不与别人混用，一日三餐喜吃粗粮，每日必饮两次茶，一次在上午 10 点，一次在下午 4 点。每天还必吃半头蒜。

我在 40 多岁时患过慢性肾炎，自拟方为：石苇 20 克，淡大云 30 克，生黄芪 20 克，党参 15 克，附子 15 克，腹皮 15 克，水煎服。吃了 80 多剂也未更方，病告痊愈。

我退休后，还负有带教任务。现在患有小脑萎缩等病，但我向来不吃药，单位给我送来的营养药，都被我退回去了。

养生要戒酒、色、财、气。

遇到不顺心的事，到外边走走看看，就会把气消去。养脑的方法是"静"，我不喜欢聊天，更不喜欢打麻将。

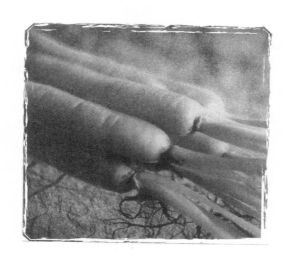

养生歌

杨升三

养生之道我切磋，《黄帝内经》启先河，师承扁鹊除痼疾，仿学华佗起沉疴，《千金要方》献方有，《寿世保元》摄养多。先哲名言留后代，杏林高唱养生歌。

一、日常生活安排

日常生活有安排，早睡早起成习惯。

清晨散步公园转，或在凉台体操锻。

盆栽花卉香气灌，心旷神怡精神焕。

午休闲目只养神，白日工作有精神。

琴棋书画有所爱，更爱岐黄过百春。

晚睡九时禁浓茶，不思不虑失眠少。

衣着穿戴顺四时，温寒热凉常注意。

讲究被服勤洗涤，保持整洁心舒畅。

饮食品味营养多，尤以蔬菜瓜果佳。

鸡鱼肉蛋常调剂，山珍海味很少进。

年轻时代胃口好，人到老年讲规律。

早好中饱晚宜少，红酒白酒不沾边。

春冬喜欢蒸煮食，夏天爱食凉拌菜。

春食生冷易感冒，夏吃热辣火气大。

饮食有节莫贪饱，免伤肠胃要知晓。

饮前饭后上清茶，既助消化又解暑。

过多饮茶能成瘾，引起失眠茶黄症。

良好生活成习惯，制定措施要规范。

二、保健食品和药物

> 保健食品很广泛，经常备用不中断。
>
> 红枣桂圆煮鸡蛋，配入荔枝治神衰。
>
> 鱿鱼墨鱼及海蜇，食用滋肾又养肝。
>
> 黑豆芝麻煎水服，滋肾明目并止汗。
>
> 牛奶乳晶共煮服，或加鸡蛋当早饭。
>
> 莲子冰糖白木耳，润肺止咳健脾胃。
>
> 这些食品常煮服，助我精神多充沛。
>
> 姜葱辣椒与大蒜，既伤津液又发散。
>
> 我吃辣椒出大汗，过服亡阴又伤肝。
>
> 阴液不足宜少服，这些都是经验谈。
>
> 体虚年老治宜早，急病送进医院好。
>
> 慢性疾病分科治，保健药品因人要。
>
> 不能滥用要知道，避免差错事故闹。

三、养生保健经验

中医学会作指导，养生措施三十字：

> 精神修养
>
> 饮食有节
>
> 劳逸结合
>
> 笑脸常开
>
> 清心寡欲
>
> 讲究清洁
>
> 顺应四时

《寿世保元》我喜欢，养生之道有文章：

> 惜气存精更养神，闲情寡欲勿劳心。
>
> 食唯半饱无兼味，酒至三分莫过频。

每把戏言来取笑，常含乐意莫生嗔。

炎热变诈都休问，任我逍遥过百春。

生为郎中入杏林，钻研学术愿我心。

升座拟方除痼疾，三指切脉解疑难。

老骥伏枥献余热，手笔不松受人欢。

一生哪有真闲日，百岁犹多未了缘。

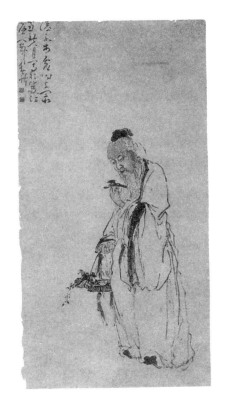

灵芝长寿图（绢本设色 清代·黄慎）

　　灵芝古称瑞草、仙草、还阳草，自古以来就被认为是吉祥、富贵、美好、长寿的象征，民间传说灵芝有起死回生、长生不老之功效。东汉《神农本草经》将灵芝列为上品，认为"久服，轻身不老，延年神仙。"

我的生活习性

杨介宾

一、睡眠

常以自我按摩法促眠。（1）双手掌搓热后摩擦面部；（2）从印堂穴处向两侧头角搓两额；（3）点揉太阳、中脘、内关穴；（4）揉摩腹部。

二、保护视力

保护视力的方法主要有：（1）调节写字台光线；（2）伏案一小时即远眺 5 分钟；（3）做眼保健操。现在我裸视能阅读 5 号字体之资料。

三、调节心理

我常采取下列方法调节心理状态：（1）回避；（2）转移；（3）自慰；（4）倾诉。我常想，烦恼的事情总要过去，而明天又是新的开始。如果非要发泄不可，就找知心朋友谈谈。然后再从另外角度去看这个问题，心理自然会趋向平衡。

四、预防疾病

1. 预防感冒：（1）随气温冷暖而调整衣着；（2）揉搓鼻梁、耳后。

2. 预防急性胃肠炎：（1）饮食有节，少食生冷；（2）常服莲米粥、苡仁粥；（3）按摩腹部、足掌、足三里等。

3. 预防心肌梗死发作：（1）忌烟、酒、茶及肥甘、辛辣食品；（2）保证睡眠质量；（3）坚持每天散步；（4）心情保持愉快；（5）自我监测血压、脉搏；（6）家庭备氧气瓶；（7）按时按量服药；（8）常备硝酸甘油片。

劳逸结合保平安

杨忠尧

　　我认为，眼睛与整个人的健康有着密切的关系。祖国医学认为，五脏六腑之精华皆上注于目，目得血而能视。人之老始于目，因此要注意护眼。我的方法是：（1）白菊花6克，杞子10克，用开水冲泡后，当茶饮用。（2）在天气晴朗、万里无云的夜晚，取站立位，头向后仰双目观星，左手向后按住风池、玉枕穴，右手向腰部用手背按肾俞穴，集中视力观看群星，排除一切杂念，面向东、西、南均可，每晚约10～15分钟。此法效果很好。我现在视力尚佳，白天看书读报，写病历不用戴眼镜，晚上看书报只戴250度老花镜即可。

　　老年人的记忆力下降是很难避免的，但是，如果注意健脑，是可以减缓衰老，增强脑的记忆力。健脑的方法，首先是要克服个人的不良习惯，玩麻将、扑克、棋等娱乐活动以不超过两小时为宜。每遇烦恼之事应当忍让、宽容，切勿发怒。另外我每天自我按摩一次，方法是以百会穴为中心，先用右手指在头部顺时针按摩60次，再用左手指逆时针按摩60次，这种方法简便易行，可以促进头发生长，增强大脑记忆功能。

　　我每天睡眠7小时，睡前练静功30分钟，很少失眠。每早7时起床，饮淡

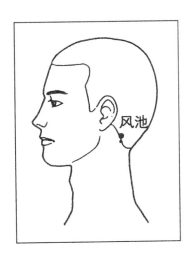

按摩风池好处多

　　风池穴位置在后脑勺下方颈窝的两侧，由颈窝往外约两个拇指的左右两侧即是。风池穴功用可清头明目，祛风解毒，通利空窍，是治疗头、眼、耳、目、口、鼻、脑及上肢疾病的常用要穴。经常按摩风池穴，还可以增强免疫力，预防伤风感冒等疾病，按摩时可用双手示指、中指、环指分别按住风池穴，用力按压至有发热感，每天坚持，就能收到很好的效果。

盐开水一杯，休息 5 分钟，练太极气功十八式约 20 分钟，继而进行头颈部的按摩约 5 分钟。每天如此，持之以恒。平时喜与青少年朋友谈天说地。

我的饮食选择是随季节而改变，夏季以蔬菜为主，少食鱼肉荤腥食品。早晚吃绿豆粥，一般吃饭以面食与米为主。我的饮食与饮茶密切配合，如多吃点肉等油腻类，选用红茶，夏季素食多配以龙井茶之类。上午很少饮茶，午饭后饮茶以助消化，晚餐后不饮茶，以防失眠。

人人求长寿，长寿不难求，关键要做到：起居有常，饮食有节，知足常乐，与人为善，坚持锻炼，劳逸结合，定可健康长寿。

欲求长生不老，清心寡欲是法宝

来春茂

我的日常生活很有规律，坚持做到早睡早起，每天睡眠 6 ~ 7 小时，从不午睡。每早 5 时起床即解大便，洗漱毕，练气功，打太极拳约一小时。每晚 9 ~ 10 时入睡，很少失眠，偶尔失眠时也不紧张，想些愉快的往事，自然就睡着了。我的食量很好，以吃饱为止，没有特殊嗜好，也不挑食，喜吃蔬菜。70 岁以后，食量有所节制，每餐二两，晚餐吃得少些，长年如此。经常吃苦荞面粉（生粉做成饼，蒸熟蘸蜂蜜吃，或生粉炒香后调成糊状吃），不论咸甜均可。我从不吸烟，不饮酒，喜饮云南绿茶，特别是粗加工的大叶子茶，茶水较浓，每日换两次茶叶，饮 5 磅开水，已有 50 多年的习惯。

我以"正气存内，邪不可干"的理论为指南，预防感冒等疾病注重保肾固精。保肾固精的关键在于节制房事，房事要双方谐和，以身不疲倦、头不昏沉、精力充沛为度。每于气候交替时服几剂玉屏风散，以预防感冒发生。经常食用苦荞面以预防肠炎。我常间断口含云南三七，每次含 1 ~ 5 克，待含软嚼碎吞下，每月 2 ~ 3 次，可畅血脉、强身体。

我认为养身重在养性修身，我喜欢的养生方法：一是"戒郁"，我在平时遇有不顺心之事时，常唱几段京戏，心情就比较舒畅了。二是"安心"，"文革"期间，我住"牛棚"，只要心安，也并不感到多大痛苦。三是要有"耐性"，发怒像一只蜇人的蜂，在伤害人的同时也把自己的生命赔进去了，得到的回报倍于你所伤者。

我把佛教的"三戒"作为做人的规范，一戒"贪"，不食非分利禄；二戒"憎"，不嫉妒别人，仁爱是生命的源泉，给人一份爱心，自己将增添十分生机；三戒"痴"，不痴心妄想，不热衷名利，心情舒畅，便能健康长寿。

从我所好，以享天年

吴考槃

我的养生方法，也就是我所喜欢的生活方式，概括起来有这样几句话：衣宜应时勿过暖，食宜有节要清淡，住宜向阳春常在，行宜有度心常宽，药非神丹用病时，人知不知嚣嚣然。衣宜应时勿过暖，就是说穿衣服要随时节的寒暖变易而增减，不须穿得过暖。食宜有节要清淡，即主食每天吃 6 两左右，菜以蔬为主，容易消化，不吃零食，不吃辣椒；渴时喝些开水，不用茶叶。香烟基本不抽，中午约喝酒 25 ~ 30 克。住宜向阳春常在，即住房要南向，南向即向阳，向阳则春常在。行宜有度心常宽，即每天 6 时起床，晨起散步，有时上街买菜；午睡一小时，晚 9 时睡眠，如此起居，要有常度；平时不大看电影电视，以防有损目力；喜欢研讨问题，以利有所前进；喜读书看报，退休后修改旧作，但适可而止。喜怒哀乐，发须中节，做人不亢不卑，不玩人物，不强人从己，不求备于人。

医是治病活人，不是无病治人；药是去病利器，不是活命神丹，无病不用服之。人参补五脏、除邪气；大黄泻邪实，安五脏。所谓补正即是祛邪，祛邪即是补正。如睡眠不好吃补心丹，不效则服温胆汤；大便不好解，服胡桃末或麻仁丸。

人以食为天，饮食有常节，起居有常度。知之为知之，不知为不知，言必信，行必果。不以一时机遇而忘乎所以，不以一时挫折而灰心丧志。人知之，亦嚣嚣；人不知，亦嚣嚣。随他甘酸咸苦辛，飞言毁誉任沉浮，从我所好，以享天年。

顺四时而适寒暑，和喜怒而安居处，节阴阳而调刚柔，如是则僻邪不至，长生久视。

录自灵枢经本神

癸酉夏月 吴考槃

十常保健法

汪履秋

我的生活方法除了饮食有节、起居有常，就是早晨做气功，午后散步，平时做做"十常保健法"，动静结合，保健益寿。

我每日三餐，定时定量，饮食无偏嗜，荤素搭配，不食脂肪肥肉，以高蛋白低脂肪为原则，喜食豆制品。每于高温时节以素食清淡为主。定时作息，每天睡眠 8 小时，实际入睡 5 小时，间有失眠，往往以背诵诗歌可入睡，如确实不能入睡，偶服安定 2 片。晨起练气功约 50 分钟，名为"内劲一指禅"。7 点进早餐，食后少许登圊，以防便秘。偶有便秘，每晚服香蕉一至二根，或晚餐佐以菠菜之类。午饭后午睡，于两点半起身外出散步一个半小时，回来后静坐，读书写作，从不过劳。晚餐时进白酒 25 毫升，以低度酒为主。看完《新闻联播》之后，做"十常保健法"。睡前先洗面后洗足，晚 10 时入睡，平时常与孙儿戏弄或与同道友人聊天，不分辈次。我从不吸烟，对于饮茶亦不太嗜好，早中餐后饮一杯淡茶。从不服保健药品。

我平时很少生病，现在只患老年高血压病，但无任何症状，这与我日常生活有规律、劳逸结合不无关系。我现年 75 岁，尚未退休，仍从事医疗、科研工作。每天半天上班，诊治病人 30 人次。科研工作指导学生去做。人到老年就要预防疾病，我未满 60 就开始锻炼，开始跑步锻炼，到 70 岁时改为散步，65 岁开始做气功。我现在脑力不衰，健脑的方法就是用脑而不损脑。说到房事生活，我认为应该节制，但须因人而异，如本元气足，可以放宽；肾虚精衰，就应节制。

我除了每晨做气功、午后散步之外，平时常做"十常保健法"。具体做法是：

1. 发宜常梳：每天梳头 3 次。
2. 面宜常擦：早晚各 1 次，每次 50 下。
3. 目宜常运：每日 1 次，眼球转动 10 次。
4. 鼻翼常按：按迎香穴，每日 2 次，每次 50 下。
5. 耳宜常弹：每晨 1 次，弹 100 下，又称鸣天鼓。

6．齿宜常叩：每晨叩 100 下。

7．唾宜常咽：每日 1 次，不拘次数。

8．腹宜常摩：每晨 1 次，摩 100 下。

9．腰宜常伸：每日 1 次，空拳击腰，左右旋转，不拘次数。

10．足心常摩：每日摩 3 次，每次 50 下。

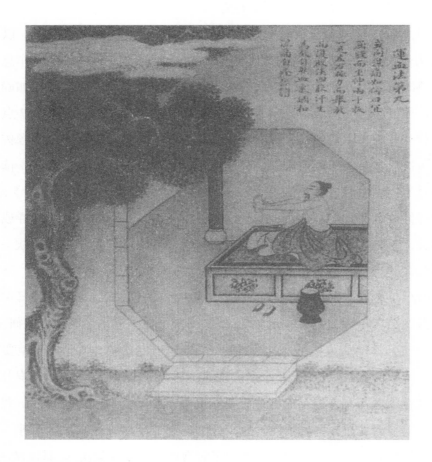

按摩导引图（清代）

　　按摩作为一种养生方法，在一定程度上体现了中医学的博大精深，按摩可以轻松愉快地起到防病保健的功效。

恬淡虚无，可登寿域

沈小芳

生老病死，新陈代谢，这是自然规律，谁也不能抗拒或超越。但能掌握生活规律，如饮食起居、劳动作息有度，能科学地、理智地适应时序更迭：人际关系，毋勾心斗角，弄虚作假；待人接物，诚恳忠实；克己忍让，勿患得患失；襟怀旷达，视富贵名利若浮云；不妄以酒为浆、以妄为常，可减少七情六欲的干扰。这样清心养神，如能真正做到，则却病延年，并不是高不可攀的。余在社交之间，抱一种不亲不疏姿态，宽容礼让，即使遭遇不惬意事情，时过淡忘，不耿介胸怀，则君相二火不致妄动。经云："恬淡虚无，真气从之，精神内守……"垂训后世，弥足珍视。

回忆幼年，患过麻疹、百日咳、菌痢，壮年阶段染杜康之弊，导致十二指肠球部溃疡、胆石症、胆囊炎、慢性肠炎。嗣后毅然与杯中物绝交，借之亡羊补牢。注意饮食，一面中西药治疗，上述的多种疾苦俱告霍然。我是怎样战胜病魔折腾的呢？可能与培养后天，提高素质，增强防御机能有关。或许与青年时期，日饮人乳半年多有关。在耳顺阶段，每适冬令，自制胞胎粉，早晚各服2克，大有利于后天体力。步入古稀后期，制订进食规则，早餐牛奶稀饭，中晚膳干饭2两半，副食品蔬菜多于荤腥。荤腥以鱼为主。平时很少参加宴筵，即使应邀，亦是蜻蜓点水，浅尝即止。晚睡用蚕砂药枕，取其燥湿熄风，且绵软舒适。

本人古稀丧偶，孤衾独宿，形成静谧性格，爱默坐养心御神。然心静而体动，按古贤朱熹洒扫庭除，或效陶侃"运臂"活动，俾关节筋经加强灵活性。正所谓"户枢不蠹，流水不腐"。老龄人骨关节倔强老化，血脉运行呆滞，步履不稳，端赖自我调节锻炼，平衡气血循环。我当前最苦恼的是记忆力减退与日俱增，脑力劳动功能显著下降。所以保持健康的长寿，真是言易行难。

长寿诚可贵，健康价尤高。

中医抗老延寿的药方与饮食

何　任

中医养生之道是：精神上要有修养；身体上要阴阳调和；生活上要适应自然规律；饮食上有所节制；锻炼休息应有常规，不使过分疲劳。这样精神和形体就很健旺。

一、延年益寿的药方

中医书籍上记载的历来补方，何止数千百则，一般按照"四季五补"加以区别应用。所谓"四季五补"，就是春、夏、秋、冬四季，有五种补法。即春宜升补，夏宜清补，秋宜平补，冬宜温补，一般宜通补，即通常适用的意思。这个升、清、平、温是指药物的属性和类别。除了四季可以选择不同的却病延年药物外，处方也有养阴、助阳、益气、补血等不同。下面举几则中医抗衰老的方剂。

1. 首乌延寿丹：原名延寿丹，又名首乌丸，首乌延寿丸。用何首乌为主药，配以豨莶草、菟丝子、杜仲、牛膝、女贞子、桑叶、金银花、生地、桑椹、黑芝麻、金樱子、旱莲草等以蜜为丸。以治肝肾不足、头晕目花、耳鸣重听、四肢发麻、腰膝无力、夜尿频数、须发早白等。本方经实验研究，能降低实验性动物动脉粥样硬化的血清胆固醇、减轻动脉内膜斑块的形成和脂质沉积，故能起到防病抗衰作用。

2. 大造丸：又名河车大造丸（后世同名方略有出入），以紫河车（人胎盘）为主药，配合龟版、黄柏、杜仲、牛膝、天冬、麦冬、熟地等。能治阴虚血热、耳目失聪、须发早白等。紫河车是大补气血、治疗诸虚百损之品。它含有胎盘脂多糖、多种抗体、性激素、干扰素、多种酶。用于白细胞减少症、血小板减少症、哮喘、高血压、冠心病及多种妇科疾病。本方名谓"大造"，就是说它能改变人的体质，起到延年益寿的作用。

3. 七宝美髯丹：又名七宝美髯丸。以何首乌为主药，配以茯苓、牛膝、当归、枸杞子、菟丝子、补骨脂，炼蜜为丸。治肝肾阴亏、气血不足而致的须发早白、牙齿动摇、遗精崩带、筋骨无力等症，以滋养气血，血足则须发柔美，故有"美髯"之名。

4. 扶桑至宝丹：又名桑麻丸。用嫩桑叶、黑芝麻和蜜炼成丸。能补肝肾、清头目、润脏腑、治眩晕、久咳、津枯便秘。古人认为："本方能驻容颜、乌须发、却病延年。""服至半年以后，精力能生，诸病不作；久服不已，自登上寿。老人服之，步健眼明，发白返黑，又能消痰生津，补髓添精，功效不细……"

5. 唐郑相国方：用破故纸、胡桃肉，研烂，蜜调如饴，每晨酒服一大匙，不能饮酒者，以熟水调服。忌芸苔菜、羊肉。本方能补肺肾，治虚寒喘嗽，腰腿瘦痛。其中胡桃肉为主药，历代都推崇它为补益之品。桃仁含有磷、镁、铁、锰、钙及维生素 A、B、C、E、蛋白质等，脂肪含量达 68% ~ 70%，其油类包括亚油酸、甘油脂等不饱和脂肪酸，常服有降低血清胆固醇的作用。破故纸有补肾、壮阳及治老人气喘、白细胞减少等作用。

6. 枸杞子酒：以枸杞子肥者，捣破放绢袋置罐中，酒浸，密封勿泄气，3 ~ 7 日后，每日取饮，勿醉。能治肝虚，迎风流泪，目暗视弱，并可长肌肉，益面色。枸杞子有滋补肝肾、益精明目作用。含有甜菜碱、多种维生素、钙、磷、铁等；并含有多种游离氨基酸。实验表明能促进肝细胞的新生，抗动脉硬化、降低胆固醇、降血糖等。长期服用可补虚延年。

除以上举例的一些古代抗衰老的方子外，古代还提倡食单味药物以延年益寿。如：

服食黄精：即将黄精根茎锉细，先水浸去苦汁，九蒸九晒，每日服食。或将黄精阴干捣末，每日水调服若干。认为长期服用能"变老为少"，是指面容、体力和精神等都不见老的意思。黄精味甘性平，含有黄精多糖及赖氨酸等 11 种氨基酸。能补脾胃、治肺痨久咳、动脉粥样硬化及老年人糖尿病、虚弱等。

服食地黄：将地黄根洗净，捣绞汁，煎浓，加白蜜再煎，煎成稠浓为丸，如梧桐子大。每晨温酒吞服 30 粒。古人认为服食三四个月以后，逐渐面色红润，久服可以身体轻健、须发少白、体重增加。熟地味甘微温，含有地黄素、糖素及多种氨基酸，尤以精氨酸含量最高。有强心、止血、利尿、降糖、保肝等作用。长于补血，治头眩、心悸、崩漏等。

尚有服食芝麻、山药、甘菊、胡桃、菟丝子等药物以抗衰老的方法。

二、养生的饮食

古代养生延年还注意到平时饮食的调养。某些饮食有益于却病和防老，即药补以外的食补，或称食疗。下面简谈药膳、粥、简易食疗、饮茶几个方面。

1. 药膳：目前，国内各省药膳菜点品种颇多。举例以虫草鸭子这一较为名贵药膳来说，约用 3～5 钱（9～15 克）冬虫夏草和鸭子一只及适当佐料烹调而成。冬虫夏草性温味甘，有益肾补肺、止血化痰作用，可治久咳虚喘、劳嗽痰血及阳痿遗精、腰膝痠痛等症。含有虫草酸、冬虫夏草素、蛋白质等。与鸭子炖蒸，有提高人体抵抗力的作用。宜于秋冬之季进食。

2. 粥：粥之为物，易于消化吸收，四季皆宜，老年体弱者尤为合适。粥以米为主要原料，粳米为佳，籼米次之，新米尤为甘香可取。一般调养食用的有小麦粥（能益心气、敛虚汗、除烦）、绿豆粥（能解热、清暑、解毒）、扁豆粥（能健脾、和中、补虚）、红枣粥（能养胃、健脾、安神）、骨头粥（能补精、益髓）。

另外，用于治病的粥有莲子粥（能健脾、固精、止泄泻）、芡实粥（能治遗精、疗带下）、山药粥（能固肠胃、治久泻）、鲜藕粥（能补血、止血）、胡桃粥（能润肌肤、止虚喘、健脑、益肾）、茯苓粥（能健脾、安神、利水、渗湿）、枸杞粥（能补精血、明目、益肾）、枣仁粥（能养心、安神、治失眠）、赤豆粥（能利水、消肿、清热）、淡菜粥（能养阴、益血、治虚损）、羊肉粥（能补虚、温中、治寒证腹痛）等。

常食有调养作用的粥或针对治疗疾病的粥以补助，对抗病延年有一定作用。

3. 简易食疗：食疗作为一个重要的治疗手段，特别是老人更为合适。如伤风感冒、鼻塞无汗，用葱白数根、生姜一小块切片、淡豆豉 10 克，水煎服。如痢疾初起，便下红白粘稠，用绿茶叶 30 克，滚水泡浓，分服，或木耳 15 克、红糖 60 克，水煎连木耳服。如疟疾，久不愈者，用狗肉半斤、黑豆 90 克加生姜、桔皮、红枣，煮熟吃。如疰腮，用绿豆 120 克、黄豆 60 克，加红糖 90 克煮烂服食。如中暑，用绿豆煮汤饮。如黄疸，用黄花菜与瘦猪肉蒸熟服食。如筋骨挛痛，用羊胫骨浸酒饮。如肺痨，经久不愈，虚弱，用胡桃肉 90 克、柿饼 90 克蒸熟，每日或隔日吃一次。如咳嗽，白萝卜加麦芽糖，蒸服。如呕吐，用生姜水煎服。如胃脘痛、泛酸，用鸡蛋壳炒黄研细，滚开水冲服。如大便秘结，用黑芝麻 60 克、捣研成糊，煮熟加糖吃。如水肿，用鲤鱼一尾加赤小豆煮烂吃。如高血压，用海蜇皮 30 克、荸荠 10 余个蒸汤吃。如高血压、冠心病，常用山楂 10 ~ 15 克，水煎服。如鼻血不止，用鲜藕捣汁，一次服一杯。如心烦失眠，用小麦 60 克、大枣 15 个、甘草 10 克煎汤吃。如腰痛，用猪腰加黑豆煮熟吃。如小便不畅，用玉米须（或芯）100 克加小茴香 3 克，水煎加砂糖服。如糖尿病，经常生吃雪梨，或常煮食南瓜。

4. 饮茶：古代医家认为茶叶有治痢、明目、降火、解毒、益思、清热、消暑、消食、利尿、强心、少卧等功效，这些都为现今医学实践所证明。根据近时资料记载，茶叶可用于治疗下列疾病：①防治高血压、冠心病；②防治高山不适；③防治中毒；④防治肠道疾病；⑤防治皮肤与口舌生疮；⑥防治膀胱炎和尿道感染；⑦提精神、助消化；⑧治结核；⑨防癌。

故若有规律地适量饮之，不少虚热病症就能在品茗谈笑中消失，对却病延年将会起到一定的作用。愿常饮佳茗者，同登寿域。

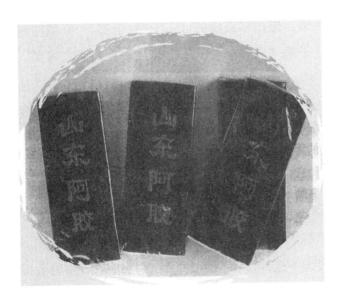

东阿阿胶

阿胶为驴皮煎熬制成的胶块。东阿阿胶是以山东东阿县东阿井水熬制而成，品质最优。能滋脾润肺补血止血，定痛安胎。主治血虚萎黄、眩晕、心悸，为治血虚的主药。吐血、便血、崩漏、阴虚咳嗽、虚烦不眠、阴虚发热等都可应用。

要想身体好，乐观、锻炼是法宝

何炎燊

我平时喜欢运动，每天 5 点半前起床，洗漱完毕，即快速步行 30 分钟，然后早餐，步行上下班。一星期出 4 个上午门诊，每次早 6 时半就开始诊病，一直到中午 12 点余。连续工作 5 ~ 6 小时，中间很少休息，午睡后起床再快速步行半小时，如此一天行走一个多小时。我觉得快速步行是我增强体质的一种极好运动方法，老人不宜做剧烈运动，也不可坐着不动。

我每天喜欢早起，有睡午觉的习惯，平生极少失眠。一般上床即睡，什么也不想，醒来即起，虽天寒地冻也不恋衾。

我荤、素、精、粗什么都吃，但不过饱。从不用什么保健食品，我的信条是"不偏食就是补"。

我一生廉洁行医，不求索取。每天求诊的病人，接踵盈门，均一视同仁，不分贫富贵贱。如果遇到不顺心的事，想想郑板桥的话："吃亏是福。"心境即时平静了。虽逾古稀之年，仍遵循孔子的"发愤忘食，乐以忘忧，不知老之将至"的古训，身体力行。

我一生有两大嗜好，一是读书，二是临证。青年时期所读的许多书，至今还能强记，但近事则容易遗忘。我认为"户枢不蠹，流水不腐"，人之脑力，何独不然？劳则思，逸则忘，理之常也。

我前半生，患过三次大病，小病不算。第一次是 21 岁时，身处沦陷区中，贫困交迫，患支气管哮喘，缠绵岁月，羸瘦不堪。30 岁以后逐渐痊愈，至今 40 年未发。治疗方法是：发作时治标，一般用小青龙汤加减；平时治本，常服参蛤河车丸。但最主要的还是体育锻炼，运动量由小到大，循序渐进，35 岁时我能打满一场篮球也不气喘了。

第二次是"文革"期间，当时我 46 岁，身心大受摧残，患左上肺浸润型肺结核，大咯血 4 次，初时用过链霉素、异烟肼等，后来长服《医学心悟》的月华丸，一年多便痊愈了。20 多年来，每年 X 线复查，仅存很少的陈旧性病灶而已，同行们叹为奇迹。问我有何妙法？我说药物治疗是次要的，主要是"乐观恬淡，热爱生活，积极工作"，也就是《内经》所说的"真气从之，精神内守，病安从来"了。

第三次是1986年，患左侧甲状腺腺瘤，坚硬如荔枝大，向锁骨下生长，压迫气管向右移位，肿瘤医院的专家们考虑到年老、男性、冷结节三个因素，有恶变可能，力劝我手术。我自服"三甲消瘿汤"（自拟方）67剂，完全消失，至今14年未复发。

我目前身体超重，但不算肥胖，血压有时偏高，健康状况良好，唯青年时期在残灯如豆之下看书写字，形成1100度的大近视及白内障缠绕着我，右目仅存余光，左目戴上眼镜才有0.4视力，但还能坚持工作。

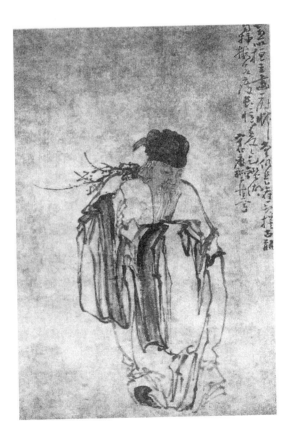

捧花老人图（清·黄慎）

古人云："乐花者寿"，是说常养花的人易长寿。养花赏花，可兴奋大脑神经，使大脑血管经常性地处于舒展活跃兴奋状态，又能增强人的免疫功能，使大脑细胞得到良好保养。有些花卉通过光合作用，还可吸收多种有害气体，吸附粉尘，净化空气。

121

练身习武不间断

邹金林

1. 我从 13 岁跟随周文奎先生学习江西硬门南拳，春夏秋冬从未间断。年轻时每天练一个半小时，壮年时每天练一个小时，至老年每天练半小时。俗话说："铁不炼不成钢，人不活动不健康。"由于我长年坚持练武，所以年入老暮内脏无疾。

2. 我从 35 岁开始用保健灸法，方法：每逢农历的初一用艾条灸足三里，每次 10 分钟，隔天一次，半月为一疗程。此法对胃肠消化吸收功能有很好的调整作用。

3. 每逢感冒，我很少服药，采取的方法是：煮一碗热线面，放些葱头，趁热吃下，然后盖被而睡，若无葱头，可放些辣椒粉。患急性胃肠炎，吃马齿苋效果很好。

4. 关节练功法

颈部：双手交叉抱后脑，头往后仰，然后慢慢向前做点头状（鸡啄术），前后往返 10 分钟。

肩关节：两手握拳平值于胸前，掌心朝下，外展伸直转至掌心向上，往返 10 分钟。

肘关节：做猫洗脸动作（武术基本功之一，此处从略）。

膝关节：取坐位，双足着地，用双手食指、中指分别按摩内、外膝眼 10 分钟，手法要轻重适宜。

神以养心，杂念可清

张　斌

我谈不上有什么良好的生活习惯，只是很喜欢与同道或是朋友畅谈，舒展胸怀，探讨人生。在教学和临床工作中，体力虽感不佳，但精神却很旺盛。觉得自己依然年轻，脑口并用，不知疲倦。对饮食起居亦不有意限制，可以说是"随遇而安"。穿衣讲究春暖、秋凉、夏薄、冬厚。饮食喜肉、蛋、蔬菜。喜饮茶、饮酒，每日午、晚餐必饮白酒一两左右，但不酗酒。

我养生的方法主要在于养心，因"心藏神"，所以养心即养神，而养神莫过于心胸宽广。人生在世，如走长途道路一样，有平坦大道，也有崎岖小路，而且大道小路往往交替出现。因此遇到不顺心的事时，应当向前看，度过不顺心就可能是顺心。即使自己心理上做不到"恬淡虚无"，也应该尽量排除"竞逐荣事，企踵权豪，孜孜汲汲，唯名利是务"的非分之念。闲暇时间尽量不使杂念萦怀，以求安静。"神以养心，志以宁神，神志俱定，杂念可清"，这是一种精神专注的积极怡养之道。

我的养生经验可以概括为：恬淡养身，逆事顺心，百忙之中，保健为本，苦中求乐，自我宽解，衣食起居，随遇而安。

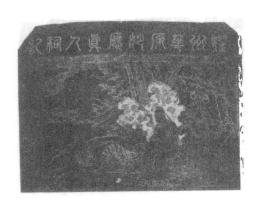

龙王向孙思邈献方图

这是《耀州华原县五台山孙真人祠记》上的碑刻，上刻孙"救昆明池龙"难一节，表现池龙奉献龙王仙方。这说明孙思邈的医术之高可以达到救治神仙的境界，也侧面说明了古人对医圣的崇拜之情。

慢跑、穴位按摩与自我养生

张　翼

　　我长期坚持锻炼，四季不辍已20年。曾打过太极拳，练过气功，晨间跑步；做过眼、耳穴位保健按摩。目前每晨起床后先坐静功40分钟，继以按摩眼、耳周围穴位约10分钟，然后外出慢跑及做肢体活动40分钟。

　　锻炼给我带来了好处。首先是每晨慢跑，闭口用鼻呼吸治好了我的慢性咽炎。由于慢跑时由肺呼出的热气与吸入的冷空气所凝聚形成的水蒸汽有滋润鼻咽部的功效，并打破了咽部异物感的条件反射，从而使慢性咽炎逐渐痊愈。慢跑的速度以身有微汗，跑后全身舒适而不感疲劳为度。长期慢跑还使全身关节轻松，步态矫健，风湿痛也再未发作。目前连续讲课两三个小时或出半日门诊也不感到疲劳。

　　我的生活很规律。每晚11时睡觉，次日晨5时起床，一夜睡眠6小时。有15年吸烟史，现已戒烟23年。从不饮酒。我的习惯是傍晚不饮茶，晚间不聊天，夜间不思考问题，因此难得失眠。偶有朋友造访，闲谈过度兴奋，服一片安定即可照常入睡。

　　我喜欢读书，有200度的近视，10年前出现了远视并配了眼镜。为解决远视，并预防老年期的耳鸣、耳聋及颈椎病症状的出现，我选择面部及眼、耳周围等有关穴位，做穴位保健按摩。这些穴位是双侧太阳穴、迎香、睛明、攒竹、丝竹空、四白、巨髎、角孙、耳门、听会、合谷及内关。按摩的方法是：晨起洗手后端坐于方凳或靠背椅上，全身放松，然后两手的手掌互相搓50次；再将两手的手掌掩盖两耳，掌心对准外耳道，振动鼓膜50次。再依次按摩迎香、睛明等穴亦各50次。由于面部穴位按摩时手指容易离位，故在指压穴位后，头部要左右轻轻摆动。长期如此，穴位按摩使我的远视症状消失。目前每日可阅读五六号小字的书刊3小时，或每次撰写3000字的文稿。原有的轻度耳鸣消失，连感冒次数也减少了，冠心病发作次数更少了。

　　除身体锻炼外，我也重视药物治疗与保健。西北地区空气干燥，我又患肺病，所以常用滋补肝肾、益气润肺、兼通心脉的方药治疗。不服药期间以枸杞子一两开水沏当茶饮，从此精力充沛，心律不齐与心绞痛也很少发作。6年来未再因心脏病住院，偶有不适服点硝酸甘油即可缓解。

老年人的心态平衡对长寿至关重要。退休后的失落感及长期郁闷不乐，对健康极为有害。我闲暇时读点古典小说，翻阅自己收集的疑难病或有趣医案，总结思考其中的经验、教训及对策，从学习及临床实践中取得乐趣。看到病人愁眉苦脸而来，高高兴兴而去，心理上得到极大的安慰。长期的大量阅读及思考，大脑越用越活跃，从而延缓了大脑的衰老。

我的养生格言是：起居有常，饮食有节，业精于勤，为人不阿，体弱锻炼，病辅以药，老有所事，知足常乐。

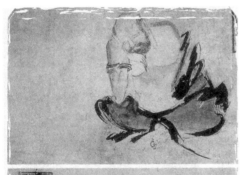
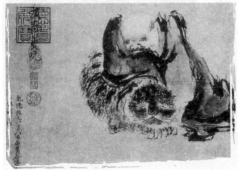

二祖调心图（五代·石恪）

调心是坐禅中最重要的部分，调身和调息都是为调心做准备的。

要调心就必须调整日常行为作息，使生活正常有规律。只有这样，心里才会平静。此图为慧可、丰干二位禅宗祖师调心事禅时的情景，以强劲飞动和毫不经意的草草逸笔表现了高僧微妙深邃的禅境。

十六字养生法

张子瑛

我的养生方法，就是四句话16个字：食勿过饱，勤勿过劳，坚持用脑，思想不老。

1. 食勿过饱：因为我患有糖尿病，饮食方面严格控制，一天吃主食6两，一年四季喜吃鱼虾、瘦猪肉、鸡鸭、豆制品、蔬菜等，并常用西洋参切片嚼碎吞服。

2. 勤勿过劳：我虽早已退休，但仍坚持上班发挥余热。业余时间以静为主，常在家写作，研究书法，听听轻音乐，与同道谈心，不去公共场所。每天保持充足的睡眠时间，晚上七点半入睡，早五点半起床，中午还午睡一小时。

3. 坚持用脑：我每天上班诊治病人，下班整理编写老师叶橘泉医案等。读书写作之余，以书法陶冶情操，健脑养神。至今记忆力尚好。

4. 思想不老：我虽年老，但从不认为自己已老。常与小辈聊天，和睦相处，心境舒畅，不顺心时则以阿Q精神去解脱。我很喜欢这样三句话："知足常乐，助人为乐，自得其乐。"

根据我的养生方法，我总结了"八不养生格言"，就是：不生气，不着急，不忧郁，不偏食，不吸烟，不饮酒，不过劳，不谋私。

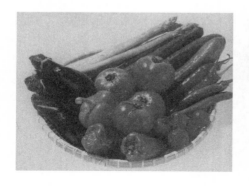

西红柿

西红柿含苹果酸、柠檬酸、香茄碱和丰富的维生素A、C、B族，及磷、钙、铁等。西红柿所含的营养成分以水分最多，为94%。其次为维生素C和A，且不易被破坏，利用率高。另外微量元素总量十分高，种类特多，除钙、铁、磷外，还含有硼、锰、铜、碘。

长期锻炼，药食互养

张子瑛

我的调息方式就是长期锻炼与药食结合，具体措施如下。

一、动静结合，阴阳调和

我长期坚持晨起练"八段锦"。此法是我国流行 800 余年的保健操，其中有 8 个动作，每个动作各作 8 次，易懂易学，习练方便。对强壮身体，延缓衰老，大有裨益。习练完毕，缓步慢行 5 ~ 15 分钟，顿觉精爽神清。冬则身热，夏则微汗而觉凉，此为动生阳也。

历代医家都重视睡眠养生。我在睡眠时，心不思，脑不想，有静养之意。卧势择其舒适，常以左右侧卧势居多，极少俯仰。侧卧时则用同侧手中指按压足三里，不拘时限长短。同时以舌抵上腭，聚涎于口，吞入胃中，以思睡而止。此即静生阴也。

二、注意饮食，保护胃气

因老人脏腑功能日渐衰退，故当注意饮食饥饱，寒温适宜，以固护胃气。人之生命在于饮食。凡适合口味、易于消化的荤素饮食我都爱吃，从不偏食择食。

三、便溲保精，聪耳明目

其做法是：大小便时，上下牙齿紧咬，双目视一目标，以便尽为止，如此我已坚持 50 余年。关于此法，先父告知曰：肾主骨，牙齿属肾，耳通于肾，瞳孔亦属肾，肾主二阴。便溲排泄，泄其糟粕，咬紧牙关则泄而不伤，为保护肾气的好方法。

四、益寿延年，重养阴精

我原有肺结核、咳喘病，冬季多发，其他季节则如常人。又有终生嗜酒之癖，肺脾肾三脏功能均已失调，必须以药物调理，培土生金，养阴益肾。药如南北沙参、白术、生芪、杭白芍、蛤蚧、熟地、茯苓、山药、当归、冬虫夏草、姜半夏、枸杞、陈皮、怀牛膝等。以上诸药，按质分炒、共研细末，胶囊盛装，每日早晚各5粒吞服，坚持四季服用。我根据药味性能，特立歌云："先天精气来于肾，药食调护紧随跟，参术芪归地与蛤，培土化源阴液生。健胃增食育精神，水谷精华濡周身。"

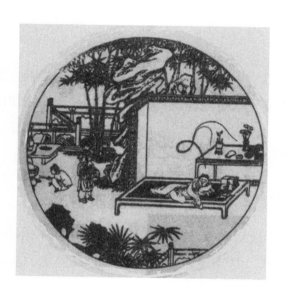

卧榻

安寝是人生最快乐的事，古人说过："不觅仙方觅睡方。"夏日白昼长，不妨焚香垂幕，尽展竹席，午睡几刻钟。睡足而起，神清气爽，真正与天地真人无异。

百岁老人话长寿

张乔松

张先生的一生是坎坷的，吃过不少苦，受过不少罪。

他生前常说："人生一世，生老病死是自然规律。欲求长寿，是每个人的心愿，但要顺应自然。"

一、吃饭不挑食

张先生年轻时荤素都吃，20 多岁时喜欢吃肉，消化能力很强，对粗细粮不挑不拣。随着年龄增长，吃软食的比例多了。清晨喝半斤牛奶，一个荷包蛋；中午除主食米、面、杂粮外，每顿还要吃 2 两焖得像豆腐一样的红烧肉，吃起来不塞牙缝，还能润肠通便。晚饭吃得比较少。张先生喜欢吃一点葱、姜，但不吃辣椒。尤其是夏季，每天要吃二三瓣蒜，从来没有闹过肚子。

张先生喜欢喝青茶，泡得很浓，苦的与药味差不多，无论什么时候喝，都不影响睡眠。年轻时，烟酒不忌。喝酒都是散装白酒，每次半斤，以不醉为度。到了 70 岁，烟酒不沾。自感耳聪目明，精神饱满，红光满面，开处方也不戴老花镜，好像 60 多岁的人一样。

二、起居有规律

张先生的起居，一般是春夏早睡早起，秋冬早卧晚起。夏日要午休 2 个小时。闲余时喜欢跟晚辈谈笑风生，上至天文地理，下至风土人情。晚年谈的最多的是医林故事，治疗经验。张先生穿衣服从不讲究，只是冬天能保暖就行了。

三、书法添精神

张先生酷爱书法，墙壁上挂的都是他写的条幅，有草书、行书；有唐诗，也有毛泽东同志的诗词。写字时聚精会神，每日两篇，写完后像做了静功一样，一身轻松，头脑清晰。他这个嗜好是年轻教书时养成的。他写的条幅，多是名言、警句，既可勉励自己，又可启迪子孙。

四、房事宜节制

张先生认为，性欲是人的正常生理要求，但有的人不能节制，结果是纵欲伤身。年轻人对房事以一月二次为好。凡第二天感到头昏、脑胀、倦怠、疲劳，就是房事过度的表现。老年人更要惜身少欲，60 岁以后的人要分床独卧，保护精气对延缓衰老是头等大事。过欲伤肾，就不会长寿。

五、神补更重要

"药补不如食补，食补不如神补，精神舒畅，则心宽体胖。""文革"期间，他遭受过严重迫害，那时他已 80 高龄，也想到一死了之。但想到自己大半生教书育人，为人治病，历史清楚，问心无愧，为何自己寻短见呢！如果没有这个精神支柱，张先生也不会活到 100 岁。

六、防患于未然

张先生是医生，所以很重视防微杜渐。他认为许多病是从感冒引起的，因此预防感冒非常重要。他的预防方法是：取胡桃仁 3 个，蜂蜜少许。用胡桃仁蘸蜂蜜食之。每日 2 次。从立秋前半个月开始，连服一个月。功效补肾温肺，止咳平喘。这个药方可以和营卫、润脏腑、通三焦、调脾胃。张先生长年坚持按时食用，很少患感冒，也从未有咳喘病。并把此方介绍给许多人，用后反应良好。

七、锻炼应适度

张先生认为，生命在于运动是有科学内涵的。但他不主张大运动量。他说："长跑固然可以锻炼身体，但强烈运动只锻炼骨骼、肌肉，而不能锻炼人的内脏。"他主张打太极拳、练静功、散步等。少则几分钟，多则半个小时，以微微出汗为好，且不可大汗，大汗则伤阴耗气。这种锻炼方法有利于内脏功能的良好运转，尤宜于老年人的健康。

寓养生于生活、工作、学习之中

张灿玾

养生之道，前人论者颇多，法亦甚详。然不善仿者，非溃则败。善仿之人，必因时因地因人制宜，避其害而就其利，师其法而活其用，不为生贪，不为死惧，一本天然，自能长寿。今就个人验见，略陈一得。

一、幼承庭训，效法先辈

在我家族中的前几代人，多有高寿者。在他们的生活历程中，我看到了人生道路的曲折，尤其是体察到他们在艰难的岁月中，是如何注意保养身心，以便更好地去完成应尽之责与未竟之业的。这就是他们的经验，对我的影响较大。在青少年时期，父亲总是孜孜不倦地为我讲些为人行事的道理，其中亦不乏养生之论与人生积极的一面。祖父则以不言之教影响着我们。他为人治病，不求财物，勤于劳动，不知疲倦；生活俭朴，不责衣食；艰难相困，乐以忘忧。他到80多岁时尚头脑清楚，体可负重，步履康健，饮食如常。他的一生，并未专心致志讲求什么养生之道、长寿之法，但却健康地活到如此高龄。这就是无所求而有所得，无为而有为的结果。我从中悟出了许多健身养性的道理。在我后来的生活中，汲取了我祖父与父亲的经验，并竭力效仿他们的做法，实践他们的教导。虽然我的体质不如祖父健壮，但也想力争晚年康健，多做些有益的事情。

二、勤于书卷，情趣务多

读书对我来说，乃是一种最大的乐趣，也是最好的享受。遇有不快之事，常读书自慰；遇有不眠之夜，则挑灯再读。根据我多年的体会，读书不仅是知识的积累，也是智慧的源泉，同时，也是养神的良策。

我学习过多种乐器的演奏，如京胡、二胡、笙管、笛子、唢呐、小提琴、口琴及锣鼓打击乐等。生活、工作、学习虽然很紧张，但并不枯燥，亦不单调，精神上也很舒畅。这与这种多情趣的调节作用不无关系。以后，我不断发展着多种爱好和活动，诸如书法、绘画、诗词、篆刻等，亦皆涉猎。利用这些爱好，可以使精神得到不同程度的放松，减少疲劳，使脑力得到适当休息。此亦养神之一法也。

三、调气应时，生活适度

我在日常生活中十分注意气候变化，随时调节衣着，尤其注意保暖。若不慎审，着凉即易感冒。偶或感冒，立即服药，可致即已。若迁延时日，一则拖延难愈，二则常可诱发他病。所以每当外出时，必随带防治感冒药如银翘解毒与扑热息痛等，夏则加带藿香正气之类。另外，每次出行带衣较多，尽管沉重些，但可防天气突然变冷。在生活方面，不可过分贪求优越。我的生活习惯，饮食以清淡为主，五谷杂粮皆用，菜类则以蔬菜为主，既有利于身体，又可保持肠胃通畅。青年时期虽能饮酒，但不成癖。很少饮茶，以冷开水为主。不偏食，不贪食，不吃零食，故脾胃健旺。食欲常盛，食量不减，可以保证后天之本。衣着不求华美，只求四时可更换为足。在市内一般不搭车，坚持骑自行车，既可锻炼身体，又可以活动关节。住处不尚豪华，只求工作方便。保持简朴，唯行俭约，既不丧志，又可养形。

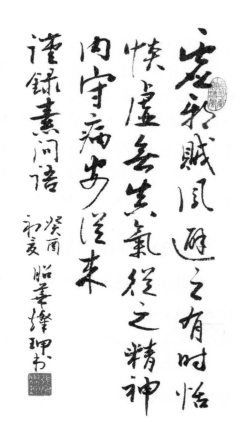

虚邪贼风避之有时恬
愉虚无真气从之精神
内守病安从来
谨录素问语
贤南仁兄临毕峰珊书

四、知足常乐，乐以忘忧

这里所谓知足，当然不是指不求上进、不求提高、不求发展，而是说对某些一般的现实生活条件，应该是满足的。在我的一生中，从不放弃我的主要奋斗目标，而去追求不必要的奢望，这就是我在物质生活方面把握的尺度。因此，在这方面也就不会有过多的烦恼。

我的一生也遇到过多次的忧患。如青年时因膝关节病几乎致残，中年时两次住院，及至影响工作。在患病期间，我总是记着那些名人名言，效仿先辈正确对待忧患的态度，激发起各种情趣和爱好，在忧患中寻求安乐。所以在多次的忧患中，终能争取身心不受大的影响。否则，很容易在忧患之中，一蹶不振，则身心之健康，自难维持。

五、忙里偷闲，能忍自安

我在青少年时期，农忙季节下田劳动，都带一本书，在休息时读。工作忙碌时，利用休息时间可读一点提神的书，阅读专业书劳累时，可以改换专业外的书。兴趣的交替，兴奋点的转移，日久自成习惯，既不劳累，又可休息。

在社会活动中，凡非原则性重大问题，也是以忍让为是。所以未曾发生人际关系过度紧张的局面。我虽然脾气不好，遇有不平，好说善道。但也仅是说说而已，可行则行，不可行则止。不强加于人，可以避免招致不必要的麻烦，造成身心不快。此亦养性之法。

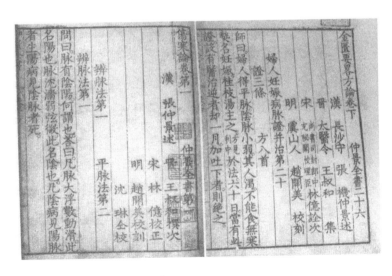

《伤寒论》《金匮要略》书影（东汉）

　　《伤寒论》原名《伤寒杂病论》，总结了汉代以前人们与疾病斗争的宝贵经验，是中国第一部系统论述多种外感疾病辨证论治的专书。《金匮要略方论》简称《金匮要略》，是一部以内科杂病为主的临床专著。二者皆为东汉名医张仲景于公元 3 世纪所撰。

动静结合练三椎

张伯石

我个人的生活几十年来是比较有规律的，每天晚上 7 点看电视新闻联播，10 点以前睡觉，早 5 点 30 分起床到户外散步，练三椎（一种健身活动）。6 点 30 分听广播新闻，7 点早餐，早饭后读书看报 1 小时。午饭后睡眠 1 小时。因按时睡眠已成习惯，加上我每晚睡眠时先做大脑放松功，故很少出现失眠。

我的衣着完全是中国式的中山服，穿着肥大舒适。饮食量中等，一日三餐基本上是一粗两细：早晨以粗粮、素食为主，如玉米饼、小米糕或红薯为主食，大葱面酱为菜，外加牛奶半斤，鸡蛋一个；中午晚上细粮加蔬菜，少加肉类，这样每天能保持 1 次大便。

我过去曾吸过烟，15 年前因患气管炎而戒掉。没有喝茶的习惯，而每天早晨和下午有喝凉白开水的习惯。

我的记忆力基本正常，我的健脑方法是："多愉快少发怒，多用脑常放松，按时睡眠。"我虽然已离休，但每天仍坚持去门诊看病，上下班骑自行车。

我的养生保健经验是："一动二静三不要，早睡早起心常笑，每天要把三椎练，延年益寿很重要"。所谓一动，即早起要活动，锻炼身体；二静，即每天早晚睡前和起床后要大脑放松，平静 10 分钟；三不要，即一不要吸烟喝酒，二不要吃不干净的食物，注意个人卫生，三不要激动发怒，心情常常愉快；练三椎，即活动颈椎、胸椎、腰椎。

以自然之道，养自然之身

张忠国

现将他写的养生歌诀摘要如下，其家传抗老延寿丸也附录于后，从中既可以领悟到张先生朴实、自然的养生经验，也可以借其祖传秘方康健自身。

运动：　近路步行履，远程蹬车迢。

　　　　肢体皆锻炼，脑神得逍遥。

饮食：　欲求身体好，进餐勿过饱。

　　　　谷食配蔬菜，肉卵适当邀。

　　　　日间饮杯水，晚间食一桃。

　　　　腑气通为顺，溲便保便调。

食疗：　吾系山东人，主食玉米粉。

　　　　大葱蘸蟹酱，秫粥早晚饮。

　　　　天地育万物，各居五行方。

　　　　皆有养生食，甘肥调适当。

养目：　目乃光明窍，灵感通于脑。

　　　　脏精上注目，肝肾至重要。

　　　　雪地免久视，强光红色亦，

　　　　蒜辣可伤目，戒怒切要记；

　　　　闭目养瞳神，明目服枸杞，

　　　　吾逾花甲年，视力尚可以。

情志：　人生坎坷路，熟能无愤怒，

　　　　定静安虑得，虚心敛气途。

健脑：　养脑志必专，消除邪念干，

　　　　唯有读书乐，脑神自然安；

　　　　健脑勤动脑，神志不衰老，

温古而习今，记忆仍很好。

预防流感：

流感期间勿疲劳，形神安适正气调，

防治沙桑银荆菊（注），食蒜公娱莫逍遥。

养生总诀：

养生之首情志安，饮食有节食勿偏，

起居有常无过劳，增强体质巧锻炼；

发宜常梳目宜运，间做头颈缓旋转，

背部常暖胸宜护，吐浊纳清乃自然；

口腔清洁保牙齿，二便通调腑气安，

晚间睡前擦足心，坚持卫生好习惯。

附：抗老延寿丸（家传验方）

组成：制首乌 20 克，肉苁蓉 15 克，枸杞子 20 克，桑寄生 15 克，炒杜仲 15 克，怀牛膝 15 克，党参 15 克，丹参 15 克，山楂肉 15 克，菊花 15 克，黄精 15 克，生槐花 15 克。

用法：上 12 味，共为细面，炼蜜为丸，10 克重，早晚各 1 丸，温白开水送服。

功效：补肾养肝，益气和血，抗衰延寿。

主治：用于肝肾不足，头昏目眩，腰膝痠软等症。亦可用作健康人保健强身之用。常服可起延年益寿之效。

注：处方：桑叶 15 克，菊花 15 克，金银花 20 克，荆芥 10 克，北沙参 15 克。水煎服，一日一剂，早午晚温服。

四十年来天天"走"

张珍玉

我自 50 年代开始，每天早晨上山，既不打太极拳也不练气功，只是上山走一趟，约一小时左右。不论严寒酷暑，风雨无阻，坚持锻炼，心中只有一个"恒"字。40 多年来，从未间断。

我的生活比较有规律，无论冬夏，都是早 6 点起床，晚 10 点睡觉。夏季中午睡半小时到一小时。

我认为起居有常、饮食有节、保持乐观、少吃油腻、多吃青菜水果等，对健康有益。我也喜欢吃些酸的水果和酸味汤菜，几乎每顿饭都要吃点醋，这样可以增加食欲，帮助消化。

我每年要感冒一两次，只是鼻流清涕打喷嚏，开始感觉不适时，服一点银翘片。若遇流感时，在炉上熬醋熏蒸房间可以避免之。我这一生患过大叶性肺炎和胆囊炎，现均已痊愈。

我的生活习惯是根据先辈人教诲而养成的，"慎风寒，调饮食，息忿怒"，加上清晨锻炼，这便是我生活的写照。

中医学的养生方法讲究调神调身，使之顺乎自然，适应社会。但任何养生方法，都必须坚持一个"恒"字，若是"三天打鱼，两天晒网"，就决不能达到目的。

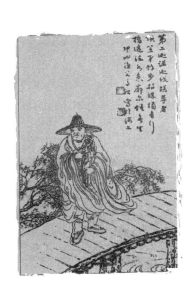

旅游

　　旅游，自古以来就是人们崇尚的养生之道。历代养生家多提倡远足郊游，以得山水之清气，修身养性，借以舒展情怀，开阔心胸。旅游尤以春季为佳，阳春三月，桃红柳绿，万象更新，生机勃勃。在这春光明媚的大好时节，或扑蝶戏耍，或登山远眺，或品茶畅谈，或吟诗作画，都是一种有益于身心调养的乐事。

勤动身康健，常乐寿自高

张涛清

一、调节心神，保养正气

人生活在大自然中，受自然环境和社会因素的影响，外界因素的刺激可以导致七情变化而发生疾病。人不可能与世隔绝，关键是如何正确对待外界环境对人的影响。我认为只有注重精神调摄，才能保持人体正常协调的生理活动，这是养生保健的重要环节。所以心理上保持平衡、精神上保持乐观，节制喜、怒、忧、思、悲、恐、惊七情，祛除不正常的欲望和名利思想，使真气充盈内守，就可减少疾病。

遇事不怒，笑口常开，是大有益于身心健康的。我性格暴躁，对看不惯的事易发火动怒，但多采取节怒的办法，以免怒而伤肝。为了将往昔的忧愁变得淡漠，拟在早晚做太极气功，以使意守丹田，排除杂念，保持心神宁静，真气内存。茶余饭后看电视，听广播，欣赏音乐、京剧等，以消除精神紧张，驱散愁闷。

二、运动肢体，疏通筋脉

我自幼形瘦体弱多病，14 岁拜师学医，17 岁练气功和拳术。后因体质虚弱，根据老师指点，除坚持练气功外，主要是练太极拳、太极剑。为保持功力，几十年如一日，坚持早晚各练半至 1 小时的气功、太极拳、太极剑。这就是我延年益寿的原因。

运动保健就是经常活动，但要保持劳而不倦、动而有节。我的保健格言是"勤动身康健，常乐寿自高"。我除了早晚坚持锻炼外，平时经常外出活动，如上街买菜、饭后散步等，就是在病中或手术后体弱眩晕不能户外活动时，也采用练气功、室内活动、用手按摩腹部的办法来促进胃肠的活动，以助食物的消化、吸收和排泄。

三、饮食有节，起居有常

我一日三餐很有规律，饥而食、渴而饮，进食细嚼慢咽，细心品尝食物滋味。饭前不生气，饭时少说话，不暴饮暴食、恣纵口腹。饮茶是我的嗜好，喜欢茉莉花茶。我认为清晨饮茶可醒、提神，饭后饮茶可除油腻、助消化。我反对食后睡卧的不良习惯，饭后当漱口、散步，用手按摩腹部。

四、无病预防，有病早治

我主张安不忘危、无病先治、患病早治。初生小病当及时治疗，切勿存在侥幸心理，一旦发生大病更应积极治疗，树立战胜疾病的信心，不可思前想后、顾虑重重而增加思想负担，加重病情。有病早治要合理用药，切勿无病用药、小病大治和滥用补药。素日无病，只要注意养生保健就可以了，不必妄用药物。

五、节制性欲，养精益寿

性欲无度是养生之大戒。只有节欲远房帏，才能保精固肾，利于健康长寿。节欲并非违背生理需要而独房。夫妻恩爱，和睦相处，相互关照，少生优育是有益于身心健康的。老年丧偶，生活不便而孤独，再婚是很有必要的，既有益于精神上的寄托，又有益于健康长寿。

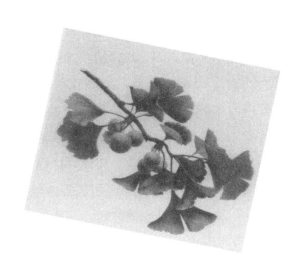

怎样才能延年益寿

陈之才

现在我从医生的角度，并从自己几十年的个人生活体会以及吸取了老人们所介绍的经验来谈谈怎样才能延年益寿。

一、老年人的衣、食、住、行

衣以遮体、衣以保暖、衣以美观。但是老人的衣着，宜宽松些，宜柔软些，这样可使气血流畅，冬日衣服要轻而暖，活动方便，贴身的衣服以棉织品为宜，因为化纤衣服既闷气，又会引起有些老人的皮肤过敏。衣服的颜色，老人不一定要穿蓝、黑等深色的，随着季节的变化，也可采用色彩美观些、穿淡色的衣服可以显得精神些，夏日颜色宜淡。

饮食是人们维持营养的重要途径，老人们的饮食要注意以下几个方面：（1）食不过细。粗细都要吃，但不宜过细，如不吃粗纤维的食物，久而久之，肠胃机能衰退，大便秘结，反增烦恼，当然消化不良的老人，或经常大便稀溏者，则按病情而处理。（2）食不过硬。老人胃粘膜较薄，随着年龄的增长而萎缩倾向也逐渐增长，因此消化能力差，而且泌酸功能也下降，老人的牙齿渐渐脱落损坏，咀嚼不充分，更增加了胃粘膜的负担，因此坚硬的食物宜少食或不食，如油炸过硬的、未烧透的食物均须注意勿食。（3）吃得清淡。过分油腻之物（膏粱厚味）脂肪过多会促使血管硬化早，沉淀血管壁，胆固醇高易患冠心病，少吃高热量食物，如巧克力对消耗体力大的人可以增加热量，老年人多食反而影响正常饮食的摄入。食后易饱胀的老人，牛奶、豆浆宜少吃，食后更易胀气，还有各种豆类食物，均能闭气，亦不宜多吃。（4）不偏食。应该"样样吃""样样少吃"，使吸收营养普遍些，消化容易些，非经医师指导，勿道听途说，过分忌口，不能吃这，不能吃那，对吸收营养有碍。对喜爱吃的东西亦不能多吃，不食之过饱，若要老人身体健，饮食粗淡八分饱即可。

居住条件不能求一律，但老人的居住房屋能够朝南、向阳、通风、干燥最好，有人主张老人要独宿，这并不是要求单独一人住一屋，而是晚上睡觉一人一被即可，但亦包括老人宜清心寡欲。

老人能经常散步，饭后百步，至于每日万步则须视具体情况而定。生命在于运动，但老人应该视自己体力而行，适可而止。经常活动，步履稳健，常思考，脑力衰退较慢。老人如不活动，可使组织器官衰退，工作能力低下，抵抗力反而差。但运动锻炼不可过度，冬天户外活动不宜太早，免受风寒，必待日出后才可出门。

二、老人要做到五个"要"

1. 要心情舒畅：提倡三乐，即知足常乐，助人为乐，自寻快乐。有位国外医学家说过："健康的身体加上不好的记忆会使我们活得更快乐。"我的理解是不好的记忆是忘记忧愁和痛苦。"把快乐的香水喷洒到别人身上时总有几滴溅在自己身上。"这又说明给人快乐，自己也会高兴。

老人在老少两辈的矛盾中，应该明确承认两代人间的鸿沟是客观存在的，如果孩子对你不尊敬，也要责之于自己从小宠惯。婆媳之间的矛盾要看在儿子面上，不要逼儿子，两面夹攻，妨碍了他的事业，一般婆婆总认为自己的女儿比媳妇好，但是不想一想自己的女儿在做人家的儿媳妇，而自己的儿媳妇正是人家的女儿。要做到难得糊涂，不痴不聋不做阿家翁。

2. 要胸怀宽广：气量大一点，烦恼少一点。心情宜开不宜结，非原则性问题不计较。大人不计小人过，不斤斤于一时一事之得失。吃一堑长一智，吸取教训。有时间走出门去旅游一下，开阔视野，到大自然中去开敞胸怀，望长空，见大海；望高山，见流水，都会使人心胸宽广。

3. 要有信心：不自卑，不自大，有一分力量发一分光。不倚老卖老，不要抱住老经验，不做九斤老太，而要吸收新事物，对自己要有信心，相信自己是能做好工作的。一个人在一生中必有一个黄金时代，不为失去了黄金时代而惋惜，而是争取能获得第二个青春，有信心充实自己当前的状况。

4. 要自病自得知：林则徐性情暴躁，他在壁上悬挂着"制怒"两字，自己制约自己。有很多人把自己的缺点写在本子上，把克服缺点的方法放在书桌上作为座右铭。

身体有病也要自己注意，如老人患冠心病的很多，不必为患病而担心，而要积极治疗，合理饮食，适当活动，劳逸结合，充分睡眠。如果知道自己患了溃疡病，那必须食不过多，食不过饱，保暖，节劳，心情舒畅。

5. 要正确对待名利：努力工作的动力不是名与利，有了名，不恋名，要虚心。自己不努力，却羡慕别人有名有利，作为鼓励自己努力则可，切勿由羡生妒，由羡生怨，切勿不择手段去抓名贪利。"名利皆空"是佛家的思想，其实是不切实际的，如果不择手段去争名夺利，得不到空悲切，得到了也不光彩。

三、老人要做到五个"不要"

1. 不要大喜过度——喜伤心。

2. 不要怒发冲冠——怒伤肝。

3. 不要郁郁寡欢——忧伤脾。

4. 不要消极悲观——悲伤肺。

5. 不要逞强好胜——要自量力。

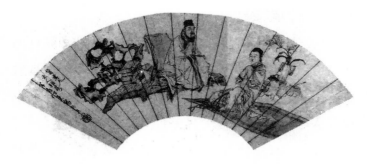

养心图（清代·任薰）

　　流水的声音，可以养耳；青禾绿草，可以养目；读书整理思绪，可以养心。此图中的雅士，正端坐颐心，书石花草衬托出文人的高雅之气。女子面容娟秀，身姿优美。画面色彩淡雅，和谐一致。

老年养生三要素

陈兴之

我今年 89 岁，现在身体状况良好。耳聪目明，能听清低弱声响，能看清报纸文章小字，但不宜久看，稍有倦意，便休息片刻。

我记忆力很好，这与注意用脑有关。用脑可谓健脑之无形良药，其功效之大，实非有形之药可比。大脑对于老年人，更是用进废退。我对治病中的疑难问题，若日间思索未果，常在卧床入睡前继以静思。

我的养生体会是要把握好三个要素，即生活上的淡泊，事业上的寄托，精神上的怡情。当然并不排除饮食起居的养生，但对老年人来说，这三个要素更为重要。

生活上的淡泊，并非无所追求，也非苦行，而是要居于高处看待人生。古人有"夕阳无限好，只是近黄昏"的感叹。我以为自幼而少而壮而老，乃是不可移易的自然规律，应当坦然处之。今逢盛世，国家中兴，将多年医术经验继续贡献于人民，何之有"只是近黄昏"的感叹呢！

事业上的寄托，就是要老有所为。我于前年将治疗骨髓炎的理论与经验写成书出版，使之发挥更大的作用，几无"夕阳""黄昏"之感。故兴而作诗："更喜夕阳无限好，晚霞红胜晓霞好。"

精神上的怡情，就是对生活要有积极达观的态度，安逸舒畅的心境。我居处并不宽敞，门外有一小园地，虽无名花异草，但种竹栽松，洗桐灌柳，注目移情，自觉赏心悦目。"治病救人为乐，吟诗作画养生"，这是我生活的写照。

我非常喜以诗画养生，其功效有独到之处，可将言志、贻情、健脑熔于一炉。余题七律诗一首，名"雨霁"，愿与老朋友们共勉。

雨霁山河一片新，东南西北路途明。

秧田有水秧苗壮，麦陇无蝥麦穗深。

柳上黄莺歌盛日，花间紫燕舞春城。

夕阳满地红于火，种竹栽松惜晚晴。

清静自然

陈纽艺

我每天晨起坚持打太极拳，周日上午登山。晚间睡眠6小时，不午睡，如因工作忙碌，极度疲劳则作小息。失眠时的经验是用西洋参三钱，隔水炖服，一服即睡，很具效验。

我无饮茶嗜好，既不吸烟，亦不饮酒。饮食量保持一餐二碗，喜欢吃糙米、素菜，常食五豆粉，对大蒜、辣椒都不喜好。没有服保健药品习惯，偶尔因身体需要也服点补中益气丸、六味地黄丸或紫菀万病丸之类。

我特别欣赏中国道家方法和西方的自然疗法，为从事发展"自然疗法"不惜余力，多方奔走，忙无余暇，虽然经常满负荷劳动，但乐此不疲。喜欢清静、原始、自然的环境和生活，乐于大自然宽美、广阔，乐知天命，随遇而安，对任何人和事没有刻意的要求。

急性胃肠炎与饮食不当有关，但我发现并证实感冒与饮食有密切关系。此因体质偏寒偏热即易感冒，而造成体质偏颇的原因，乃是饮食所致，所以能控制饮食即是预防感冒的最佳方法之一。此法古人并未道及，现代医学也未知也。

目前视力减退，但不妨碍阅读报纸，平时常做眼眶按摩。记忆力亦有衰退之象，但其他脏腑功能正常。

我的养生格言是：清静、自然。

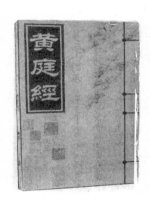

《黄庭经》书封

　道教经典，约出于中国魏晋之际。此书以道教思神守一，宝精爱气之说与古代医家脏腑理论相结合，阐述修炼长生成仙之术，书中还有漱津咽液、吐纳元气、房中固精、飞奔日月等方术。

三教合一，止于至善

陈济武

　　我生逢乱世，少读诗书，继父志愿，学习中医。按照中医学的阴阳、气血、生理病理、自然物候等基本理论，遵循先贤养生修道之法，联系儒、释、道三教之真谛，研究健康长寿之道，并逐步身体力行。

　　过去学医为了糊口，自觉心专，但不知精神合一。因爱看小说致睡眠减少，疲倦不堪。后温三教真理，方知诚恒不足。年近五旬，始早晚用功，向东方静坐，意守丹田，戒杀盗淫妄，吃少许酒。学佛默经书，诵明圣经。十三神咒，五十年后攻明德，止于至善。

　　我素日饭后千步走，即是雨天亦在室内做柔软活动。一有空闲，就静坐。为病人治病，不计诊费，对贫穷者还资助药费。近三年来，不做梦，食欲减，不消瘦。现年逾九旬，精神未衰，每日与两三位好友学习《金刚经》。

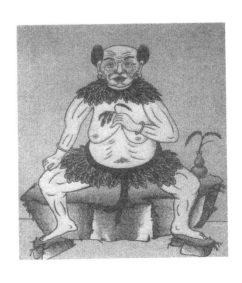

　　神农，亦称"神农氏"，古帝名，即炎帝，烈山氏。在民间传说中被尊崇为中华民族的祖先，他不仅是传授人类播种五谷的农业祖先，也是传授人们尝百草以药治病的医学发明人，古代有"神农尝百草，一日而遇七十毒"的传说。中国古代第一部药学著作就托名为神农所作，称为《神农本草经》。该书记录药物365种，现今流传的是唐慎微等人所辑录的版本。

痛苦得来的养生之道

陈梅生

　　吾不善保养身体，以致数十年中疾病迭出。18年前胃开刀，6年前心脏开刀，一年前喉头开刀，三次手术均全身麻醉，性命攸关，说来令人心寒。但当时如能善自保养身体，似可避免数次舛难。现简述其经过，若能引本人事例为警，亦有反面说明保养之重要。

　　我平时为人任性，不知自我珍惜，一个人要受多次教训才知道保养身体，实在太迂腐了。我受一而再的身体创伤，方知"亡羊补牢，不为晚矣"！现在每天坚持早起静坐四五十分钟，自按左右"合谷""阳溪"各一百余次，伏地挺伸30次，参加室外丹功早操队，下午步行40分钟，这些有益的活动使身体逐渐恢复健康。并遵医师处方，每天定时吃药，以田三七及西洋参做保健品，控制饮食，血压常测，体重日称，工作虽颇忙碌，但尚无明显病症。

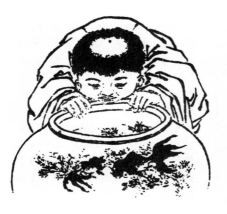

观赏金鱼图 清代

　　赏鱼，主要是从鱼的形态、色泽、姿态等方面来欣赏其美。鱼在水中悠然自得之态，足以使人乐而忘忧，消解生活、学习、工作中所带来的疲劳之感。

我的生活习性歌

陈景河

余业医 50 余年，从医籍中学得一些养生知识，习而用之，尽所行者，皆寓于日常生活中事，略陈于下。

1. 四季晨钟五下敲，起床梳洗赴市朝，去来散步一千整，双手叉腰并晃摇（3～5 分钟）。目前工作未离岗，早年骑车近乘轺，夜归妻子谈天地，或打扑克玩麻将。起居有常事出因，定法也要随时调。

2. 每天睡眠 8 小时，22 时（晚 10 点钟）睡不迟，睡前搓足 100 次，劳宫涌泉贯通期（手心劳宫穴，足心涌泉穴，左手搓右足，右手搓左足，俾劳宫经气透涌泉，上下旋转，阴阳调和）；午睡时间 60 分，恢复体力养精神。失眠之事偶然有，因时因事因多思。俗云欲寡精神爽，思多血衰宜戒之，平心静气自入睡，克服失眠法见机。

3. 东北气候变化多，春捂秋冻是民歌。一年要穿半年棉，无人不说天气寒。早穿棉来午穿纱，晚守火盆吃西瓜，虽有夸张不为过，冷暖穿脱要灵活，地域差别守成规，不知应变要吃亏。远出教训应注意，饱带干粮热带衣。

4. 饮食有节日三餐，早饱午好晚要少（晚吃八分饱为好，俗云：减食增寿，即指晚要少吃）。白菜豆腐多清淡，蔬菜多时花样换，肉类少吃补营养，切莫多吃留遗患。老来饭量日八两，兼以辅食增营养。晚餐之后要散步，不因胃肠上药铺，食入付出够消耗，体重不增自逍遥。

5. 饮茶嗜好习为常，冬饮红茶不寒凉，夏饮清茶宜龙井，春秋花茶醒脾香。清头明目日常饮，消食健胃去脂肪。饭后饮之无伤害，空腹浓茶损胃肠。饮茶能医多种病，医家用之要度量，蒜有百养茶有损，知此方能用之良。君若好贪杯中物，醉后宜做醒酒汤（书云：解醉知茶力，消愁识酒权）。

6. 保健食品用不多，重在锻炼血脉和。平时吃点葱姜蒜，激发食欲胃气和，辣椒成分是 VC，食量多寡任自宜。过尤不及要切记，食寝寡言不生气，生气胃气不下行，胃病多因肝气横。

7. 生平不吸烟，饮酒在晚餐，工作不误事，夜酌杯不贪。好酒三杯通大道，促进经脉血循环。少壮喝至古稀年，断酒最怕是天寒，寒夜客来茶当酒，自觉逊色三分颜。高粱烧酒老白干，喝时一定要烫开，蒸发甲醇不受病，少饮为防酒精害。

8. 食色性也是天生，行有余力体魄充，好之恶之有差异，过度贪婪则损身。我对房事有所好，晚年节制不消耗，七日来复精气足，养生日久见功夫，等闲视之欲竭精，耗散真元命将倾。淫邪戒之惑其心，却老全形寿其身。

9. 凡事不能尽顺心，逆来顺受养天真，修身先要修心性，怒气来时能平心。事从两来先责己，语言和顺讲清理，无名之火不妄动，妄动不能求诸己。事已发生心放宽，想出办法解争端。心里养生非四相（即无人相，无我相，无众生相，无寿者相），超然之乐乐无穷。

10. 心宽不怕房屋小，陋巷颜回住得了，我的学识远差他，居住环境比他好。比上不足比下余，知足常乐不求齐，强者条件谁能比？居安乐有一枝楼。

11. 我的记忆比前减，尚能工作不怠缓，往事追忆能述诵，新事理解忘溇谖。养神办法有三：（1）博览活脑想得宽；（2）不动肝火冲头脑；（3）保养肾气髓海添。

12. 生活习惯本一般，定时定量日三餐，清淡素菜为佳肴，荤腥少吃养生源。不妄作劳御神气，保持身体永健全。

13. 近两年来易感冒，气功亦能抵制之，重时兼服银翘片，相得益彰功效奇。防止感冒贯仲、芪（黄芪50克，贯仲20克，醋浸三日，饮之有效），流行时期用之宜。平时注意讲卫生，不得急性胃肠病，若得此病不用急，黄连素片多服宜，一次十片日四次，两日之内就能愈。流行肠炎防己、苍，配以重楼水煎服，流行期间宜常饮，切忌时时不马虎。

14. 少年曾患肺结核，川贝母配汉三七，辅以白芨研为面，鸡蛋冲服日两次，重时自拟百部饮（炙百部、猫爪草、侧柏叶、菠菜子、天冬、生地、黄芪、生龙骨、生牡蛎等），止血镇咳药效奇。

15. 养生之道是自习，家教传给修身齐（修身，齐家，治国），涵养性和不生气，遇事退想乐有余。早年不往心里去，渐老方知其中义，父因肺心病早死（终年66岁），老母寿终到九十。其中经验性柔和，待人接物讲和气。

16. 早年学过八段锦，继之又学五禽戏。"文革"之中落残疾，以往功法已弃之。每日自由去散步，兼以吐纳调呼吸，晨起梳发暮搓足，全凭心意用功夫。

健脑养神与安老四方

林世炘

我的养生方法受到父母的影响。父母都是长寿老人，母亲 94 岁去世，一生性情豁达，无忧无虑，喜听评书、看电视，并常与儿孙说谈清末民国水灾兵燹等故事。他（她）们喜食鲜鱼，不食肥腻。关心儿孙们的学业、事业，而儿孙对他（她）们也是无微不至地照顾。可见膝前承欢应视为老人长寿的条件之一。

我的养生保健方法简而易行，介绍健脑养神法与安老四方如下。

一、健脑养神法

健脑的方法除"鸣天鼓""搓涌泉"及梳头外，就是"学而时习之"。学而思，思而学，学不厌，诲不倦，博览精取，汲古济新，自幼及老，从无倦意。养神以"三乐"约之：少年读书最乐，中年助人为乐，晚年知足常乐。一生恪守前人所说的"三戒"：少年时戒之在色（声、色、玩物），中年时戒之在斗（斗力、斗心），老年时戒之在得（患得患失）。保持形与神俱，故得长乐永康。

二、安老四方

我根据多年的验证观察，老年生理特点表现为阴常不足，阳常有余，气火易升，血行艰涩。临证常见阳盛者十之四五，血脉滞者十之一二。对此，我常用以下四首方剂清滋肝肾，调和血脉。取名为"安老四方"。

1. 安老一方名"乌芝汤"：有养肾固阴、平肝熄风之功能，用于治疗肝肾不足，上盛下虚，眩晕耳鸣，失眠多梦等证。药用：制首乌 10 克，黑芝麻 10 克，桑椹子 10 克，小黑豆 10 克，五味子 5 克，枸杞子 10 克，白菊花 5 克，夏枯草 10 克。水煎服。

2. 安老二方名"丹柏汤"：有益肾宁心、和营通络之功能，用于治疗头晕目眩、胸痹心悸、腰脚少力、四肢麻木等证。药用：牡丹皮 15 克、紫丹参 10 克、侧柏叶 5 克、生地 10 克、地骨皮 10 克、炙桑皮 5 克、陈皮 3 克、茜草 5 克、炒槐米 3 克。胸痹痛者加青葱管（青白交叉处者）三段，每段一寸长。水煎服。

3. 安老三方名"壮志汤"：有强健筋骨，滋肾益髓之功能，用于治精髓不足，溲涩便秘，腰膝瘦冷，行步少力等证。药用：桑寄生 15 克、杜仲 10 克、怀牛膝 10 克、山萸肉 10 克、菟丝子 10 克、五味子 5 克、怀山药 10 克、肉苁蓉 10 克、沙苑蒺藜 10 克，水煎服。

4. 安老四方名"轻健汤"：有清利痰湿、醒脾化浊之功能，适用于体丰面白、嗜食肥甘、舌淡苔腻，脉象濡缓之人。证见胸膈痞满，嗳腐吞酸、头晕目眩，四肢倦怠。药用：清半夏 10 克、陈皮 3 克、茯苓皮 15 克、炙甘草 3 克、炒苡仁 10 克、焦楂肉 10 克、佩兰草 5 克、藿香 10 克、茵陈蒿 6 克、泽泻 10 克、六曲 10 克。水煎服。

以上四方，第一方不寒不温，药性平和，适用于水不涵木、肝风内动之证。因内风所致之高血压、动脉硬化、血虚便秘等证皆可酌取。第二方清淡流动，药性微寒，适用于水亏火郁、心脉痹阻之证，因津伤血涩所致之血液流变和血粘度异常而形成的高脂血症、高血压、心脑血管病等可酌取。唯脾肾虚寒、脘闷腹

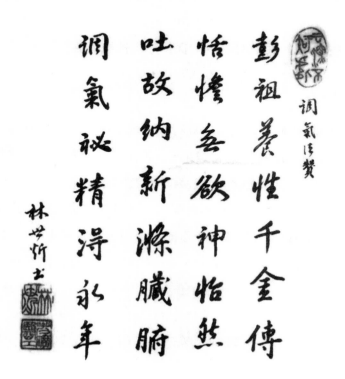

调气祕精得永年　吐故纳新滌臟腑　恬憺无欲神怡然　彭祖養性千金傳

调气法赞

林芷圻书

肿、食少便溏者勿服。第三方苦甘酸涩，药性微温，适用于肾精亏耗，筋骨不健，对于肾虚作喘、肾虚水肿及溺涩便秘等有改善作用，亦可用作老年性骨折后的调理方剂。有的肥胖老人头晕目眩，类似肝阳上亢，痞闷麻木亦似血脉痹阻，虽系脾为痰浊所困，也应视为与体质衰老、肾气不充有密切关系，因附以轻健汤之清化湿浊，辛开苦降，用于痰饮所致之高血压、高血脂、动脉硬化、肢体麻木等证。

　　此四方虽然主治各有偏重，但人之病症常非单一独见或固定不移，应当考虑病之纯或杂，或合病，或并病。虽然老人体质多属阳盛阴虚，或阴虚阳郁，而阳虚者亦非绝无，临证需仔细诊察鉴别，勿枉勿漏，辨证论治，庶免蹈虚虚实实之戒。

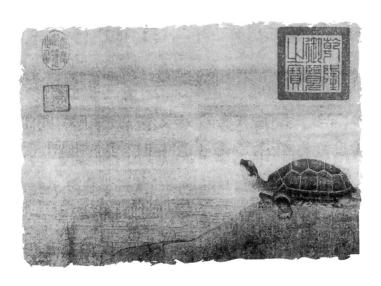

神龟图（张珪）

　　龟是长寿的标识，龟贵谐音，又是富贵和权利的象征。乌龟有滋阴养神的疗效。龟与养阴补气的药材配在一起往往能发挥很好的疗效。比如身体虚弱时，可将百合、红枣炖乌龟，或者加入虫草、莲子、枸杞、山药等养阴补气的药物。

淡泊的生活

林沛湘

　　我今年 88 岁，虽然年高，但没有什么特殊的养生经验可谈，只是积累了一些生活常识罢了。我一向早睡早起，保证每天睡足 8 小时。早上有散步习惯。不吸烟，不喝酒，不饮茶。遇见不如意的事，想到"心实吃亏"，看得开就踏实了。目前听力、视力都很好，看报纸不戴眼镜，看电视也能听清声音。记忆力亦很强，尚能记得很多方歌、医药文献，及新近发生或见到过的事情。

　　我的食量很小，一天只食 6 两米饭，唯早餐稍偏多一点。不吃夜宵，不吃辣椒，而姜、葱、蒜不忌。爱吃青菜、豆腐、鱼类。从不服用保健品，也不吃药膳。20 年来一直与妻子分床独居，居住条件宽畅、舒适。

　　我几年前就退休，1990 年在门诊应诊，每周四个上午，现在只出两个半天门诊，一般每次诊治 20 ～ 30 名病人。1984 年体检时发现有冠心病，但没有心绞痛发作，只是断断续续服点丹参片、脑脉宁、消心痛、肌苷之类的药品，偶尔也服点肠溶阿司匹林。平时血压偏低一点，没有发现其他疾病存在。

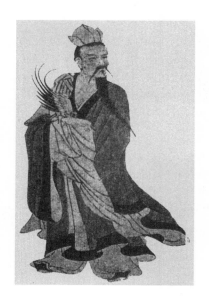

陶宏景像

　　陶宏景是南北朝时期有名的医学家，所著《名医别录》《本草经集注》《养性延命录》等，在中国医学史上占有重要地位。他收集注释的《真诰》是道教最重要的经典，其在修身养性方面为道教的理论加注了极其丰富的内容。

节护精气神，强体葆青春

尚尔寿

多年来，我学习孙思邈的《千金要方》和《千金翼方》关于养生的方法：一要节护精、气、神。精、气、神是人身之三宝，是却病延年的内在因素；二要饮食清淡，注意节制；三要适度运动；四要养成良好的生活习惯。多年来我一直奉而行之。

我在生活中遇到不顺心事时，常遵照孙思邈的养生方法，以"忍""退"为宗旨，泰然处之。如在"文革"的几年批斗和下放劳动中，用这种方法来化解心中的嗔怒，从而保住了健康的身体。

我在日常生活中，注意饮食清淡，饮食有节。每天早晨一碗牛奶，一个鸡蛋；中午、晚上米饭或面食，但食量不多。喜吃蒜、姜、葱，而不喜饮茶。每日中午或晚上饮白酒一两半。

我每天晨起散步，打太极拳，上下班坚持步行。工作紧张而有序。喜欢看书看报、下棋、听京剧，喜欢与晚辈谈天说地。

我从不失眠，这与我起居有常不无关系。每天按时入睡，按时起床，夜晚睡眠 7 ~ 8 小时，午睡 1 小时。

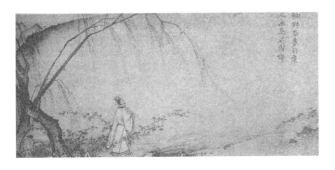

山径春行（宋代·马远）

春三月，谓之发陈，好似推陈出新，正值生命萌发时令。整个大自然呈现出一派生机景象，人应遵循春季规律性变化的要求来进行养生保健。使其形体舒缓轻松。放开步子在庭院中散步，使精神愉快、胸怀敞开，与春季万物的生机调和。

做到"三通"，必是寿星

尚志钧

我认为人生在世，如能保持"三通"，则能健康长寿。"三通"即：心通、胃通、二便通。

1. 心通：即是心情舒畅，保持乐观。遇事想得开，挺得住。人们生活在自然界，必定受到各种因素的影响。所以在成功时不骄傲，失败时不苦恼，平日言行要谨慎，多尊重别人，少些个人欲望，这样不顺心的事就会少些。

2. 胃通：就是吃东西不要过饱，饮食量及温度、硬度，以自己能耐受为宜。过量、过冷、过硬的食物，易损伤脾胃，引起肠胃积滞不通。特别是老年人的脾胃虚弱，更要定时定量、细嚼慢咽。古人有"已饥方食，未饱先止"之说，老年人尤应如此。

3. 便通：即要保持大、小便通顺，要养成良好的排便习惯。年高便秘之人，多食含纤维素高的食物，保持大便通畅，每晚排大便一次，如大便在肠道停留时间长，有毒物质被吸收，则有损健康。古人云："肾司二便。"平时注意固肾气，节制房事，就有利于二便通顺。

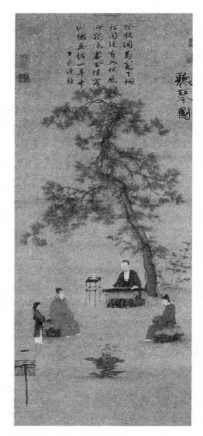

听琴图（赵佶·宋代）

这幅画是宋徽宗赵佶的作品，古松竹队下，宋徽宗身着冠缁服，正在士大夫面前弹琴，很有文人的雅兴。宋徽宗是标准的文人也是当时著名的画家和书法家，在他的影响下，宋朝士大夫流行将别墅设计成大型园林，园内引水凿池，种植花草树木，并以假山作点缀，借此表现文人崇尚山水的雅兴。

心身安泰，乐享晚年

罗元恺

我的养生之道主要是心身安泰、思想乐观。无论处在什么环境都能平心静气，不馁不骄。有些人在顺境时骄傲自满、目空一切、盛气凌人，或骄奢淫逸、纵欲无度；而处逆境时则愤懑不平，怨天尤人，灰心丧气，意志消沉。这两种心理状况均有损于健康。"文革"期间，有些人受到一些委屈，便悲愤满怀，眠食顿减，久而久之便患上各种不治之症，甚至走上自杀的绝路。但有些人却能逆来顺受，泰然处之，身心健康不受影响。为人做事总求无愧于心，对此我体会较深。过去有多少次运动，自问从没有做过对不起国家之事，自然无所惊惧。俗云："平生不做亏心事，半夜敲门也不惊。""文革"期间，我下放干校劳动，曾一度受到审查，交代材料虽被批为"评功摆好"，但决不改写自己的历史事实。劳动中曾被安排到荒山野岭看管癫牛，那时反而想到《孟子》所说"天将降大任于斯人也，必先苦其心志，劳其筋骨，饿其体肤，空乏其身，行弗乱其所为，所以动心忍性，增益其所不能"，的确如此。经过干校劳动，增添了我过去之所不能。那时处境虽然艰苦，但想到孟子之言，也就泰然自安了。"文革"以后，环境改善了，生活提高了，地位不同了，我还是保持原有的心态，宁静而乐观，俭朴而勤劳，积极地工作，安静地休息。

近几年，我退出了领导岗位，但仍参加一定的诊病与带教。这既是一种工作，也是一种乐趣，治好了病可以分享患者的欢乐。工作之余，要尽情地休息。不仅仅是指睡眠，闭目养神，或阅读自己爱好的书籍报刊，或参加力所能及的家务劳动，如栽花浇水等，都是一种休息，都能使人心旷神怡，充满快乐。

人年龄虽老，心态不要老，要有"不知老之将至"的精神。《内经》以百岁为天年，《礼记》以120岁为寿，说明人是可以活到百岁以上的。现在不是有百岁以上的人还健在吗？精神上不要有老态，行动表现上也不要有老态，这样才能登高寿之域。

我的养生格言是：生命在于运动，长寿在于静养。脑体并用，动静结合，才能寿尽天年。

顺其自然去生活

郑　侨

一、散步

我喜欢散步，每天早上和晚上各走 1000 步，散步时注意力集中，边走边查步数。上下班往返步行约 3000 米。

二、睡眠

我的睡眠是依据中医学"春夏养阳，秋冬养阴"的理论而调整的。

春天气温，"天地俱生，万物以荣"，"夜卧早起，广步于庭，以使志生"。所以我晚 9 时入眠，早 5 时起床。

夏天气热，"天地气交，万物华实"，"夜卧早起，无厌于日"，"使志无怒"。睡眠改为晚 9 时半，早起床仍为 5 时。

秋天气凉，"天气以急，地气以明"，"早卧早起，与鸡俱兴，使志安宁"。晚 9 时入睡，而早起时间为 5 时半。

冬天气寒，"水冰地坼，无扰乎阳"，"早卧晚起，必待日光。使志若伏若匿"。晚 8 时半睡眠，早 6 时起床。

三、衣着

我久居黑龙江县城，一年四季低温时间长，季交温差变化大，气候多燥，调整衣着要注意 12 个字，即"四季交替，加减适度，恒温恒衣"。人生活在大自然中，每时每刻都受到气候因素的影响。如春夏阳气发泄，腠理开，气血循行易趋于肌表，故皮肤松弛；而秋冬阳气收藏，腠理闭，气血循行趋向于里，皮肤致密。所以，在季节交替之时，要及时调整衣着，使机体适应外界气候的变化。例如在冬春之交，阴气渐下，阳气渐上，但不可骤然减衣，以免寒气内侵。春夏之交，我们这个地方温度变化较大，特别是早、午、晚气温差异明显，衣着加减要适度。夏秋之交，阳气渐下，阴气渐上，气温由炎热转为凉燥，这时不要急于加衣，以免降低机体抵抗能力。秋冬之交，气温由凉转寒，这段时间较长，衣着调整以恒定御寒衣着为宜，所加衣服不可轻易减少。

四、饮食

我很重视"脾胃为后天之本"之说。在饮食调节上，谨守"一有二恒"的原则。一有，就是饮食要有节制，不要暴饮暴食，切忌醇酒厚味；二恒，就是吃饭要恒时、恒量，特别是老年人，一日三餐，吃的米面主食及蔬菜既要定量，也要适当搭配。我喜欢吃乳粉、混合米面、海带、豆制品等。

五、房事

中医学把房事不节耗精伤肾作为致病的重要因素之一。在几十年的医疗实践中，我深深体会到，人体衰老以及老年病，不管发生时间早晚或程度轻重，均与肾气盛衰有关。而要保护肾精肾气，就要在青中年时期节制房事。这一点，正反两方面的经验教训很多。特别是老年人，不注意节制房事，危害更大。

六、情志

在人的生平活动中，不尽人意的事很多，所以人的七情随时随事都要进行调整。我为自己提出了六字警言："胸存志、忍、勿贪。"胸存志即：胸存为民志，医德铭刻心，深研岐黄术，良医业精勤。忍即：无私无畏，胸怀坦荡，思想乐观，宽宏待人。勿贪即：无私寡欲，高下不相慕，先天下之忧而忧，后天下之乐而乐。在平凡的60余年医疗事业中，我以此为标准，实践着我的人生目标和职业道德观。

七、健脑

我的记忆力一直很好，今年80高龄，仍思维敏捷，对答流畅。我的健脑方法有两个方面，一方面是精神保养，要主动去创造一个良好的适合老人生活的环境，避免精神刺激；主观上要自我排除干扰，热爱自己的事业，热爱生活，热爱周围的人。第二方面是有目的地去锻炼，如每晚睡前进行头部按摩、闭目静坐等。这对于促进脑部血液循环、恢复大脑疲劳、防止脑动脉硬化是有益处的。

应当重视养生学中的"氧化"作用

金储之

　　我祖辈体健长寿，家父终年93岁，家母终年94岁。双亲在世时，生活勤劳节俭，无烟酒嗜好，对我养生有一定的影响。我幼年多病体弱，医校毕业曾患肺结核咯血，自服一味阿胶溶液经年而钙化。这也体现用药治病，要专而不杂，凡经治同病用此单味获效不少。在"文革"前，因工作疲劳，体重不满50公斤，在"文革"期间受冲击，突然自发性气胸，经服北沙参、生蛤壳二味煎汤代茶饮，一载多时日而获平稳。自此不抽烟，少饮酒。在饮食上，近年多吃素食、少吃肉类，比较喜欢吃鱼类，并主张清蒸。尤重早餐，每日早上服沸水冲淡盐鸡子汤一碗，加服低糖银耳一小碗，再吃粥一小碗，进以素食。自称早餐"三小碗"，历20余载未断过。"三小碗"，它的生效理由是稀释血液稠度，增强人体气化作用，所以能延缓衰老，坚持恒用，获益非小。睡眠原来不佳，后多加体力活动常散步，和早起伏案写作，渐渐改善了失眠的境况，现在夏天必须午睡，冬天夜睡眠约8小时。目前体质状况良好，体重常在60公斤，视力、听力正常。1992年初秋，迈步登上泰山玉皇顶峰。

　　我主张医疗、养生、保健要重视"天人合一"之首的"气化"关系，经常维护肺脏，最为至要，因为肺脏功用是吸进自然氧变成人体氧的门户。任何损肺之举，都要防止，故吸烟极为有害，已成公认。笔者试述下列医法以供受损病者医治参考。

　　吸氧不足，病在肺机能受损。患者常现气短而喘，胸闷心慌，口唇紫绀，舌质紫晦，脉形细数。病机是本脏受损后机能不足，影响身中"内氧"发生低下，引成机体气化不足的病态。我主用人参、麦冬、五味子，养肺敛阴，加龙骨、牡蛎纳气摄精，佛手或香橼、化橘红利肺化瘀，佐白芍、杞子滋益肝肾，和血散瘀。此方具有增强肺气，逐步散除肺脏瘀血与痰气阻滞，长期调治肺气肿、肺心综合征有效。

　　播氧不足，病在心机能受损。患者常现唇色紫绀、心悸症状，发作剧时出现

"房颤"或者"心肌梗塞"。病机是本脏受损后机能不足，影响心气的流通，使心脏血与氧的供应不够，病剧出现"心痹"。我主用人参、枫斛、山药、龙骨、牡蛎医治心衰为本，寒冬季节或阳虚体质采用红参，其他季节或阴虚体质采用白参或西洋参。如心动过缓，少佐桂枝、甘草、阿胶运行心之气血。如心动过速加用柏子仁、枣仁、生地、白芍、制首乌、茯神、远志、朱砂、磁石等调整心律，组成养心气宁心神之法，对心绞痛、传导阻滞轻症，主用治心衰方剂加丹参、白芍、沉香、佛手；对传导阻滞重症及心肌梗死早期，主用治心衰方剂加肉桂、沉香、参三七、羚羊角粉、麝香保心丹或苏合香丸等急救。

　　肝脏受损，都有瘀滞。患者常现面色黧黑，舌边紫，肝掌，身上瘀斑累累等症状。病机是肝损后影响调节功能，病为肝缺血藏与瘀阻碍氧流畅。故肝损养血柔肝是为治本。但通瘀不能少，因为瘀阻解除，血氧才通，调节功能才得以发挥。但因肝已受损，通瘀就不应偏温燥和单一伐正。用养血柔肝，我常以生地、白芍、山药、枫斛、女贞、旱莲；化瘀通氧，我多用杞子、丹参、沉香、珍珠；化瘀解毒我采用羚羊角粉、片为主药，佐以凉血解毒如板蓝根、银花、连翘、焦枝、丹皮、蚤休、紫草之类；对肝损的气滞腹胀，常用佛手、绿萼梅、鸡内金、焦山楂、谷麦芽之属。我常用晒干马兰加菜油蒸煮作为长期食用，是最佳的治肝损瘀积化热的良药，临床验证有极好疗效。其药源广，药价廉，利于推广为病员服务。肝损不仅贫血，血白蛋白也呈倒置，我治以每日服用小量珍珠粉，配合少量海参恒食，法简效高，常为病人乐于接受。肝损必然肝气衰，日久将有陷入肝昏迷的险症者，或引成腹水的难治重症，故我倡用西洋参、丹参、杞子、白芍、沉香作为主药，长期调治使不少肝损重症获得明显改善，上述药味有助于肝的本脏发挥"气化"的功用。

　　脾脏损伤则脾气与营血亏损。患者常见面色萎黄、乏力、气弱。重症贫血、失血，红细胞带氧必少，故需输血以济其急，然后养血与益脾肺之气以助中焦气化来滋生"营血"。以归脾汤或人参养荣汤为佳，由渐而进，持之以恒，才能调和全身气血，以后天扶持先天所赋予的精气，达到益寿延年。

　　肾藏精需要"内氧"，肾排废也需要"热气"。藏精先要充沛的血为基础，故我主张用阿胶滋血液为根基，红参益元气以助"内氧"；阳虚命火不足的加用壮阳药如鹿茸、鹿角胶、补骨脂、仙灵脾、淡苁蓉、潼蒺藜、熟附块之类；肝脾肾三阴不足的加用熟地、山萸肉、杞子、制首乌、山药、黄精、石斛之属。老年人养精强肾，必须气血阴阳兼顾，辨证而有所侧重；青壮年一般属于肾气旺盛，不需常用补益水火之剂，即或体衰者，药量也要由渐而增，符合填精气的目的。肾藏精的含义较广，如精血、精髓、精子、卵子、血中各种细胞以及人体结构的各种组织都可包含在内，但精血与精气是肾藏精的本质，故肾藏精必须要摄生，节制性生活。肾脏功用的另一个重要方面就是排废，它是通过肾气化形成尿液而不断排出，故它对人身血液、脏器的排废要比六腑的泻废在净化作用中更为重要，故肾损至不会排废时，人会中毒而生命垂危。古方六味地黄丸具备补泻兼施的功能，调治肾病有效，若长期服此丸，作为养生、健身、延年益寿也是良剂。

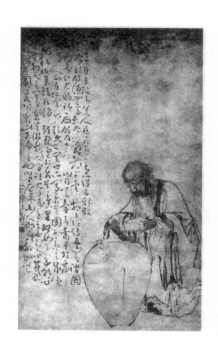

寿星图（清代·黄慎）

人之高寿者常被称作"寿星"，既亲切又含有敬意。中国的敬老活动始于东汉，在中秋之月（农历八月），祭寿星于国都庙。同时对已经进入古稀（七十岁）的老人们，"授之以王杖，哺之以米粥。"八十、九十，礼有加赐。一个人能否长寿与个人财产并无直接关系，而是取决于人的生存环境和是否有一颗淡泊名利的心。

切勿滥服补药

周凤梧

我虽无养生格言，但生活起居也是循《内经》养生学而行之。现将我的健身方法介绍如下，对老年朋友或有所帮助。

我晨起即到公园散步，练太极拳、太极剑约半小时。练太极（拳、剑），柔中有刚，汗而不喘，既可强身，又能治病（冠心病、高血压、中风后遗症等），是老年人最适宜的运动。素好京剧，喜养花草，绘练国画。饮食粗细各半，常吃生大蒜，它能防癌、抗癌、抗结核、抑制流感病毒。保健食品为猪肉、猪排、猪蹄、鸡肉及四季新鲜蔬菜等。

遇有不顺心之事，总以"能忍自安"而解。以"四乐"作为心理养生之道，即：奉献是乐，助人为乐，读书最乐，知足常乐。故写字室名为"四乐斋"。

我经常服用自己配制的"蜂王浆蜜"，制服法为：真蜂王浆100克，新蜂蜜900克，共搅匀冷藏，每次用温水冲服10克，日3次，饭前服用。既滋肾阴，又益肾阳，常服可抗衰提神，消除疲劳；也有治疗老年哮喘、慢性肝炎的作用。

我退休后返聘两年，主要是带教研究生工作。但由于两耳逐渐失聪，恐闻诊不清，故已辞去专家门诊工作。一部分时间用于绘画，一则可以怡冶情志，二则可以以艺会友。未出现其他老年

中國名老中醫養生之道

经云法于阴阳和于术数饮食有节起居有常不妄作劳故能形与神俱而尽终其天年度百岁乃去

癸酉清明 時八十一歲周鳳梧題於濟南趵突泉畔

疾患。

目前国内外研究表明，真正"返老还童"的药物是没有的，但延长寿命的药物还是存在的，如人参、何首乌、阿胶、鹿茸、黄精、枸杞子、菟丝子、淫羊藿、杜仲、海马、海狗肾、羊睾丸等。当前有的人滥服补药，认为服用补药就可健康长寿，这种认识是错误的。补药不对病症，也会产生毒副作用。清代徐灵胎说："虽甘草、人参，误用致害，皆毒药类也。"这就提醒我们应当正确认识和使用补药，也就是要在辨证论治思想指导下，按照药物组方原则去使用，才会正确发挥补药的作用。

在养生方面，我信奉这几句话："吃饭少一口，能活九十九。""手舞足蹈，百岁不老。""体育锻炼一身汗，胜似神医和仙丹。"

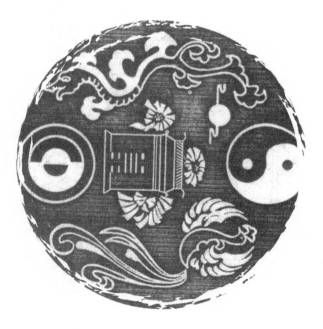

道法自然

道家以自然天道观为主，其养生的根本目的就是要摒绝一切外来因素对生命活动的干扰，求得身心的解脱。因此，崇尚自然成了道家养生的基本原则，道家的观点认为，以自然界的秩序变化为法，摒弃人的理性因素，在养生中采取顺乎自然的行动，就能维护健康，延年益寿。

老年进补与长寿

周柏耐

进入老年，由于"五脏皆虚"，所以老年之疾，虚证居多。而虚证主要表现为全身气血阴阳的不足，而这些虚象又多体现在某些脏腑功能的衰退，一句话："精气夺则虚"。因此在治法上首先要分清"阴虚""阳虚""气虚""血虚"四类。再与脏腑联系起来，辨别心、肝、脾、肺、肾五脏之虚。通过辨证之后，或用药治，或用食疗，或药食兼施，以达到康复延龄的目的。

一、补药的选择

《神农本草经》中记载的 365 味中药中具有补养作用的中药达 70 味之多。在抗老延龄选用补药方面，历代医家对肾亏易于衰老的观点是一致的。有人初步分析了李时珍《本草纲目》所载 1892 种药物中，发现明确载有"耐老""不老""延年""增年"作用的药物共 117 种左右，目前比较常用的约 109 种，在 117 种中药中补益药约 50 种左右，占 28% 以上，其中补肾药有 28 种，健脾药 13 种，养心药 6 种，说明益肾健脾药占较大比重。在药物的复方组成方面，也有人初步分析了 13 部有代表性的方书，发现记载有"长生""耐老""不老""延寿"的方剂 124 首。其中温补肾阳为主的约占 87 首，占 70.2%，其方法多采用温柔而不刚燥的温补药与滋益肾阴、填精补血的药物同用，组成温肾阳、益肾阴、填精补血之剂；以滋补肾阴为主的 28 首，占 20.2%；以健脾益气为主的约 11 首。可见中药抗老龄方面的作用，重点在于补肾为主，健脾为辅。

二、冬令进补

人们通过长期对自然界四季气候变化的观察，得出"春生""夏长""秋收""冬藏"的规律。又把人体中五脏中的"肾脏"作为冬季的主令，因为"肾为封藏而主蛰"，冬季又为收藏的季节，此时进补，可以藏而不泄。所以人们习惯于冬令进补，如服用"膏滋药"，人参、阿胶、黑白木耳、鹿茸、哈士膜及油、海狗肾、冬虫夏草、蛤蚧、牛鞭子膏和各类成药，以及各种食物进补。由于冬令进补的药品很多，有单味，有复方，可根据病情、体质的不同，以及经济情况，在医生的指导下选择服用。

三、伏天进补

伏天，是一年中气候最炎热的时候。民间服补药习惯上多在冬季，叫作"冬令进补"，因冬至以后，天气寒冷，不会出汗，所服补药，可以收藏吸收，不被汗泄。而热天进补，怕补药成分随汗而泄，等于不补。事实上伏天同样可以进补，其功效并不逊于冬季，因为伏天气候炎热，昼长夜短，夜睡较少，工作辛苦，出汗较多，易感疲劳，体内空虚，加上烈日当空，炎暑伤气，大都出现"气阴两虚"之证，特别是老年人更多，此时进补，反易填空吸收，最为适宜。在药补方面，适宜"清补"，不宜"滋补"，以妨碍胃助湿。清补方面，以服用人参最为理想，因气阴两虚而人参是补气生津的主要佳品，其他补品，可根据病情、体质，因人而施，量体裁衣。尤其对季节变化易发的疾病如哮喘、老慢支、冠心病等，可趁伏天病情稳定之时，予以辨证调补，即所谓"冬病夏治"，起到防患于未然，达到治本效果，这样夏补与冬补并进，具有相辅相成、相得益彰之功。

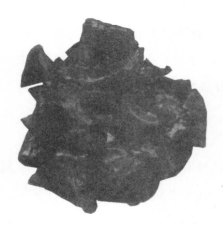

黑木耳

黑木耳含有丰富的蛋白质和脂肪、糖、钙、磷、铁等矿物质及胡萝卜素、硫胺素、核黄素、尼克酸等营养素。

春蚕作茧不自缚

周炳文

我虽年近八旬，但从未按一种模式去生活和机械地锻炼身体，也不赞成别人这样做，应根据个人的情况和嗜好去选择各自的养生方法。总结我的健康之因，可能是如下三个方面。

1. 精神修养：我素性好静，胸怀开阔，为人诚朴，不贪婪，少忧愁，遇事乐观，极少恼怒，即使"文革"中受批斗，亦"若无其事"。平日对人不存妒心，助人为乐，存心济世，不计名利报酬，临床每愈一病，心情为之愉快，头脑顿感轻松，素以救死扶伤为己任。

2. 饮食营养：由于我心无妄念，情不忧愁，故食欲健旺。夜间每啖水果一二个，大便通调，肠胃舒畅。我素不择食，爱吃就吃，无大禁忌，虽血中胆固醇偏高，照样吃蛋黄。无烟酒爱好。对陈食残羹绝不沾口。

3. 日常活动：我赞同生命在于活动。一要体力活动，二要脑力活动。日常生活活动，可以代替保健活动，但也要注意休息，这样才能有充沛的精力以做好各项工作。

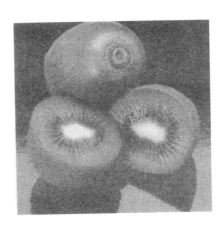

猕猴桃

猕猴桃不仅含有蛋白分解酶，精氨酸等 17 种氨基酸，而且还含有 β-胡萝卜素、维生素 E、维生素 C、生物类黄酮、果酸、鞣花酸、柠檬酸、钙、磷、铁、镁、钾、钠、碘、铬、锰等营养素，而且维生素 C 的含量尤其丰富，被誉为"维生素 C 之王"。

运动防老抗衰，乐观涵养精神

周信有

我出身于武术世家，养成长期习武的习惯，童年至今，每日晨起坚持武术锻炼（少林拳）约半小时。晚年我喜欢书法，每日闲暇时，挥毫半小时，殊能陶冶情操、抒发感情。另外，还每天练坐气功，我的坐气功方法简便易行，叫"一分钟练功法"。方法为：平身端坐，莫起一念；以意导气，引气下行；息息归根，意守丹田；默念安静，切勿间断。这种功法只要有一分钟的短暂时间，即可进行习练。偶尔失眠时，通过一分钟练功，调节呼吸，收敛精神，就能很快安然入睡。近几年，我又综合少林、武当武功风格，并采纳气功培养真气之要诀，创立一种"螺旋运动健身法"。坚持锻炼，能收到意想不到之效果。

我在饮食方面，总结前人长寿秘诀，提倡"六少六多"，即少烟多茶，少酒多水，少食多嚼，少盐多醋，少肉多菜，少糖多果。我的食量较小，晚年每天约食半斤左右，无偏嗜，每天吃些蔬菜，但一定要有少量肉食，肥瘦搭配，有非肉不饱之习。我从不吃保健食品。无饮茶之习，烟已早戒，饮酒但不酗酒。花甲年后饮药酒，中午及晚饭时各饮一杯，十多年来从未间断（药酒配方为：枸杞、女贞子、生山楂各若干，有时加人参、鹿茸等，所用的酒多为一般高粱酒）。

中医认为，节情欲、慎房劳是养生的主要方法之一。古代养生家很重视对生殖之精的保养，视精、气、神为人身之三宝，而此三宝又以精为基础。我认为节欲持满不是教人们绝对禁欲，而是"适度为贵"。我在这方面遵从的就是"适度为贵"的养生方法。

防老抗衰、调摄精神是重要的养生方法，在日常生活中，保持乐观情绪和豁达开朗的精神状态，对增进健康、延长寿命是至关重要的。我在遇到事不顺心之时，常用"一分钟练功法"调节失调心理，控制愤怒感情。我爱好唱京戏，也常在京胡的伴奏下引吭高唱，抒发抑郁不舒的心情，颇为有效。

我认为养生保健、防老抗衰，从年龄上讲，不单是老年人的事情，而应从青壮年起，在身体尚未出现衰老变异之前就讲求养生之道，所谓"智者察同，愚者察异；愚者不足，智者有余"就是这个意思。

我的养生保健经验主要有两个方面：一是注意运动身体，每天坚持练武术；二是重视调摄精神，每天坚持练坐气功。这就是祖国医学"动静结合"的养生之道。我把我的养生经验"运动气血，涵养精神"写成条幅，挂在办公桌前作为座右铭，以示鼓励。

华佗五禽戏图

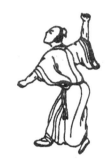 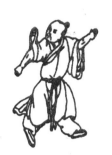 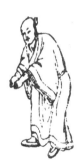 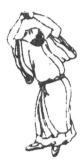 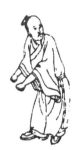

熊形图　　　　猿形图　　　　虎形图　　　　鸟形图　　　　鹿形图

健康长寿术

周德宜

健康长寿术，我的体会不外乎五点：（1）饮食有节度；（2）生活规律强；（3）坚持长锻炼；（4）心胸善开朗；（5）针灸保健康。下面分别介绍给大家。

1. 饮食有节度：在饮食方面要严格要求自己，不食不洁之物，在饮食量上，宁可少吃一顿，不可多进一口。一日三餐，多进半流质食物。坚决反对吸烟和酗酒。我对抽烟的认识是这样的：少年懒惰又抽烟，各种疾病易传染；中年体健能忍受，晚年发作病可怜；劝君莫把恶习染，顽疾瘟神不沾边；乐度晚年身康健，鹤发童颜似壮年。对于少量饮酒，我认为不但无害，反而有益于健康。老年人多患心血管病，少量饮酒可扩张血管，改善血液循环，降低血压。我经多年临床研究，自制了一个药酒方，并常饮用。配方为：六神曲、陈皮、防风、杜仲、牛膝、沙参、白芍、熟地、羌活、大茴、枣仁、枸杞子、威灵仙、大枣、前胡、甘草、肉桂、茯神、玉竹、木瓜、秦艽、川芎各 10 克，白酒二斤，将药浸泡酒中三昼夜，药渣再加凉开水一斤，白糖 500 克，再泡一昼夜，两次药液混合。每日 3 次，每次口服 15 克，此方可延年益寿。

2. 生活规律强：生活规律为人体的一个正常生物钟，如果打破了这个规律，机体就会产生异常的反应。我每天早晨按时起床（冬天 6 点，夏天 5 点）。早饭后进行小量的运动。上午工作，中午 12 点午餐，午睡一小时后练眼、看报等。晚饭后看电视，8 点准时上床休息，不论天气如何，都能严格按此规律执行，从不间断。

3. 坚持长锻炼：只有长期锻炼身体，持之以恒，才能有效地提高机体的抗病能力，才能健康长寿。我每天早起，首先进行身体锻炼，先慢步跑或步行 1000 米，然后在有花草的地方做"八段锦"功法。内容是"晃腰练肾、吸氧排废"，再进行练眼（使眼球转动，顺时针和逆时针各三圈）。此法晚上做一次，一年四季从不间断。

4. 心胸善开朗：中医有"郁怒伤肝，思虑伤脾"之说，说明情志与人体健康有着密切联系。我能做到与家人和睦相处，和邻里友好相待。心胸开朗，不为琐事烦恼，不与别人斤斤计较，年年被评为"五好"家庭。

5. 针灸保健康：我从事针灸临床和研究50余年，总结出一套实用的老年针灸疗法。内容是：练眼后做揉耳疗法，沿耳轮揉耳郭20～30次，后拨耳20次，晚上洗脚上床后揉涌泉穴，两足各100次，揉鹤顶各100次，后起床走800步，再上床。用劳宫对神阙顺时针揉40次，逆时针揉40次，上下搓动60次，然后用中指按乳头、鱼际穴对膻中穴揉动60次，中指指腹按揉中脘100次，关元穴200次后，再入睡，共800次，从不间断。

以上五点，相辅相成，缺一不可。

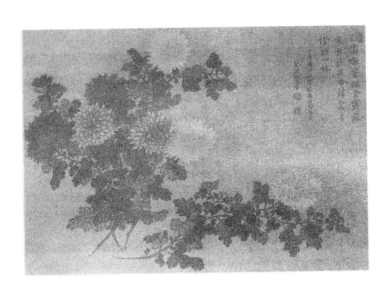

九月菊

菊独立寒秋，质朴不媚，随遇而安，为历代名士所崇尚。《本草纲目》指出菊花的品种很多，达900种以上。菊花常用于风热感冒、头痛眩晕、目赤肿痛、眼目昏花等，常品菊花茶，还有明目、健脑、降脂的作用。

性命双修性为本

周燕麟

我崇尚的养生方法是："性命双修性为本。"性所以养心神，命所以保肌体。心静为先，形动相辅。我认为人要健康长寿，首先要心胸豁达开朗，做好精神调养，愉快地度过每一天。我不与人争，不与物争，遇事多替别人想一些，自然烦恼的事就少一些，生活就会愉快，此能达到修性的目的。勤于锻炼和适当劳作对养生长寿也是重要的。形不动则精不流，精不流则郁滞，以化生百病。适当锻炼和劳作对肌体恰如户枢和流水，可不蠹不腐。

我的养生之道概括起来如下：莫烦恼，勿跌倒，防感冒，不过饱，心情舒畅最重要，适当锻炼身体好。饭后百步走，晚饭少一口，能活九十九。

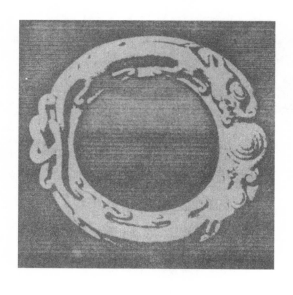

阴阳化交

《老子》说："天下之牝，天下之交也。牝常以静胜牡，以静为天下。""牝"是母性、雌性阴户的代号。"牡"是男性、雄性的代号。世界上的一切生命，都是由牝牡性交而成，而孕育生命的则是女性的生殖器官。这就是道家房事理论和房中术的基础。图为道家的阴阳化交图。

动形健身，静神养心

孟景春

我的日常生活较有规律，一日三次散步，上午 10 时、下午 4 时、晚饭后各散步 15 ~ 20 分钟，近来每日练习书法 1 小时，每晚一般于 10 时半入睡，早晨 6 时半起床，从不恋床。由于起居有规律，所以也从无失眠。

我对自己的饮食不做机械规定，宗孙思邈"知饥而食，未饱即止"。正所谓"宽胃以养气"。饮食以素为主，少配以荤，并以杂食为旨，随着年龄的增长，以清淡易消化食物为主。夏季很少喝市售饮料，以天然水果为主，如西瓜、西红柿等。

我的记忆力尚好，健脑方法是勤用脑并注意调节，食些补肾食物，如核桃仁、何首乌之类。凡事不顺心时，常念郑板桥的"吃亏是福""难得糊涂"，则一切烦恼皆如瓦解冰消。

我常服的保健药品有杞菊地黄丸、红枣、莲子肉等以滋补肝肾，调养脾胃，旨在延缓脾肾功能的衰退。冬季服少量红参。我在 50 岁时曾有高血压、心律失常（早搏），后服杞菊地黄丸、按摩耳穴降压沟（亦短时服复方罗布麻片）以降压，服柏子养心丸以治早搏。坚持 1 年后，身体康复如常。其中服杞菊地黄丸、按摩降压沟加涌泉穴，至今未曾中断。

我预防感冒的方法是，坚持冷水洗脸，按摩迎香、合谷，在感冒流行时，用好醋熏鼻，一日 3 次，一般都能有良好的预防效果。

不烦不恼过日子，粗茶淡饭度春秋

孟澍江

我的日常生活很注意饮食有节，不妄作劳。注重身心修养，坚持做到生活要有规律，做事按计划进行，常自检点。

我基本每天早晨起来散步，或到市场买菜。喜欢骑自行车，喜欢与晚辈谈天说地。爱好书法。对于游泳、登山、旅游，近十多年来兴趣已不是太浓了。

每天我能睡眠 8 ～ 10 小时，晚 10 点就睡，早 6 点即起，冬夏又有不同，夏日晚睡早起，冬日早睡晚起，寐中虽常有梦，但很少失眠。午睡时间不拘长短，哪怕假寐片刻也好。

衣着不甚讲究，但求朴实大方。我的食量很好，喜食豆制品，过去喜食红烧蹄肉，现以素为主，适当吃荤，大致素菜占 2/3，荤菜占 1/3。

我有饮茶嗜好，喜用绿茶，茶的质量在中等以上，沏茶不浓。沏茶时，先用少量温开水泡，然后再加入开水，稍泡片刻即饮用。嫩茶不宜开水过煮，开水沏茶后，茶杯不宜加盖。

古人云："寡欲精神爽，思多血气衰。"从生理上说，房事不可少，但不可纵欲，须掌握适度，进入老年后，这方面就显得淡漠了。

凡事不顺心时，必须克制，前人说过"遇事莫怒""怒则气上"，如能做到退一步想，泰然处之，心理就能得到平衡，正所谓"君子坦荡荡""知足常乐，能忍自安"。

我的身体素来较好，极少生病。约近 70 岁时，患有轻度糖尿病，平时很注意饮食，对糖及淀粉含量高的食品，均不多食或不吃。我的生活习惯，基

不计得失心自坦然
无视名利神逸定焉

癸酉仲夏 孟澍江

本上按古人"养生十六宜"做的，且坚持不懈。

常言道：精神不运则愚，血脉不运则病。我的记忆力尚好，我认为人的大脑愈用愈灵，不用反而迟钝，但要注意勿过度用脑，适时休止。

我有一种护齿方法，就是小便时咬紧牙齿。齿属肾，小便时肾气下泄，咬紧牙齿即所以固肾，这样可以坚齿，就是古人留传下来的经验，多人屡试不爽。

我有便秘史，常服小量上清丸，早晚各饮淡盐开水一杯，坚持数年不断，保持大便通畅，这符合"腑通便是补"的道理。

我的养生观是：不烦不恼过日子，粗茶淡饭度春秋；宽宽厚厚去待人，勤勤俭俭对自己。

多年的阅历，颇知养生之重要，自然有了自己的信条：不计得失，心自坦然；无视名利，神乃定焉。名利竟如何，亦真亦假；得失何足论，可有可无。

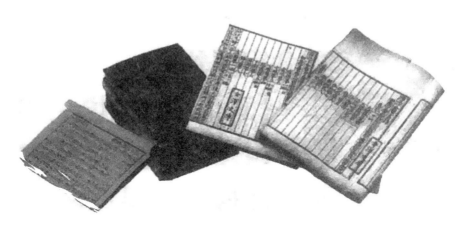

《千金方》书影

公元652年，孙思邈将道教内修理论和医学养生学相结合写成的我国第一部医学综合著作，书中首次列出了妇、儿疾病，并创立了脏腑病的分类。《千金方》共收录了800余种药物，对其中200多种药物的采集和炮制还专门做了记述。他提倡的养生法并兼房中术，极大地增强了道教内修内涵。

老年人脾胃的调养

赵 棻

脾胃为"后天之本"，化生气血的源泉。对老年人来说，保持脾胃的正常健运，有其重要的意义。

老年人脾胃功能，有自然衰退的趋势，对饮食的摄取，不如青壮年时的旺盛，食多则无法消化吸收，纳少又不够营养，这就要注意饮食卫生。假如饮食不节或不洁，或有偏食嗜好，如饮酒、浓茶，或喜进生冷、肥甘、炙熏之物，尤其黄昏之后，多进油腻之物，日久必患消化不良等疾患。

脾胃功能失调的危害性，对老年人说来，尤为重大，因老年元气本虚，倘无后天的滋养是难享天年的。至于调理方法，不论补虚泻实，皆当以护脾为先。护脾之法，总的原则是益脾气、养胃阴。同时根据脾胃的特点，用药者首当注意升降；次则用药宜慎，即补勿过腻，攻勿太过，寒勿过偏，热勿过燥，紧抓健运之机，谨防伤胃。用药为此，老年人平日进食，亦忌过冷过腻，凡辛辣煎炙之品，均非所宜。此外，节饮食以和胃健脾，调精神以疏肝理脾，常运动以和胃化食，防劳累以养脾气，处处都应立足于补脾益胃，调养后天。因老年人先天肾气已衰，必须后天水谷精微来补养，故强调补脾益胃。

清代著名养生家曹廷栋说："老年更以调理脾胃为切要。"高度概括了补脾益胃对老年人的重要意义，其言简而意深，可作为延年益寿者的座右铭。

动则健，静则安

赵尔康

我在日常生活中，不刻意追求什么养生之道。我认为适当的活动是强身之宝，动静结合又是宝中之宝，所谓"动则健，静则安"。每天早晚散步、做八段锦，平常做些家务劳动。每日步行上班，提前 1 小时到单位做些清洁卫生工作。中午睡 1 小时，晚 10 时入睡，早 5 时起床。如遇失眠时，将思想集中到呼吸方面，使呼吸由粗到细，达到入静境地，就可以安然入寐。每天读书看报，休息时则闭目养神，使脑子得以宁静，并调整呼吸，达到健脑目的。我不喜欢哪一家、哪一派的气功疗法，认为"调息"才是其关键所在，即将呼吸调到由粗到细，若有若无。达到入静的目的，即可健身强体。

我平生不嗜烟酒，除开会时喝些茶外，一般不喝茶。饮食比较规律，每日不超过 6 两，喜吃鸡、鱼、瘦猪肉、花生米、蔬菜，不吃零食。近年常服些保健食品，如蜂乳、胡桃肉、黑芝麻，夏秋吃些糖醋蒜头，但在 70 岁以前很少服用。现每年吃一两只胎盘粉。

我的养生保健，主要是在每年夏秋之交的前后一周，每日用麦粒大的艾炷直接置于关元、足三里穴，各灸 5 ~ 7 壮，能起到防病健身的作用。同时，我认为要达到养生的目的，必须注意节制房事，不可随心所欲。

气功可以防病治病

赵邦柱

余出生于云南大理州，是三代中医世家。11 岁时，父亲把我送进乡村开办的一个气功团体，学习佛家的"坐禅"，初步领略了气功静坐中出现的神迷境象。16 岁进入医学院学习西医，对气功产生了一些不正确看法。1958 年因患脊柱结核三次手术，1960 年患营养不良性水肿并高血压，使我又捡起气功自己治病。一段时间的静坐功后，血压恢复正常，我初次尝到了气功的甜头。以后因"运动"而中断。1975 年发现冠心病，使我又练起气功。一直练到现在，冠心病未再有症状发作。

目前我每天早上 5 时醒来，练自己创编的"凝神育气功""大小交泰功""返真还元功"。6 时起床，只穿一件运动背心和短裤，即到露天的运动场或海滨、山林中练自创的"深吸缓跑功"和"天人交泰功"等系列功法。这套功法宗于医、道两家，分为"天人整体""精气神整体"和"人身整体"三个层次。它以整体观念为主导思想，以"天地之道，阴阳相交，平衡安泰"为核心内容，这是 10 多年来，在自我保健锻炼中逐步总结出来的。许多人见到我满头银发，衣着单薄，都称我为"古稀青年"。此功法曾在全国各地传授过，实践证明它有涵养道德、陶冶情操、健体强身、防病治病之作用。

余每晚电视新闻必看，《参考消息》必读，更嗜爱书画和旧体诗。闲暇之时，喜爱游览名山大川或进行游泳。冬天只穿一件毛衣，很少加衣；原来的棉衣、皮袄束之高阁，已成古董。严冬单衣外出，老伴说我"抖草"（昆明话是出风头之意）。

我的食量一般，中晚两餐定量两碗，以青菜为主，有

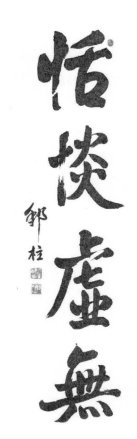

肉不限，还特别爱吃肥肉，但次数不多。水果价高，多用蕃茄代替水果生吃。晚年喜喝绿茶，从无烟酒习惯。辣椒常吃，大蒜偶尝，从不吃保健品。

我的视力很好，不戴眼镜可读《参考消息》，书写蝇头小楷。记忆力尚佳，常练气功以健脑养神。十几年来没有感冒过，更不用说住院，几乎忘了什么是"公费医疗"。

自1982年来，我一直从事气功科研、教学、防病工作，进行了传统医学气功典籍《诸病源候论》导引法的研究，主编了《古代气功治病法——诸病源候论导引新解》。

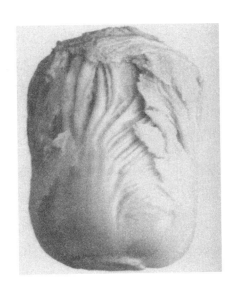

白菜

　　白菜中含有丰富的维生素E，胡萝卜素，维生素B，维生素C，粗纤维以及蛋白质，脂肪和钙，磷，铁等营养成分。

健脑、保肾与补药

赵有臣

一、动静健脑

人们常说："生命在于运动。"这自然是正确的，但这只是养生问题的一个方面。除适当的肢体运动外，健脑也是养生的重要内容。健脑有动静两个方面。动，就是经常用脑思考研究问题，使大脑不时地得到锻炼。我自 20 岁以来，坚持用脑思考，从不间断。我喜欢读书，每一个时期读书，都主动地寻求疑难问题去思考。但是，大脑不能永不停止地思考，大脑感到疲倦，就用静法健脑。静，就是随便闲坐，做吐纳呼吸、运气。有时不做吐纳呼吸，只是什么也不想，甚至连自己在做什么也不去想，清醒过来后，头脑和身体就会转向轻松。这种静养法，一周做 1 ~ 2 次。

二、保肾健脑

我在 1989 年写了一篇《天癸新探》的文章。天癸，是指生殖物质，是生命的源泉。这种物质秉受于父母，充养于后天，左右着肾阴的盛衰。《素问·上古天真论》说，女子七七（49 岁）、男子七八（56 岁）天癸衰少，肾阴也趋于亏损。肾阴不足，脑髓也随之减少。也就是说，肾衰则脑必衰。人到中年以后，房事要有节制，这对保护肾阴、养髓健脑非常重要。

三、少服补药

人世间真正达到百岁的很少，原因是疾病的折磨，尤其是传染病最易使人夭折。所以，养生家只用治病之药，很少用补药。《抱朴子内篇·极言》云："百病不愈，安得长生。"我平时很少服长生补药，只是不断服治病药。患了感冒，我经常服的药是银翘丸、羚翘丸。我还患有高血压、冠心病，对于这些病我以中药汤剂治疗为主，基本不服西药。试看人的食物以植物、动物食品为主，所以草木药物对人体无大害。明白这点道理，对如何养生是有帮助的。

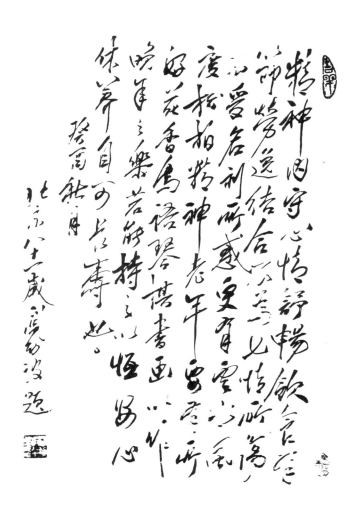

早泳与养生

赵连福

我一生不知什么是头痛及胃肠不舒服，我能吃、能睡，从不失眠；能动，而且很少有疲劳之感，除了有轻微的糖尿病和冬天皮肤夜间发痒外，在心理上、生理上都很正常。我的健康或养生之道，也许与坚持早泳和注意生活有关吧。

一、生活有规律

三餐有定时，不暴饮暴食，虽不定量，绝不过量。早睡（晚 10 点左右）早起（5 点左右），从未服过安眠药，午睡半小时，否则午后会感觉眼睛不舒。

二、无吃零食习惯

每天早餐是一只鸡蛋，两片全麦面包，一大杯煮沸鲜乳冲咖啡，一枚大番茄或七八枚小的洗净生吃，几乎天天如此，然后吞服维他命丸，已有 20 年，从未间断。中、晚餐荤素菜各半，肥肉、鸡皮不吃，一小碗饭，没有吃过补药，不饮任何如"可乐"之类的饮料。晚上睡前吃点水果，多半是葡萄柚一枚，糖分较低。烟酒无习惯，更谈不上"瘾"字。有时牙痛，煮饮西洋参水有效。

三、喜爱运动

小的时候，家里或学校里运动设备或玩具一无所有，在南京读大学时曾跟随同学到郊外小河中玩过水，真正到游泳池游或在正式球场上练习网球、排球，那是到美国以后的事，但那时已是 40 岁左右的人，从 50 年代开始每周游泳二三小时，周末练习网球一二小时，在纽约参加青年会有 30 年之久，都是室内游泳，水有温度，池子不大。1984 年初来台中工作，网球很少打，该年 6 月参加早泳，时间很早又是冷水，幸而都无问题。三年 10 个月来，用恒心和毅力勉励自己，很少间断，这是我目前唯一的运动，不仅有助于糖尿病之控制，且对体力健康大有助益。因为游泳是全身运动，老少四季咸宜。不过毕竟年龄不饶人，所以水温在 10 度以下不游泳，以免心脏吃不消。周末如去台北，则在天田小公园练习八段锦与简易太极拳，此外还做点扭腰、踢腿等运动，避免行动时显出龙钟老态。

我想一个人待人接物也和养生有关，我个人有三件小事值得一提。

1. 个性单纯：我对人对事都很诚恳，讲求真实绝不敷衍，同时很热情、爽快，富有同情心。对人不猜疑，绝不用心机或权术，也不记恨；同时不喜欢无谓的谦虚或客套，有时会多话或轻于承诺，这也是我一生不能改正的缺失。

2. 知足常乐：名利人人喜爱，但必须先能"知己知彼"，而后才能"百战百胜"。所谓"知己"，是个人的主观条件，包括品德、能力和学识；"知彼"，是周围的客观环境，包括人、时、事、地、物各种因素。简言之，你自己有能力，有办法，且能迎头抓住机会，适当的名利，必然会到手，不要想做不到的事。

3. 勤于反省：我每晚习字一小时，除了怡情养性，常借机会反省白天之所作所为，以及言谈之间有无错失，经常做自我检讨，我有一句座右铭是"己所不欲，勿施于人"。

我的养生格言是：忘老则老不至，好乐则乐常来，知足常乐，能忍自安。

我很喜欢陈立夫先生提出的 48 字养生真诀：养生在动，养心在静；饮食有节，起居有时；物熟始食，水沸始饮；多食果菜，少食肉类；头部宜冷，足部宜热；知足常乐，无求常安。

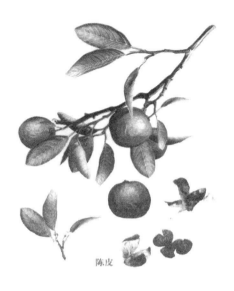

陈皮

床上保健功（新八段锦）

赵纯璞

赵先生在年轻时，患胃溃疡 10 多年，50 岁时胃全切除；患心律不齐，服用中药 6911 片（白果叶制剂）及生脉散加味治愈，至今未再发作。赵先生养生有道，兴趣甚多，生活颇有规律。他特别喜爱气功、太极拳、五禽戏、八卦功等，数十年的坚持锻炼，使他受益匪浅。赵先生近至八旬，满面红光，头发乌黑，每周坚持半日坐诊，还做中西医结合研究工作。他在自己制定的作息时间表上写道：坚决遵守作息时间，书法写作加强锻炼，科学养老欢度晚年，余热生辉幸福无边。他在 20 年前开始练刘贵珍的床上保健功。近 10 年来他将此功加以改进，虽仍名为"床上保健功"，但功法细腻，富有新意。老年朋友可以根据自身的条件仿照此功锻炼，它的健身祛病作用，是室外肢体运动所达不到的。

预备功：盘膝平坐，轻闭二目，心静神安，四指在外，拇指在内，放大腿上，脊背竖起，自然正直，舌舔上腭，意守丹田，呼吸深长，呼吸 12 次，舌放下来。（附：预备功歌：盘膝平坐轻闭目，心静神安轻握拳，四指在外拇指内，放在大腿膝上边，自然竖起腰脊背，舌舔上腭守丹田，深长呼吸十二次，舌头放下预备完。）

三十二功法如下：

一、健脑功

1. 干浴头部：两手沿鼻骨两侧向下擦到下颚（下颌），然后分手擦向两侧风池，再沿耳后擦到太阳穴，两掌鱼际会合于印堂，最后仍沿鼻骨下擦 10 次。

2. 挠搓头皮：用十指手指甲挠头皮，然后用手指肚均匀地轻搓整个头部的发根，重点穴位"百会、四神聪、率谷"，反复各挠搓 3 次。

3. 按摩风池、天柱：两手指交合起来，放在后脑部，用大拇指肚均匀地上下轻揉这两个穴位，按摩时要抬起下巴，头向后仰，效果才会明显。每按摩 6 次，休息约 6 次的时间，如此反复 6 次，头部就感到舒畅。

4. 梳头捋发、揉太阳：松开十指，如梳头状，从前发根到后发根。路线：从前头的"上星穴"到头顶的"百会穴"后头的"风府穴"，再到"大椎穴"，10 次。然后用两拇指由太阳穴全手向头上部捋，捋至头顶后，即五指靠拢重叠向下捋，捋到颈项部，10 次，如血压过高，可多捋 60 次以上，有助降低血压。再食、中、无名指按在前额，拇指按太阳穴，旋转反正各 10 次。

二、面鼻功

1. 擦脸：先将两手搓热，以中指沿鼻两侧，自下而上带动其他手指，擦至额部，向两侧分开，经两颊部而下，反复擦面 10 次。

2. 搓鼻：两拇指微屈，其他四指轻握拳，用拇指背沿鼻骨两侧上下往复稍用力擦"迎香穴"上下，上至晴明下，10 次，冬天或天气骤冷时增至 36 次。

3. 捏鼻通窍：深吸一口气后，闭口用拇指、食指捏住鼻腔（孔）向外用鼻呼气，待气灌到内耳后（有声），突然放开拇、食指，使气到七窍，3 次。

4. 迎香取嗅：与上法相反，轻捏住鼻腔"迎香穴"，不呼不吸，手指突然离开鼻腔时，深吸气 3 次。

人与自然界的和合统一

自然界									人 体						
五音	时间	方位	五味	五色	气候	发展过程	时令	五行	脏	腑	五官	形体	情志	五声	变动
角	平旦	东	酸	青	风	生	春	木	肝	胆	目	筋	怒	呼	握
徵	日中	南	苦	赤	暑	长	夏	火	心	小肠	舌	脉	喜	笑	忧
宫	日西	中	甘	黄	湿	化	长夏	土	脾	胃	口	肉	思	歌	哕
商	日入	西	辛	白	燥	收	秋	金	肺	大肠	鼻	皮毛	悲	哭	咳
羽	夜半	北	咸	黑	寒	藏	冬	水	肾	膀胱	耳	骨	恐	呻	栗

三、明目功

1. 揉目（运八卦）、擦眼皮：用两手豆骨按摩两眼上下穴位，由两眉头顺转按摩一周，10次。然后两手向外擦眼皮10次。

2．轻叩眉三穴、点睛明：用两手食、中、无名指，中指对鱼腰穴，食指对丝竹空，无名指对攒竹，距离约三公分，轻叩三穴10次。再用食、中二指，食指对外眼角，中指对内眼角，点按内外睛明穴10次。

3．六极运动：头不动，两目尽量左右极视10次，然后左上角右下角、右上角左下角各极视10次。

4．周转运动：古人认为能去内障、外翳，纠正近视、远视。轻闭二目，由左向右顺时针转，然后再从右向左逆时针转，各10周，转睛时要慢。然后两眼紧闭少时，再忽然大睁，远看。

四、健耳功

1．鸣天鼓：用两掌心掩按双耳，四指按放在后头部，暗记鼻息3次，然后以食指压在中指上，再从中指上滑下弹击后脑部（风池上），可听到咚咚响声，做12次。

2．灌耳、塞拔双耳：两掌从两耳根后向前压倒耳轮，双手捂耳掩张10次，向左右侧转体，面向左右各掩张10次，然后再转向前方掩张10次，总计40次。两手食指插入两耳孔内，深入转动3次，再突然拔出3次。

3．点按听宫、耳门、挟耳拉摩：用食指同时点按两侧听宫、耳门穴位，各转按10次。然后用两手食、中指挟按两耳上根处，由上往下挟耳拉摩10次。

4．震耳轮、摩耳轮：两手主要食、中指，由两耳后向前击动耳轮，10次，然后先抓住耳轮上端，轻轻上提3次，再以拇、食指摩擦耳轮10次。

五、齿、颈功

1．叩齿：心静神凝，口轻闭，然后上下轻轻叩击，先叩臼齿，再叩门击，各10次。

2．搅海：以舌在上下腭及牙齿内外搅至津液大升。

3．漱津下咽：闭口合齿，口内津液用腮和舌，做漱口动作36次，等津液满口，再分三次慢慢下咽，咽时喉中汩汩有声，用意送至下丹田。

4．按摩脖颈：两手横放后头部，上下叠落，由后头经风府、哑门、风池、天柱六穴部位，向下按摩至后颈部，再向前按摩至前脖颈部，反复 10 次。

六、上肢功

1. 点六穴：商阳，合谷，列缺，内、外关，曲池左右 12 穴，各点压 36 次。

2. 摇臂：将手握紧，连肩带臂向前往后抡转，如摇辘轳把状，先左后右，各摇 10 次。

3. 揉肩：左手撑托右肘尖，右手掌揉左肩，右手撑托左肘尖，左手掌揉右肩，各 10 次。

4. 推手三阴手三阳：右手按于左臂内侧上端，向下推至腕部（手三阴）；再由手腕外侧推至肩下（手三阳），反之，做右臂，两臂各 12 次。

七、胸腹腰背功（包括神仙起居法）

1. 浴胸，揉乳房、膻中：先用右手按在左乳房上方，用力推到右大腿根处，再用左手从右乳部上方用力推到左大腿根处，左右交叉进行，各推 10 次。右手揉左乳房，左手揉右乳房，各揉 10 次。揉膻中，左手中指肚，右手中指肚，各揉 10 次。

2. 按摩两肋、按摩丹田、推摩胃腹：左手摩脾区，右手摩肝区，在肋骨尽处用大拇指及手掌沿左右来回按摩，至有微热感为止，或 36 次。双手相叠，右手在下，左手在上，左手内劳宫穴对准右手外劳宫穴，按摩下腹部，顺时针转圈按摩 36 圈；再换左手在下，右手在上，劳宫对准，逆时针方向按摩 36 圈。双手食、中、无名、小指自下而上推摩腹部，从阴部前起至前胸中部胸骨下两肋中间止，然后双手大拇指由胸骨下起推至阴部前止，自下而上，自上而下按摩腹部，往复为一次，共推摩 36 次。

3. 兜肾囊，推肾俞，搓尾骨：先将两手搓热，左手兜着肾囊，右手小指侧擦着小腹外侧（毛际），两手齐用力向上擦兜 81 次，然后换手再擦兜 81 次。此功长年坚持，可强腹健肾，壮阳固精，性欲容易抑制，因而能治早泄，遗精，阳痿诸症。（女性做方法：手掌搓热，左手叉腰，右手心按心窝处，向左下方经脐上旋转，共揉转 100 次；然后，右手叉腰，左手心按脐下向右下方经耻骨上旋转，也揉转 100 次。女性久练此功，可以增强脏腑功能，使精聚气足。）再用两拳背部分别反复地上下按摩肾俞部 36 次或至疲倦为止，然后用两手食、中指上下推搓尾骨部两侧，各 36 次。

4. 挟脊功、呵浊：两手轻握拳，拳心向里，两臂弯曲平端，前后摆动，主要是挟脊，10 次。两手推握掐子午纹，放小腹丹田处，在深吸气时稍用意用力，提肛门连同会阴上升，稍停一下，放下时稍抬头缓缓张口呵出浊气，6 次。（吸、舐、撮、闭）呵气时要全身放松。

八、下肢功

1. 揉膝、足三里、三阴交：用手掌揉膝关节，两手同时揉动，各 36 次。用大拇指肚按揉两足三里，两三阴交，两手同时揉动，各揉 36 次。

2. 织布式、蹬空：两腿伸直并拢，足尖朝上，两手交合手心向外，向足尖部做推的姿势，这时呼气，上身前俯，推到足尖前后，即返回来，手心向里回带，这时吸气，往复 10 次。然后两手按在床上，将一脚抬起，膝部弯曲，先左腿，后右腿，各足跟用力蹬空，各 6 次。

3. 推足三阳足三阴：两手从两大腿胯外侧向下推至踝关节（足三阳），再由腿内踝处向上拉推至两大腿根部（足三阴），往复 12 次。

4. 揉涌泉穴：左手扳左脚趾，用右手心（劳宫穴）对左脚心（涌泉穴），揉搓 81 次，再用右手扳右脚趾，用左手心劳宫穴对右脚心涌泉穴，揉搓 81 次。

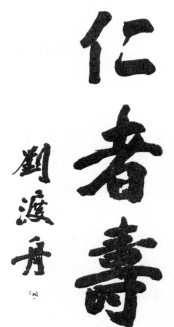

生命在于运动

赵绍琴

生命在于运动。我在年轻时就明白了这个道理。十几岁时开始练拳，如少林拳、八卦拳，后来又练太极拳，练了60多年，养成了习惯。我每天早晨3点半起床，4点乘夜班车到北海公园，先沿北海湖步行一周，然后打拳，练八卦掌等，一年四季，风雨无阻，从不间断。

走为百炼之祖，百炼不如一走。"走路"每个人都会，每天都离不开，可许多人并不知其奥妙所在。经过两次大病以后，我方从实践中体会到其中的真正含义。60年代初，由于过度劳累，在一次查房中，突然心绞痛发作，持续不解，诊断为"后壁大面积心肌梗塞"，医生嘱绝对卧床休息。而我并没有这样做，而是以走路锻炼为主，吃药为辅，每天早晨4点半起床，5点就到北海公园，登白塔的台阶，坚持3个月后，经检查梗塞完全消失。1973年我从"五七"干校回来，又马上去唐山带学生实习，由于过劳，声音嘶哑，最后逐渐加重以致失音，经几家医院检查都诊断为"喉癌"，治疗方法只有手术一条路。但我不用老办法，而以走路锻炼为主，以吃药为辅，坚持了3个月，症状便奇迹般地消失了，到现在已经20多年了，没有留下任何后遗症。

行走无病可以防病，有病促进病愈。晨起走路一小时，精神焕发一天，晚上行走一小时，可安然入睡一夜。行走锻炼，简而易行，是锻炼身体的极好方式。

民以食为天，饮食的调节在养生中也占有很重要的位置。饮食的调节是说饮食要有规律，有节制，宜清淡。我早晨1两主食，中午2两，晚上1两，一天不过5两。但我还要锻炼、工作、讲课，坐门诊每天接诊50～60人次，有时达80～90人次，根本不觉累，不觉饥饿，精力很充沛。我不近烟酒，不食辛辣，饮食清淡，这对老年人来说很重要。

在绘画中得到长寿

赵恩俭

我认为求生是人的天性，而有意识的养生便不自然，甚至反而有害。养生在于去害，所以"不以养生为意之养生"是养生的最佳方法。人的寿限是个未知数，延年益寿不过是安慰剂，想长寿实际上是怕短寿，亦就是怕死，于是成为精神负担，反而造成短寿。所以不应当天天去考虑寿限问题，而应当听其自然，以尽天年，这样才可以认为是长寿。

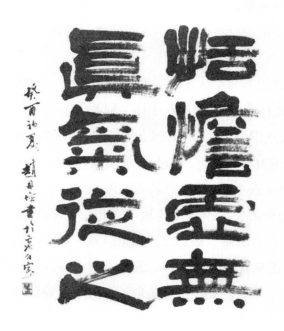

我的养生经验不多。我喜欢书画，因为书画可以陶冶情操，于身心有益。但写字不如画画，而画画最好是画山水。山石树木有定理而无定形，皴擦渲染在有意无意之间，是最便于修身养性的方法。古之南宋画家如米友仁、黄公望等都臻上寿，所谓"烟云供养"，就是说他们在绘画中得到了长寿。

殷忧启圣，多难兴邦

胡天雄

我是兄弟中最小的一个，也是父母仅存的一个儿子。我出生时父亲54岁，母亲42岁，家里很穷，因营养不良，弱不禁风，经常生病，是一个典型的先天不足、后天失调的孩子。

青年时期由于用脑过度，长期失眠；中年时期头痛失眠更加剧烈，长期咯痰带血。医院多次检查，脑电图一直不正常，怀疑有矢状窦旁脑膜瘤。进入晚年虽然检查发现有脑萎缩、肺心病、冠心病、肾囊肿、骨质增生等10余种器质性疾病，但自觉症状逐渐消失，全身情况良好，头脑清晰，步履有力。为什么自幼多病、朝不保夕的人，到晚年反而身体好起来了呢？也许是因为平日多病，注意摄生的缘故。

我的日常生活安排很紧张。20岁以前爱下象棋，20岁以后因学习关系即戒除不下，也不搓麻将，不玩扑克，但爱打乒乓球。当时失眠，每晚睡4～5小时算是最好的，可是很少服用安眠药，而以睡午觉来弥补。中年以后，精神紧张，午睡得不到保证，经常头脑昏晕。晚年身体好转，是受每天能得午睡之益。40岁以后开始练太极拳，每天早晨必练15分钟，从不间断，一天不练就不舒服，这是身体由弱转强的转折点。

青年时期消化功能差，一吃油腻就发病。养成了喜清淡、不过饱的习惯。严遵母教，宁可吃个"欠"，不可吃个"厌"。一生不讲究饮茶，更不喜浓茶，以饮白开水为主。不吸烟，不饮酒，中年患痔疮，手术效果不理想，还是靠断绝辣椒、大蒜来控制。原有的咯血也逐渐好转。

我最喜欢的锻炼方法是打太极拳，每天练一次，精神饱满。人老先从足起，而太极拳运动中主要受到锻炼的恰恰是双下肢的肌肉和骨骼，因此，打太极拳可以推迟衰老的到来，此为"养形体在乎动"，犹"户枢不蠹"也。养神气在乎静，稳若磐石，配合呼吸，但要动中求静，寓静于动，动静双修，形神并养，这是养生防老的最佳选择，亦是我的亲身体验。

我青年时期受儒家思想影响，认为"血气之怒不可有，礼义之怒不可无"。后来生活经验日渐丰富，才知道怎样调节自己的心理，并总结为四句话："知其当然则不怒，知其固然则不怨，知其必然则不恐，知其偶然则不惑。"愤怒是养生大忌之一。当想到"何以止谤曰无辩，何以止怨曰无争"时，怒怨自消。人和人之间的事，行不通，不霸蛮（勉强之意），不攀比。石天基《家宝集》中有一首歌很有意思："他骑骏马我骑驴，比起他来我不如，回头但看推车汉，多少穷人苦拮据。"

我目前每周上三个半天专家门诊，呼吸、脉搏、血压正常，脏腑器质性病变虽多，但自觉症状较少。有脑萎缩但头脑清晰，有慢性支气管炎痰中带血20余年，但很少咳嗽，有肺气肿、肺心病，但不胸满气促，上楼梯一步蹬两级没问题，有痔疮术后靠控制饮食不再发作。避免过度劳累，所以很少有心绞痛发作。每日坚持练太极拳可预防和治疗感冒。少吃生冷、避免油腻、无过饱食，是预防胃肠病的最好办法。去年发现老年性白内障，视力明显下降，中止写作。

我的体质由弱转强，有遗传因素，也有潜移默化的影响。父亲终年88岁，母亲82岁，父母不抽烟，不饮酒，不生气，别人对他粗暴无礼，他总是采取和善的态度。从不多吃，亦不吃生冷，饭后漱口，每天起得早，睡得晚，中午小睡。

我的养生格言是：常打太极拳，午休增睡眠。

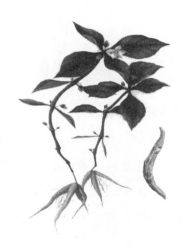

养生点滴谈

施仲安

我很重视古人"日出而作，日入而息"的做法。每天早晨6时起床，遂到阳台上做深呼吸10分钟；后做"八段锦"10分钟；最后做左右甩手摇摆活动5分钟，后原地踏步5分钟。自1982年起，每晨如此，从未有间断。

对于居住条件，我从不强求。从居住狭窄到宽敞，也是听从安排。窄小时勤收拾，宽大时勤打扫，从来就有"室雅何须大，花香不在多"的感觉，并以此喻儿孙师弟辈。

对于房事，我主张不放纵，不禁欲。25岁以前，依20岁计算，4天一次（即二二得四）；25岁以后作30岁计，9天一次（即三三见九）；往后类推，这是房事九九数。青年人房事戒"纵"，而老年时戒"禁"。总之，要任情性之自然。

我在70岁时，易患感冒，中西药杂投。70岁以后，每晚睡觉前和清晨起床后各做一次按摩。用右手劳宫穴对左足涌泉穴，顺时、逆时各旋转按摩60次，左手劳宫穴则反是。这八九年很少感冒，无一次发热。这是按摩导引法，不是气功，简便易行，收效很大。我老伴按摩更为认真，感觉非常良好。

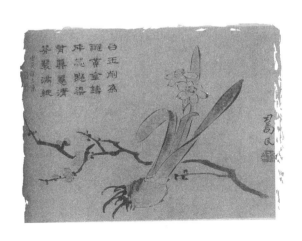

良好的生活习惯是养生的真谛

祝谌予

我今年 80 岁，许多人看到我满面红光，精力充沛，说话声音洪亮有底气，走起路来挺拔轻松没有一点老态龙钟之象，便问我是如何养生的，有什么长寿之道。若讲授中医学关于养生的理论，我还能讲出一些，要说自己有什么长寿秘诀，我倒是难以回答。因为像我这样年龄的人，经历颇为坎坷，在相当长的时间里没有条件刻意追求"养生"。只能说是我在几十年的生活中，有意无意地在顺乎自然，养成了一些较好的生活习惯而已。

一、起居有常

我每天早上醒来大约是 5 点钟，洗漱后躺下休息一会儿养养神，差不多 6 点钟再活动一下，吃完早餐 7 点多钟去上班。几十年来，基本上天天如此。作为一名老中医，慕名前来求医的病人很多，几乎每天上午都要出门诊，每次半天门诊诊治患者不下 40 人。我还担任着北京市政协副主席，中国农工民主党北京市委员会主任委员，全国首批名老中医药专家学术继承工作的指导老师，目前有学生 3 人。社会工作、教学工作、临床工作任务都很重，有时一天三场活动甚至连晚上也排得满满的。但是，除非有必须要在当天办完的事情，我晚上从来不熬夜，因为熬夜对身体健康非常不利。一般只要困了我就睡觉，有时电视节目很好看，我看的时间会稍长一些，差不多 10 点多钟一困倦就不看了，绝不因为电视节目好或别的什么事情而影响睡眠。

二、饮食有节

我在饮食上从不挑剔，但我很注意饮食的多样化，因为不同的饮食可以在体内互相补充，而偏嗜偏食都会使脏腑功能偏盛或偏衰。我从不暴饮暴食。我每餐大约吃 2 两，除有时因门诊病人多不能按时下班外，一般都尽量定时吃饭。好吃的东西从不多吃，即便是丰盛的宴席也仅仅是每样菜吃上一点，八九分饱就可以了。不好吃的如窝头等也照样吃。经常吃些粗粮，使食物搭配更加合理。

三、心胸开朗

心胸开朗是我保持身体健康的又一体会。每个人的一生都难免遇到一些不顺心的事情，终日发愁着急不仅不能解决任何问题，而且必然有损健康。我从不把生活和工作中的不快放在心上，即便是遇到很大的麻烦也尽可能想开些。比如"文革"时期，因为我曾在日本留学，就被当作"日本特务"关在牛棚里，白天劳动改造，晚上写检查挨批斗。我仍然泰然处之。因为我想：我当了一辈子医生，没有做过任何对不起国家和人民的事情，我相信事实终归是事实，没有的事情别人再说也成不了真的。那时许多人愁得睡不着觉，可我一躺下便睡着了。天大的烦恼，只要一睡觉便全忘记了。正是因为在困难和挫折面前保持了一种平和的心境，所以我这么大年纪了从不知道什么是失眠，更不知道服安眠药是什么滋味。

四、适度锻炼

我最喜欢的锻炼方式就是散步。如果有可能，我每天晚饭后到户外散散步，活动一下四肢。因为人到老年，身体的各个组织器官功能都逐渐衰退了，气血不充足。首先表现的是关节活动不利，肢体活动迟缓，腿脚不够灵活了。中国有句老话，叫做"人老先老腿，从腿看年龄"。所以每天散

193

步，既可以锻炼腿力，又能舒张筋骨，畅和血脉，调节精神，促进消化，消除脑力劳动后的疲劳。我不赞成老年人跑步，哪怕是慢跑，因为很多老年人都有着不同程度的动脉硬化，或多或少的心脏不太好，跑可以加重心脏的负担，引起诸如供血不足等问题。所以还是选择散步更为安全可靠。

我前几年曾有过一次心律不齐，后经24小时动态心电图（Holter）证实为室性早搏，最多每分钟间歇16次。那时一活动便出现心悸气短等症状。我没有服用任何抗心律失常的西药，而是自己开了益气养阴活血的中药处方，药物组成：西洋参、麦冬、五味子、葛根、丹参、当归、赤芍、红花、菖蒲、郁金、柏子仁等，共研细末，早晚各冲服10克。坚持服了一年多，早搏完全消失了，活动后不感到心悸气短了。我住在14层楼，有时电梯坏了，我可以一口气登上14层楼而不感到有什么不适。

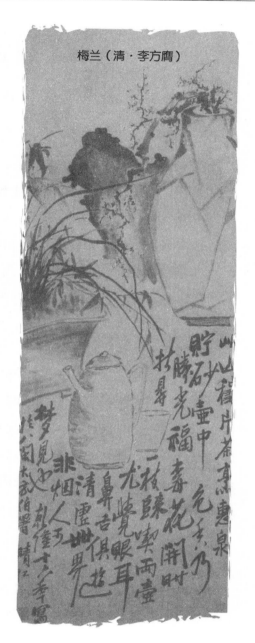

梅兰（清·李方膺）

谈谈我的个人保健

钟一棠

俗话说"无病便是福"。不少患者有深切的体会，确实不论大病小病，急性病或慢性病都使人们感到痛苦，只不过程度差异而已。人的一生中，要不生病自难保证，但是在生活、工作中能够多多注意卫生和安全，是有可能不生病（自然衰老病除外）或少生病的。

人人能养成良好卫生习惯，是个强身长寿并且是强国的良方，希望大家能按照下列要求去做到，终比"苦口良药利于病"好得多。

卫生习惯的要求大致如下：

1. 饮食：①不可暴饮暴食；②不吃已馊的饭菜；③不吃过于生冷油腻难以消化的食物；④不吃未经洗净的水果；⑤不喝生水；⑥饮酒切莫大醉；⑦不吸烟。

2. 衣褥：①做到及时加衣不使受凉；②经常更换衣衫和床单被单等；③棉絮、枕心要常晒；④衣料宜选柔软、透气、吸汗之质地，对老人和婴儿尤应如此。

3. 居处：①室内外经常洒扫；②家具器皿天天揩洗；③多开窗户使空气流通；④房内不使潮湿或置生石灰少许；⑤厨房烧菜油气应用排风机排出；⑥消灭苍蝇、蚊子、蟑螂、老鼠和虱子、跳蚤；⑦庭院杂草及时铲除，农村尤须把屋外周围杂草铲除并杀灭粪蛆，养有鸡鸭的应天天打扫干净。

4. 其他：①饭前便后洗手，常剪指甲；②经常洗澡理发；③不随地吐痰，撒尿；④不乱抛果皮屑；⑤要劳逸结合，不要过度劳累；⑥要坚持经常体育锻炼，老年人体弱者可做床上体操活动；⑦精神生活保持愉快第一，遇事切勿恼怒；⑧最好一年中体检 1 ~ 2 次。

随心所欲不逾矩

俞尚德

我喜欢步行和登山，尽可能不以车代步。有时沿西湖漫步游览，登几百米高山也不感到心慌气急。但对气功、太极拳等不大感兴趣。

饮食以七成饱为止，宁少勿多，嗜食红烧肉，焖至烂熟为好。60岁以后，晚餐时喝200毫升绍兴黄酒或50毫升低度白酒，量不在多而对质的要求很高。饮酒时常食干果，如瓜子、核桃、花生仁、豆类，不喜用荤菜下酒。浅酌慢饮，时间达一小时左右。饮酒而不嗜酒，意在宁神息思，自我调养。

对不平之事易发怒，但无愁。不如意事，时过境迁，坦荡胸臆，不生芥蒂，不计宿怨。有诗曰："坦荡胸臆不负人，恨无媚骨自安全。"

对于长寿，不要着意去追求，不要为长寿而去耗费心机。一切顺乎自然，力求返朴归真，随心所欲不逾矩。登山散步并无规定时间，兴来即去，兴尽即返。如果每日一定要按时去锻炼，反倒是一种自加的压力和负担，老年人还是洒脱宽松点儿好。

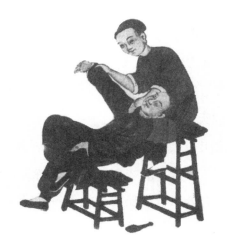

按摩图（清代）

　　针对人体不同的部位，采取不同的按摩方式，这是中医按摩学的一个基本原则。这是摘自《北京民俗生活百图》的一个剪影，它描绘了对人体肩膀和手臂的按摩方法。

淡泊明志，勤奋好学

俞慎初

一、淡泊明志

我的日常生活恪守读书、门诊与写作。喜欢旅游、下象棋，尤好游览名胜古迹。闲暇之时，常与晚辈谈天说地。晚上则收集资料，撰写历史故事或写小品文。无不良嗜好，一切顺其自然，不企求，不钦羡。我的性格较为急躁，凡不顺心之事均易发火，但过后即忘，从不积怨。道家的"无为"和诸葛亮的"淡泊以明志，宁静而致远"是我最喜欢的格言。

二、勤奋好学

我的父亲终年82岁。他一生勤奋好学，孜孜不倦，医术精湛而又乐于施与。我秉承这一家教，以"学然后知不足"为座右铭。我的治学特点有五勤：脑勤、耳勤、眼勤、手勤、足勤，可以说，我的一生都泡在中医药学术的研究上，至今已出版学术专著20余部。既发达了思维，又锻炼了四体。

最后谈谈关于发展中医养生学的感想。

我的看法是：第一，建议组织一批专业人员进行研究，向更高更深层次发掘；第二，人民群众中亦不乏长寿者，对他（她）们的长寿之道，亦应总结；第三，把养生学列入中医院校的必修课程，培养专门人才。

经络导引养生功

贺普仁

经络导引养生功是我根据气功的原理，在经络循行的基础上自创的一套祛病健身的功法。它把小周天和大周天结合起来，能起到通经活络、通畅气血、引气归元的作用，使元精、元气、元神充沛，达到有病祛病、无病健身延年的目的。此功尤其适合于无暇锻炼的人和活动不便的患者。因为它不受场地、时间的限制，只需坐姿即可，时间 1 ~ 5 分钟，可根据个人的情况而定。

经络导引养生功法共分为六步。

第一步：练功前的准备，采取端坐式，项挺直，目向前平视，闭口，舌抵上颚，全身放松，思想安静、洒脱，自然呼吸，气要均匀。

第二步：以意领气，先由会阴开始上入毛际，沿任脉的关元、神阙、膻中、天突、廉泉到头顶；沿督脉由头顶下行至风府、大椎、至阳、命门至尾闾骨归会阴再上入小腹。

第三步：由小腹向左行至气冲、髀关，沿足阳明经直下到内庭，走足心涌泉，再从足三阴（大腿的内侧）由下向上行经阴廉到气冲穴，右侧循行路线与左侧运行方向相同。

第四步：由气冲穴到任脉的曲骨穴经关元、气海、神阙、中脘、膻中到天突。

第五步：由天突向右经中府、俞府到肩井、巨骨、肩髃穴，再沿手阳明向下到阳池，再分别下行至大、食、中、无名、小指之后，从手三阴由下向上到极泉，经中府、俞府，到天突穴，再向右行与左侧运行路线相同。

第六步：由天突向上到廉泉穴，因舌抵上颚，使任督相通，经气到头顶，再向下到风府，沿督脉直下至尾闾，回归会阴，再上行至丹田而终止。

另外，如果你想有一双明亮的眼睛，即使已近视或发花，只要你每天早起坚持做眼的保健按摩，其方法极其简单，即早起时用食指肚按摩承泣穴 36 次，使之有酸重感，贵在坚持。我 20 年如一日做此法。原花眼 150 度，经三个月以后就摘去了眼镜，至今未戴，也能把《人民日报》上的小字看得一清二楚。因按摩此穴能疏通经络，调理气血，改善局部血液循环和神经营养，并能减轻眼肌紧张和疲劳，改善眼的调节功能，故能达到防治多种眼疾的功效。

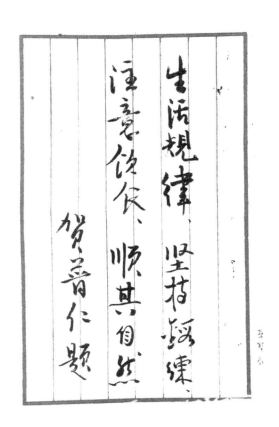

生活规律、坚持锻练、注意饮食、顺其自然。

贺普仁题

动静结合，以安五脏

秦亮甫

我出身于岐黄世家，父亲也是中医，终年因不慎摔倒致颅底骨折而殁，享年87岁。我在青中年时，曾患过伤寒、肺结核、严重失眠症、心脏窦房结功能低下引起心脏停搏等，主要用中药调治并配合"放松健身功"，诸疾均告痊愈。数十年来每天坚持做气功，适当运动锻炼，并进行局部按摩，还注意心理调节、饮食调养，所以身体健康无恙。

一、动静结合

动，是指体育锻炼；静，是指气功保健。我晨起必做一些身体活动，首先是左右、前后颈部活动各 10 次，然后做广播操，燕青拳（慢动作），共计 15 ～ 20 分钟。晚间睡前在床上先做腹部、头面按摩，然后做"放松健身气功"，使心、脑及肢体处于"冬眠"状态。我上下班坚持骑车，以练呼吸吐纳，使新鲜氧气充养于脑与内脏。每天睡眠 8 小时，晨 6 点起床，晚 10 点入睡。如遇大事引起失眠时，即刻做"放松健身功"，即使不能完全入睡，亦能使全身气血得到整复更新。

二、饮食清淡

我以容易消化的软食为主要食物，炸、烤、烘、等硬的食物极少进食，厚味食物少吃；每餐进食不过饱，荤素搭配，素的占 60%，荤的占 40%；饮食不过分甜或过分咸；每天吃水果，保持大便通畅。常食用的保健品为参汤，夏季喝西洋参汤，冬季喝生晒参汤，有时与银耳同时食用；从不饮酒、吸烟。

三、抑制愤怒

怒为七情之一，愤怒过极，伤人最重。古人说："人之七情，唯怒难制。制怒之药，忍为妙剂。"我平日遇到忍无可忍的愤怒事情时，常依"宽怀恕人，制怒明理"作为心理养生的准则调节之。我认为心胸狭隘乃是易怒之根源，老年人更应当心胸豁达，不计较个人得失恩怨，这样才不至于因"怒则气上"而导致心脑血管疾病的发生。

四、节制房事

房事生活与养生的关系极为重要。房事过度，纵欲恣淫，必短寿早夭。我认为 20 ～ 30 岁，每周房事 1 ～ 2 次；30 ～ 40 岁每周最多 1 次；40 ～ 50 岁每 2 周 1 次；50 ～ 60 岁每月 1 次；60 岁以上房事宜绝；65 岁以上房事宜禁。然而节欲应男女双方共同守之，否则会发生感情之不和。

五、预防疾病

在感冒流行季节，用针刺合谷、曲池、足三里，每天一次，连针 5 ～ 6 天；同时在鼻腔中用菊花水揩一下，每天 2 ～ 3 次，连用 5 ～ 6 天；并饮菊花茶，食物中加一点醋。预防胃肠炎的方法为：每餐的餐具都要经过煮沸消毒再用，不吃生菜，生熟食品分开放置在冰箱中；隔夜食品如蔬菜、鱼、肉等必再煮沸后食用；从不进小餐厅，不买摊贩熟食，严防病从口入。

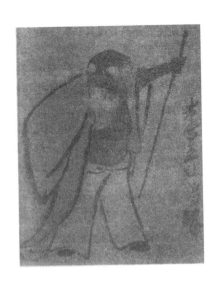

老当益壮（齐白石）

　　大腹便便，寿鬟飘飘，站立如松，运棍成风，一副老顽童神采。

劳逸动静，持之以恒

班秀文

一、劳逸结合

我每天早晨 6 点起床，在绿树成荫的公园，游走散步，熏陶在大自然的怀抱里，呼吸新鲜空气，血脉畅通，其乐无穷。更喜欢登山。闲时操持家务，或抱孙娃，劳而不重，更有天伦之乐。如果整天留恋在俱乐部里，沉溺于"大王、小王""楚河、汉界"之中，可能会导致"久坐伤肉""久视伤血"，而对健康不利。

适当的体育锻炼，是增强体质、防病治病的有效方法。太极拳、八段锦、老人保健操、慢跑、气功都是很好的锻炼方法，只要持之以恒，一定会收到良好的效果。至于强烈的体育运动，如老人篮球赛、赛跑等则不宜提倡，既紧张、又耗力，对老人的身心是不利的。我上下班步行，每次花 30 分钟左右，作为一种锻炼方法。

二、饮食宜素

人老了要吃好一些，改善生活，补充营养，这是应该的，但要根据自己的身体健康状况。我注意食物多样化，粗细结合、荤素并重，以素为主。老年人应以少食或不食肉类、糖类为佳，因为这些食物容易使人肥胖，对心、脑血管病都有影响。

由于各种食物含有不同的成分，因而对食物的选择，必须粗细结合，品种多样化。各种食物适当配合，则营养价值更高。如精细的食物容易消化吸收，粗糙的食物则能加强肠道的蠕动，促进肠中残渣和有害物质排出。

除了应酬之外，我平素不吸咽，不饮酒，无饮茶嗜好。蒜、姜、葱、辣椒等刺激性食物都很少吃，很少生胃肠病。

三、调摄情感

人非草木，也非处身世外桃源，难免有"七情""六欲"，要做到"恬惔虚无"，实非易事。在日常生活中常常碰到这样那样问题，往往会引起"七情过极"而损害健康。古时有"笑死程咬金""孔明气死周瑜"之例。所以如何对待外界刺激，则是调摄情感、保证健康的重要问题。常云："祸兮福之所倚。"在困难失败之中，要看到光明，要有克服困难的决心。

四、不服补品

我平时不服保健品，不迷信广告上的"补药"宣传。目前社会上各种渠道的"补药"宣传，多数言过其实。补品用得恰当，则对身体有益，相反，补而不当，人参燕窝也能杀人。对于老年体弱的补养，我是偏重于通过食物营养来调养，以避免药物的偏颇。前人"药补不如食补"，确是经验之谈。

我今年 73 岁，一生从未发生过大病，目前脏腑功能调和，健康状况良好。视力还好，唯有轻度老年白内障。记忆力尚可。健脑养神贵在按时作息，不妄作劳，不想入非非。

家母今年 96 岁，除重度白内障和腰痛之外，无其他疾病，生活能自理。她的养生之法主要是体力劳动、生活规律、处事安静。

我的养生格言是：顺其自然，以动为纲，以素为主，适可而止。

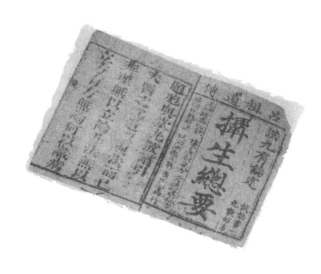

《摄生总要》书影（明代）

明代洪基的《摄生总要》是房中术的重要典籍秘本，书中总结的房中秘诀仍被沿用。该书收录的各种房中秘方依循独特的标准：一要神奇；二要实用。论述的性养生，观点精辟，义理透彻，又附各种增进性能力、提高男女性享受的秘方。

顺乎自然，防微杜渐

贾 堃

我每天清晨6时左右起床，在院内散步。每日睡眠7小时左右，一般10分钟即可入睡，基本上没有失眠过。饮食量每日主食7两左右，随年龄增长食量也略有增加，四季无特殊规律。

我35岁开始间断服用自制保健药品，该药由核桃仁、柏子仁、黑芝麻、桃仁、蜂蜜制成膏剂，每日服用一调羹。该药能够有效地防治心、脑血管疾病。50岁时就服用五子丸等保健中药。70岁前有时患伤风感冒，常用生姜、葱白熬汤加食盐、醋少许顿服而解。感冒流行时期，每日晨起嗅杯中酒气味，或用金银花、连翘等泡水滴鼻，可以收到预防的效果。急性胃肠炎可针刺或艾灸足三里，疗效甚佳。我72岁时患前列腺增生，经服海马、鹿茸等药而愈。

我认为顺乎自然的养生方法最可取。凡事要客观地去看待，不强求不能实现的事情。遇事不顺心，要用责人之心责己，恕己之心恕人。

概括我的养生方法，谓：有逸有劳常乐天，呷茶寡酒不吸烟，定时饮食并定量，多素少荤淡馔餐，胸怀豁达目光远，动静适度体魄健。

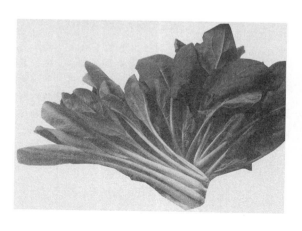

菠菜

菠菜含蛋白质、脂肪、碳水化合物，胡萝卜素A原、维生素B、维生素C、粗纤维及钙、锌、磷、铁等。

三能与健康

夏本经

我的生活注意规律化，勿受三因干扰（内因：喜、怒、忧、思、悲、恐、惊；外因：风、寒、暑、湿、燥、火；不内外因：跌扑及意外损伤等）。性情平和，清心寡欲。

我的锻炼方法是打太极拳，每天起床后必须练一趟，然后才进餐。常年坚持午睡，很少失眠，失眠时就忍耐一会，不烦躁，平息静气还能再睡。

饮食方面定时定量。老年人身体渐衰，脾胃功能尤应注意保护，要节制饮食，应以容易消化的食物为主。少食咸食，多吃酸味食；少食甜食，多吃水果。大蒜、姜、葱、辣椒也常吃一点，增进食欲。

我目前记忆力尚好，视力一般戴400度眼镜照常阅读小体书报，仍坚持专家门诊的日常诊务。我在青年时期曾患肺结核、肾炎、黄疸等症，在晚年患有冠心病，后来注重预防，尽量做到勿劳累，勿受寒，勿耽误睡眠，少烦恼，一有不适就及时就医。

我认为可从三能判断自己的健康状况：第一，"能食"，表示脾胃功能好；第二，"能便"，表明大便排泄通畅，肠功能正常；第三，"能睡"，心肾相交，水火既济，气血调和，精神振奋。有此三能，乃健康象征。有一悖逆，即当调治。

睡眠与养生

夏庆林

睡眠是最好的休息，是养生的要事。如果夜来失眠严重，白天就精神不振，食欲不佳，疲乏无力。如果长期失眠，就是再好的饮食，也是入口无味，这样，营养到体内也就不能消化吸收，时间长了就是病态。如果睡眠充足，自然是精神愉快，体力倍增，食欲旺盛，我感到睡眠就是营养，而且是最好的营养。

在"文革"中，我校搞开门办学，我们教师们带学生上山下乡，劳动兼上课，当时是抗旱保苗，我本来不是好劳力，要挑水上山，真有点恐惧，但任务在身，不但要跟得上，还要干得好，就试着劳动了一天，勉强完成了任务。但感到百节松弛，疲乏不堪，腹中饥饿，亟待进食，饭刚入口，就突然昏倒，口内含着饭，就倒地不起，呼之不醒，已经熟睡，一觉醒来，还是只觉困，不觉饿。经过一夜睡眠，疲劳解除了，体力恢复了，早饭后随着劳动大军又挑水上山了。因此我感到睡眠与饮食同等重要，有时睡眠胜于饮食，睡眠是营养，饮食是热力，缺乏睡眠就是缺乏营养。

睡眠与运动是健康的基础，缺乏哪种都难得健康，饮食是供热的材料，因此，坚持劳动，按时睡眠，辅以饮食，自然能够体力日强，老当益壮，老而不衰。我是这么想的，也是这么做的。现在 83 岁，四肢活动正常，能吃能睡，自觉记忆良好，出门上街，自己行走。

手杖操与房事养生

高式国

我的养生之道无遗传因素。只是在中年曾涉猎旁书，加以揣测，得点补益。我特别喜欢运动养生，即使长寿不得，尚能健身，健身未能，尚可却病，总有益处。现将我的养生方法介绍如下，供朋友们参考。

一、树拳

我早晨起床（5～6时）后到门前散步，或绕树旋走，仿八卦拳式，对树虚作踢打挨靠式，他人见我如此动作，称为"树拳"。此练法只作形势，拳脚不着树身，使气力含蓄体内。若着树身，则内气外泄，于气功无补。

二、手杖操

我早年常练五禽戏，近十年来因行路拄杖，故改练"手杖操"。手杖操原名五行杖。杖用木质手杖，长可及肩，短可齐脐。方法共五式，一垂钓式：单手持棍，臂棍平直前伸，以棍之前端画小圈，愈小愈好。臂勿晃动，只用手腕摇转，行步不停，挺胸凹腹，气达全身上部。二观星式：持棍向上斜指，臂棍斜直，用腕力摇棍画小圈如前，以意引气，达于举臂方侧之胁肋。三冥杖式：双手握棍，臂棍斜直向前下方，以棍端画小圈，使内气达于肩背。四丐杖式：持棍之臂下垂，以腕力摇棍，向后下方斜伸，画小圈（如乞丐曳棍防犬状），使内气达于胸臆。五提灯式：双手握棍，臂平伸，拳用力，棍端下垂向地画小圈，使气达腰胯，练全身下部腰腿之气，两手轮换行之。练毕随意挥棍，缓步前进。五行杖练法，应群众要求曾油印数次。此法易学易练，很受老年朋友喜爱。

三、房事养生

40年前我曾窃问过体壮老长者。他说此乃君子之道，俗名"战功"，全靠自己下苦功修练。他说的话有些难懂，如"子前午后，水升火降"等。但他讲的房事养生秘诀，我记得很清楚。第一要素质足壮，如同国富方可利战；第二要节欲，如同蓄锐自强；第三要夫妇志同，比如人和。临事自持，务求达到情意"两平"，若不"两平"，必有一方受损。故一般人认为色欲伤人。若能用之"两平"，则能夫妇两益，此为夫妇双修之道，必说，天地是大公无私的，人能达到无私，即得到"平"了。在居家日常生活饮食劳动俱要平权平等，放下男尊女卑的旧习气，使家庭和乐。这样就接近"平"了。

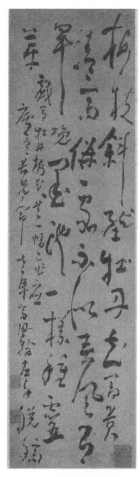

行书咏花诗（清·高凤翰）

坚持冷水浴与跑步

高奎滨

1955 年，组织上安排我搞中药研究，在学习与工作中，我感觉祖国医学的"整体观念"是非常正确的，它属于现代科学的"系统论"范畴。人与自然的关系，机体本身的脏腑组织关系，都存在着密不可分的内在联系。而作为致病因素，起决定作用的是机体的内部条件，即"正气"。如果人的脏腑功能正常，气血充盛，卫外功能坚固，"邪气"也就无从入侵，疾病就不会发生。反之，只有当人体的正气虚弱，卫外功能不足以抵抗外邪时，邪气才会乘虚而入，发生疾病。所以说机体内部的正气亏虚是疾病发生的主要原因，而外部致病因素则是构成疾病发生的条件。

1957 年以前，我的身体较为虚弱，长年感冒不断，还有慢性支气管炎。联系我学习到的中医知识，看来是正气不足。怎样才能使气血旺盛，增强抵抗疾病能力呢？我主要是从锻炼入手。

我们这里的气候一年要有 5 个月时间气温在零度以下。如果对这种寒冷气候没有适应能力，那就必然会屡生疾病。我自 1961 年夏天开始，用冷水洗脸、洗身，并坚持跑步。从短跑到长跑，根据自己的身体条件进行调整。1983 年后，每天起床后跑步 1 小时，回来后满身是汗，马上去进行冷水淋浴。每年 5 月到 8 月，星期日跑步时间延长到两个半小时。若外出开会，我也要带上跑鞋，坚持跑步。这样，就锻炼了机体对自然界的适应能力和抗病能力。

我的养生健身方法，有些是受到母亲影响的。我母亲 86 岁故去。母亲长寿原因有两条，一是劳动，二是心宽。劳动即现在常说的"生命在于运动"；但也要注意"静"，即心情调理与休息。凡名利之事不要计较，知足常乐，心胸宽阔，这样就会获得心理上的愉快，精神上的放松。我多年来都是八点半就寝，对饮食也没有特别嗜好，从不用保健品。其他如起床、排便、看书、写作以及饮水等，都有时间性和一定的量。有人说我生活很有规律，我自己也感到生活起居形成了一种习惯。自 1961 年至今，我从未生过病，没有用过公疗的钱。

我研究中医药近40年了，就药物而言，中药有莫大的优势。中药中的补益药和活血化瘀药，是西药所没有的。数十年研究证明，补益类中药的抗衰老作用是非常确切的。通过研究与学习，我对《内经》印象太深刻了，改变了过去我那种唯心观点。就养生学而论，《内经》中的许多论述是精辟的、科学的；特别是“正气存内，邪不可干”“恬惔虚无，真气从之，精神内守，病安从来”等，应当作为养生学的履行格言。

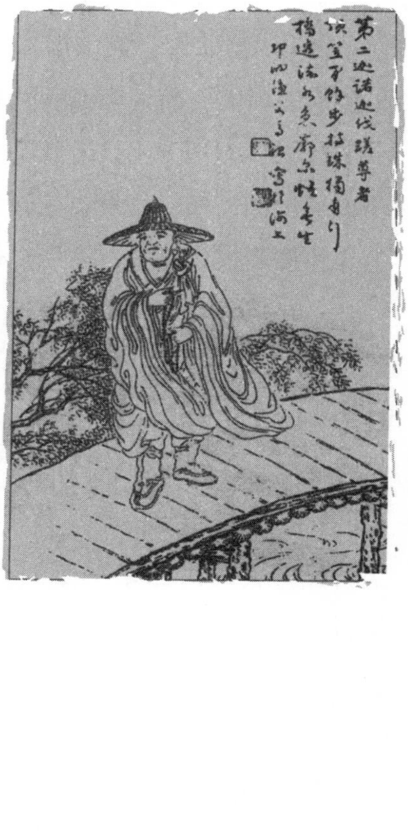

旅游

旅游，自古以来就是人们崇尚的养生之道。历代养生家多提倡远足郊游，以得山水之清气，修身养性，借以舒展情怀，开阔心胸。旅游尤以春季为佳，阳春三月，桃红柳绿，万象更新，生机勃勃。在这春光明媚的大好时节，或扑蝶戏耍，或登山远眺，或品茶畅谈，或吟诗作画，都是一种有益于身心调养的乐事。

有德则乐，乐则能久

高辉远

我的日常生活有"四喜""四不"。所谓"四喜"，即喜晨起散步，喜与晚辈谈论医道，喜书法、诗词，喜食清淡素菜。"四不"即不沾烟酒，不食辛辣厚味，不看书时间太长，不用保健品。

心静气和则眠安。我每日睡眠 7 ~ 8 小时，中午睡 1 小时左右，很少失眠。如偶有失眠，则顺其自然，不需服药，心静气和则眠自安。

心平气和，无欲则刚。恣情纵欲，伤及肾阴。养生必须节制房事，肾主藏精，不可泄渎也。修身才可养性，修身当"修己而不责人"。为人应当严于律己，宽以待人，"君子不责人所不及，不强人所不能，不苦人所不好"，这样，才可做到心平气和，身体康健。

过劳过逸均可致病。我的身体尚好，因保健任务过重，组织上未考虑我的退休问题。现从事中医临床，保健，带教研究生、徒弟等工作，致力于"糖尿病""老年多脏同病"等的研究。虽然工作繁忙，但十分注意劳逸结合，看书写作时间从不过长，这样才能使五脏安泰，健康长寿。

养生之道除生活有规律外，重要的是修身养性，做到心平气和，心胸开朗，正所谓"淡泊以明志，宁静以致远"。

乐观长寿，运动延年

郭仲夫

我年少体弱多病（患慢性肠道疾患和心脏病多年），解放前随从先伯父学医时，即潜心养生之学，在涉猎方书的同时，也拜访过一些名师，并坚持实践，身体力行。经过一年多时间的锻炼，适当配合药物治疗，身体终于康复，数十年来，一直很少患病，也从未请过一次病假。行年55岁以后，自觉精力日渐衰减，不耐劳累，原因除年龄因素和工作繁重之外，还与没有经常坚持锻炼有关。后来体检透视证明：有心血管病变存在（主动脉弯曲、左心室肥大）。虽无明显的临床症状，但决不可疏忽大意。因此我年满60后，决意请求退休。近几年来，我除在校兼任一些编审工作外，有比较充裕的时间进行气功锻炼和自我调养，因而健康状况不断有所改善。我经过多年的观察和实践，深刻体会到《内经》的养生原则和方法是经得起实践检验的，它看似平淡，而实有至理存在。结合个人体会，我将它归纳为三结合和三为主，即防治结合，以防为主；调养结合，以调为主；动静结合，以动为主。具体来讲，防病和治病，两者不可偏废，但防病是主要的，尤其对老年好发疾病，更应早为防范。

就预防而言，一是内养正气以增强抗病能力。二是防止外来病邪和有害因素的侵袭，以减少疾病的发生。其次是调养和食养相结合，而调养则是主要的。就调养来讲，包括对饮食、情志、起居、劳逸、寒温、两性生活等的调节。这些都是为了适应外在环境变化，维持机体正常生理活动而采取的措施。再次，即运动与静养相结合，运动是主要的。运动有各种不同的形式和方法，凡劳动、散步以及各种体育锻炼、武术、吐纳、导引等皆是，宜选择适合个人情况而行之。运动不仅可以强身，还可延长寿命。

我于养生之道造诣不深，过去曾写下七律一首，聊以自勉，附录于此，供朋友参考。

恬惔虚无真气从，原来三教自相通，

顺时有道风寒却，嗜欲无贪精气充，

寻乐方书终不废，养生醪馔勿求丰，

户枢不蠹须当鉴，运动方期不老翁。

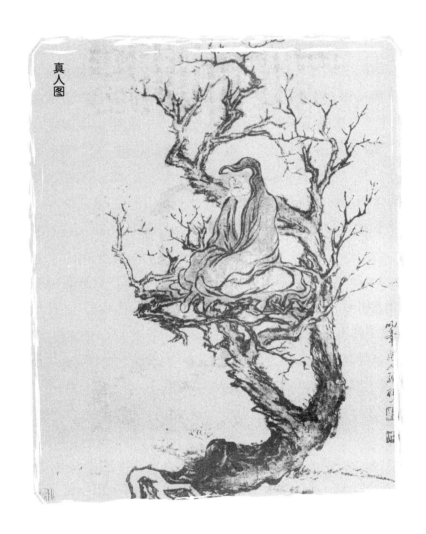

真人图

耄耋老人生活谱

郭国兴

1. 起居谱：冬夏均在 6 点钟起床，起床后室外活动 10 ~ 20 分钟，以舒展筋骨、流通气血，然后做一些家务劳动。午睡 1 ~ 2 小时或闭目养神半小时。晚上 8 点入睡。郭先生认为衣着要顺应自然气候变化，薄厚以感觉舒适为度。居住条件要有一种满足感，环境差的要主动地改善它，不要有过高的要求。

2. 饮食谱：早饭吃饱（四两）、午饭吃好（三四两）、晚饭吃少（二三两）。主食为五谷杂粮。郭先生饭量较大，晚年每天尚能吃到一斤。喜欢吃猪肉，也吃些鸡肉，但不吃牛、羊肉及动物内脏。冬天喜欢吃葱、姜、辣椒，夏天喜欢吃大蒜。一生没有饮茶习惯，而爱喝糖开水。

郭先生不吸烟，40 岁以前饮少量白酒，40 岁以后戒酒。一生没有用过任何保健药品。

3. 房事谱：房事不可放纵，亦不可过于压抑，以自觉舒适为度。青壮年要防止太过，中老年避免不及。

4. 心理谱：凡不顺心之事，要多自我安慰。俗语："窄处要往宽处想。"对待不幸，要保持镇静，以"无所为"对待之。一生崇尚"知足常乐""吃亏是福"。

5. 格言谱：以看病为嗜好，以救人为乐趣。平平淡淡过日子，实实在在对待人。失败不气馁，得失不计较。得饶人处且饶人，让人一步自己宽。

观颐自养

郭振球

我今年六十有八，素体健康，即或间有小恙，常能自治而愈。我的养生经验主要是遵循《内经》有关摄生篇章，结合自己的身体条件，在日常生活中实践之。现将我的养生保健方法以随笔的形式介绍如下。

一、起居

余自幼立志学医，勤奋读书。黎明即起，凭栏远眺，或户外踱步，午睡一小时，晚餐后散步半小时。闲时欣赏唐宋诗词，临摹王、赵字帖，借以遣怀舒意，取乐除烦。

二、睡眠

每日睡眠 9 个小时，从不失眠。年至 50 后喜独宿。神静入寐，醒则心旷神怡。睡不仰卧，喜侧卧。左侧卧，屈左足、肘，以手上承于头；伸右足，以右手置于右股间。右侧卧，则反之。

三、饮食

早餐喜淡粥。四季喜吃鲜美蔬菜；桃橘梨杏，佐餐最好。甘肥脆，适可而止。日饮清茶，以茉莉花茶与菊花香茶为宜。时啖姜蒜，以助消化。冬季葱豉做汤煮面，可预防风寒感冒。

四、心理

七情喜怒，人皆有之。唯过则为害。《灵枢·本神》云："喜则气和志达，营卫通利。"常乐观，和喜怒，节虑寡思，去忧除悲，为静神养生、心理调节之大法。所谓"笑一笑，少一少；恼一恼，老一老"。乐观可以排除思想上的杂念，从而使心理保持平衡，增进健康。

五、房事

"少年乐事在星期"。壮年以房事调节精神生活，乃人之生理的自然需求。但青少年不可纵欲。孔子云："少之时，戒之在色。"我 50 岁起独宿而卧，节制情欲，从而保持了身心的健康。

六、护目

敛视可以养神，而养神在于护养神瞳。视久稍息，可用双食指按压印堂，揉山根、睛明，沿眉棱骨绕眼眶按摩，环周 5 次。然后凝眸远眺，转睛 5 ~ 10 次。如此可以活跃神瞳，调节视力。练毕，则静坐，以目视鼻，以鼻对脐，调匀呼吸，勿间断，勿矜持，降心火于气海，自觉遍体和畅，视觉益清。

七、防病

我少年时喜吃葡萄干、柿饼，可以防止上呼吸道感染；及至壮年喜食萝卜，以助消化；后发现血压时有偏高，常服天麻丸以静内风。冬令严寒，风寒感冒，以葱豉汤煮面条或煎败毒散令微汗出，可收解毒驱邪之效。夏令冒暑，用新加香薷饮有良效。

八、保健

八段锦有保健防病作用。有刚、柔两种动作。柔法，简而易学，年老者最宜；刚法，繁而较难，年壮者宜之。余于天气晴朗时，早晨于户外，做八段锦以强身。休息时喜意守丹田，调匀呼吸。早晚练呼嘘呵吹呬嘻"六字气诀"。在杂念初萌烦扰睡眠时，练"六字气诀"，往往可获静神入眠之效。

九、家传

余曾祖年逾 90，祖父母均年届 80 而终，母亲现年 90 身体康健。曾祖养生经云："四气调神，养浩然气。澄心静坐，益友清淡。应诊方余，浇花种竹。嘘嘻六字，焚香煮茶。登高远眺，寓意弈棋。虽有他乐，吾不易矣。"年 90 多，耳聪目明，康强健步，登山作赋，染翰如飞。他的同邑门生赞之曰："高矣美矣，宜若登天。"

十、格言

我的养生格言为：观颐自养。《易》曰："观颐，观其自养也。"我根据《内经》摄生类论著，将古代养生经验概括为：夫人养生，静则神藏。和于术数，法于阴阳。食饮有节，起居有常。不妄作劳，一弛一张。四气调神，寿而且康。

博极醫源
與人同壽
敬德修業
筆耕有耦
謙乃善基
傲為惡首

郭振球書
一九九三·五·八

健身防病八要

郭谦亨

一、生活有序

生活的科学安排对健康是非常重要的。我认为：人来社会一趟，总得日有所进，于人有益而不虚度光阴才有价值。我每日早晨 6 点起床，散步、锻炼身体（八段锦、自编健体操）；早饭后会客、应诊、看书、写作，有时与子孙们玩乐；晚上看电视、听新闻；10 点睡觉。夏天午睡一个小时。1989 年（当年 69 岁）冬去外地调查诊治农村常见病时，突发"卒中"之疾，经治疗后缓解，现在不但生活能自理，行不扶杖，而且呼吸、脉搏、血压均符合年龄状态。

二、睡要宁静

睡眠以适度为宜，无论时间长短，总以睡得恬静安宁为好。中老年人睡眠 6 ~ 8 小时即可，睡得过久过短都不适宜。过久，会使神气涣散，智力减退；过短，则疲劳难复，精惫神衰。我无论什么时候，只要有睡意，不勉强支撑，即使 10 分钟，也可使神清气爽。此时，若勉强工作，不但毫无效率，且会头昏脑胀，心悸神疲，久则诸症纷起。

若遇失眠，不急不躁，调息静卧，意着一点，排除杂念，即可渐入睡乡。

三、衣着适时

我家居塞北，气候干燥偏寒。春季风大，气候忽冷忽热，秋季由热转凉，时缓而渐。因此，这里的群众春季减衣偏晚，秋季加衣多迟，即所谓"秋冻春遏"。我对衣着，一生本此而行，很少因衣着薄厚而得病。

四、饮食适宜

饮食是人体后天获得营养补给的源泉，是人身三宝——精、气、神化生的物质基础，因此，必须适宜、有节、不贪、不偏。我在"花甲"之后，每日食量仍在 2 斤左右（主、副食）。不今多明少，不嗜精美，不厌粗食，总以熟食、热食、洁净为好。

我一生既不嗜食蒜、姜、葱、椒之物，也不嗜茶、酒等饮料，更无吸烟之欲。

五、护目有法

我对眼睛的保护方法为：目不久视，不在强光下看书，不在睡卧时看书。自"弱冠"之年后，坚持每晨用热毛巾敷目 4 次，并热敷后脑，此法我用了近 50 年，时至今日，我年逾古稀，仍目明、耳聪、齿坚、鼻灵，向来不戴眼镜，每日可以看小 5 号字排印的书、报。

六、房事有节

男女房事，人之大伦。我自习医以来，毫不追求色欲，中年时期性生活月不过三，花甲左右年不过三，此后已基本不泄精。而且在性生活中，从不纵情狂泄，总是意著于上而不使过泄，自然达到阴阳交泰而神和气畅。

七、不动"真气"

人是有感情的，情感的变化是头脑的应激反应，爱则喜，憎则怒，这是自然之常。但怒是万祸之根，百病之源。我在"而立"之年前后，由于生性直率，嫉恶如仇，不善于处理突发之事，反而"得罪"了不少人。经过多年磨炼，学会了对逆情之事的处理，一分为二地分析缘由，这样便能理智地对待，自可制怒。这要比随激发怒，或强抑硬忍，于事于身要好得多。

何忍偷闲娱晚年

郭霭春

我今年已 82 岁，个人身体幸尚健康，一般的老年病，如冠心病、高血压、糖尿病、前列腺增生、腰腿痛、气管炎等，就目前说，都未出现过，只是走路慢些，耳微有聋感，眼睛未花，无失眠症，无胃肠疾患，吃饭比以前略少，爱喝绿茶。从不吃生葱、生蒜、韭菜、芥末等。每晚吃点水果，冬季每日吃生苹果三个。

如果问我有什么养生良方，吃什么延寿之药？那根本没有。我之所以如此，就是生活有规律，从不暴饮暴食，爱食多食，从不喝酒吸烟，从不做浪费精力的事。

我早 6 时起，晚约 11 时睡，着枕就能入睡。早晨起床后，打太极拳、练易筋经，另外活动腰腿，稍息，饮一杯凉开水，扫除房屋内外。洗脸后，轻揉面上各部位，主要是按摩头颅（从前额至项后），我体会这对我的头脑清楚，记忆力不减，能够坚持工作，似乎起些作用。早餐后，看报、审阅稿件，休息片刻，开始看书，搜集资料，搞《金匮》校注。午饭后，溜达一会儿，午睡一小时，然后继续写作，偶尔为人义诊。晚饭后，看一会儿电视，也有时看《清史稿》二三页。临睡前，练"意气功"20 分钟，上床后，揉小腹左右各 30 下，搓膝盖上下各 20 下，两脚心各 50 下，然后躺下。我从 60 岁后就独宿，我认为房事生活，对老年人无益，否则欲念不衰，吃什么补药也起不到保健之功。

我爱读古诗，心里闷了，看书累了，哼哼几首诗，好像心情感到舒畅，疲惫也感到缓解。

延缓衰老，仅靠药饵是无益的，主要是靠个人把生活安排好。

我的衣食住行与保健

唐福安

要健康长寿，少患疾病，必须从日常生活中的衣食住行做起。这对老年人的健康尤其重要。古人曾说："先天强者多寿，先天薄弱者多夭；后天培养者，寿者更寿，反之，夭者更夭。"这里所说的"后天培养"，就包含衣食住行的内容。

一、衣

衣着多少也有讲究，俗语说"冻九捂四"，就是说秋末冬初刚冷时，衣着要相对穿少一些，不要一冷就穿得很暖；春季刚热时不要脱衣太多，脱多易患感冒。平时冷要穿，热要脱。一般来说，宁"冷"不宜"热"。

二、食

我的饮食习惯是"早饭吃饱，中午吃好，晚上吃少"。喜欢吃蒸煮白烧食物，煎炒炸及红烧、腌菜很少吃。爱吃新鲜蔬菜，冬季增加一些荤菜。我很少吃甜食。常以白木耳佐以虾仁、肉丝、包心菜、蘑菇等咸味煮食。每天早晨泡茶一直到傍晚均饮之，晚饭后不饮茶。

平时要多吃新鲜水果，少吃罐头水果。醋可以健胃，预防感冒，化结石。盐以和淡为好，过盐对高血压、冠心病不利。

老年人进补以冬令为好，无疾病时可适当进一些补品，如人参、双宝素、人参精、桂圆、荔子等。我常用的保健食品有黄花菜、鸭梨、冬瓜、马兰头、苹果等。

我饮鲜牛奶迄今已 50 余年，每天早饭后约 2 小时饮用。蒜、姜、葱作为烹调味品适当食用，不吃辣椒。

三、住

房间里要保持新鲜空气，早晨起床后要及时开窗。日间关着的房间夜晚睡前要开窗通风。房间里要避免空气污染，如煤气和煤烟等。夏季不要露宿贪凉，冬季尽量不用电热褥。房屋争取安排到二三楼，每天上下楼梯数次对身体有好处。我在院内还种有花草，每天自己种植、洒水、施肥、养护等，既锻炼身体，又陶冶情操。

我每天睡眠 7 ~ 8 小时，颇有规律，每晚 10 时入睡。偶有失眠，就练静功：向右侧睡，将手表放在耳旁，凭借走表声，不思考，很快入睡。

四、行

我每天早晨外出步行，上下班基本是骑自行车。我练气功已 30 余年，年轻时曾练万米长跑，喜欢打篮球、踢足球、打乒乓球，目前可健步登 7 楼而不感吃力。饭后不宜跑步或行急路，对肠胃有一定影响。饭后也不要马上坐着，尤其当你坐着感到腹部不适时，要立即起来散步 3 ~ 5 分钟。

五、保健方法

我感冒时用感冒冲剂、午时茶等，一般以服中药煎剂为主。预防感冒的方法是衣着不要太多，冷加热脱即可。否则，衣着太多捂出汗就易感冒。我每天早晨两次梳头发，洗面时两耳用热水洗捂，耳属肾窍，按摩对脑有好处。用热水多揩头部及后脑，对血管有益。若要脑力好，就要适当参加体力劳动。在生活上，缝纫、电工、木工、泥瓦工、油漆工等，我都样样学点，以充实生活内容，并有益于身体健康。另外，少气恼，多喜悦，心情愉快等均对身心有好处。

我的养生格言为：饮食有节，营养补身；起居定时，安神益寿；疾病早防，强身延年；运动锻炼，行气活血；遇事泄怒，有益心肝；学无止境，利民养身；助人为乐，健康长寿。

我的健脑养生法

凌耀星

我 1919 年出生，今年 77 岁，但很多人不相信我已如此高龄。他们说：你行动灵活，体态匀称，面无皱纹，腰背挺直，看书写字不用眼镜，尤其是思路清晰，反应敏捷，你是怎样保养的？对于这个问题，我过去没有思考过，由此我静心追忆，确实很有意思。

我着重从健脑的方法与理论上谈谈个人的做法与体会，或许对中老年朋友有所帮助。

一、多思健脑

我临床 50 多年，教学 30 余载，编写教材、专著、论文，不下百余万字，时时处处都需用脑。每遇难题，更是苦思冥想，穷追深究，以求其解，从不吝惜脑力。当我自感江郎才尽、文思枯竭时，就暂时放下，小卧片刻，或散步、练字、绘画、听音乐……有时会灵感骤至，豁然开朗，思路流畅，条理井然，立即奋笔疾书，一挥而就。在讲课时也常会突然想到一些未曾想过的内容。我认为这是因为大脑的不同区域具有不同功能（左脑主管抽象思维，如阅读、写作、分析推理等；右脑主管形象思维，包括艺术、音乐、听觉、视觉等），长时间进行某种思维，主司的脑区因疲劳而功能下降，及时变换另一种思维，俾得休息，合理用脑，会使各脑区得到全面锻炼，增加智力，灵感也会由此而生。

二、乐观健脑

人的一生不可能总是一帆风顺，常会遇到一些失意、挫折、委屈的事，于是就产生忿怒、怨恨、悲忧等情志变化，这本是正常的心理状态，但不可过度和持久，这就需要自我调节。我每当遇到这种情况，尽量使头脑冷静下来，理智地进行客观分析，自我譬解，使自己从现实中特别是思想困境中超脱出来，也就心平气和、处之泰然了。

在七情中唯有"喜"对气机有利。"喜则气和志达，营卫通利"。对如何保持乐观问题，提出四种乐事。

1. 知足常乐：人的欲望无止境，不知满足，永无乐趣。唯有少欲，才能从愿。把名利看得淡些，无怨艾，无妒意，无贪求，自然心安理得，悠哉乐也。

2. 助人为乐：近20多年来，我在业余时间义务诊疗2000余例，许多报纸、电（视）台为此做了专访报道，这我不在意。但看到病人康复后的笑容，我内心之乐非笔墨所能形容。

3. 忘忧思乐：人一生不能无忧，但终日愁眉不展，于事何补？反致精神萎顿，茶饮不思，必然影响健康。所以要忘忧，多回忆那些曾经令人欣慰的喜事，重温当时的情景，自然回味无穷，其乐融融。

4. 自得其乐：乐要自己去找。每个人、每件事、每句话都可以从两方面去理解，对人对事要多从好的方面去考虑。才能自得其乐，自得其益，却病延年。

三、饮食健脑

丰富的饮食营养可以健脑，自不待言。我认为以下几点也值得注意。

1. 食物种类多样化：世界上没有一种食品包含人体必需的全部营养。老年人牙齿不健全，消化功能减退，宜进容易消化的食物，油腻不宜过多，但也须注意各种荤菜食品的合理搭配，不挑食，不偏嗜。有些人不问自己的血脂水平高低，凡是含胆固醇高的食品一律不敢吃，视蛋黄如毒药而丢弃之，以为食品热量越少越好，这种矫枉过正的做法，是不科学的。

2. 合理安排进食量：我国民间俗语："早餐吃得好，午餐吃得饱，晚餐吃得少。"这种安排完全符合生理活动能量消耗的要求。但现实生活中，人们常反其道而行之。由于白天工作繁忙，大多数人早餐草草了事，或不吃早餐，而习惯于丰盛的晚餐。人夜眠时血行减慢，脂质易于沉积而导致血管硬化。在晚宴上暴饮暴食而诱发心肌梗塞的屡见不鲜。

3. 足量饮水：人体内60%～70%是水。呼吸、出汗、尿液、粪便和体表蒸发，消耗大量水分，必须不断补充。我晨起空腹饮水一杯，一天饮水5杯左右。水是许多营养物质的溶剂，是消化、吸收、运输和进行化学反应的媒介；能稀释血液，减低粘稠度，增加血流量。饮水还能利尿，有助于废料的排泄。所以日常生活中必须饮足量水。有些人没有饮水的习惯，甚至终日不饮，显然不符合养生之道。

四、运动健脑

运动是健脑的一种有效途径。人的运动中枢在大脑，运动既锻炼了肢体，也增加了脑细胞的血液供养。我自幼喜欢体育，中学时为学校篮球队员。还学习游泳，经常跳绳，所以我的四肢肌肉比较发达。近十余年来，从《内经》"呼吸精气，独立守神""广步于庭，披发缓形"等经文受到启示，我为自己计划一些适合于老年人的养生运动。每天早晨步行至公园、打太极拳、木兰拳，做导引保健功等，全身放松，心无杂念，呼吸自然，动作柔和。约一小时的活动，给予我一天旺盛的精力，不午睡，至晚不感疲劳，也不瞌睡。

我经常到全国讲学、开会，足迹遍及十几个省市及各大名山，6次登长城最高处，寻访古迹，饱览胜景，开阔视野，增进知识，锻炼了体魄，磨练了意志。

旅美期间，我每天清早在宁静的人行道上做20分钟倒退行走，整整一年之久。我想，人自学步开始，总是向前走，部分肌肉始终得不到锻炼，倒退行走可伸髋展腹，使腰背部肌肉放松，使脊柱肌肉得到伸缩运动，加强了脊柱的稳定性。我没有老年人常见的腰酸背痛，可能与此有关。

我喜欢游泳与跳绳，要求上肢与下肢，左侧与右侧动作协调，配合默契，肌肉有节奏地不断收缩与松弛，这都需要神经系统的高度调节，这对大脑皮层的兴奋性和灵敏度与调节功能，无疑是很好的锻炼。

五、按摩健脑

1. 梳头：人人每天梳头，这是为了仪表，殊不知它还有良好的健脑作用。通过梳头，能提神醒脑，消除疲劳，提高思维能力和工作效率。此外，还有防治失眠、神经性头痛及秃发的功效。

操作方法：用梳子梳头，方向为：（1）前发际、头顶、后头、项部，左中右三行；（2）从头顶中央作为起点，呈放射状分别向头角、太阳穴、耳上发际、耳后发际。左右相同。每天3~5次，每次至少5分钟。

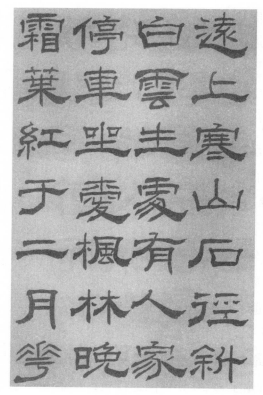

杜牧山行

如无梳子，可用指叩，双手弯曲，除拇指外，余四指垂直叩击头皮，方向与要求同梳子梳法。

2. 刷身：用长柄刷子轻刷四肢与背部，必须循经脉运行的方向，以助经气运行。

（1）刷四肢。按照十二经脉的走向，手三阴经在上肢内侧，从腋部刷向手掌至指尖。手三阳经在上肢外侧，从手指经手背刷向肩部。足三阳经分别在下肢的前侧、外侧及后侧，应从大腿根的前、外、后分别向下刷至足趾；足三阴经分布在下肢的内侧，应从足趾向上刷至腹股沟。每日3次，每次各5遍。

（2）刷背部。背部中央为督脉经，脊柱两旁广大区域均属于足太阳膀胱经，十二脏腑的俞穴均在此区内，经脉走向均从上到下。毛刷由项及肩分五行向下刷至尾骶及臀部上缘。可增强内脏功能，治疗脏腑疾病和调整脏腑之间的相互关系。有人发现背部皮下存在大量免疫细胞，毛刷给予表面刺激，有可能激活它们的功能，从而有利于防病抗病。刷背部亦每日3次，每次5遍。

以上健脑养生法五条，是我长时间亲身实践，自我体味，取舍增减，通过追忆、整理、总结而成。健脑养生贵在早，自中青年起就应注意进行。同时，不可急于求成，不能停停歇歇。关键在于持之以恒，日积月累，自然显出功效。

调心与养身

钱伯文

老年时期的生命活动是一个逐渐衰减的时期，与青壮年积极向上的盛阳时期完全不同。由于生理机能的变化，老年人的心理、情绪也随之发生异常，容易产生一些消极、悲观心理，加之劳少逸多，嗜食肥甘，就会不可避免地罹患老年常见病。为此，特对老年朋友提出几点养生方法。

一、少怒

怒为老年人健康的大敌。发怒可使人气机不畅，出现气逆和气滞，从而引起多种疾病，尤其是心血管病和脑血管病，故老年人应少怒或戒怒。

二、少欲

古代养生家认为，清心寡欲，恬恢虚无，则正气充足，身心健康；若利欲熏心，追求名利，就会使气机紊乱，易产生气滞血瘀疾病。

三、少色

凡长寿之人皆以"远房帏"为其经验之一。因为房劳过度则伤肾，肾气损伤会促使人衰老，年轻人则会未老先衰。何况老年人为衰阳之体，更宜少色或禁色以保精。

四、少言

"言多伤气"。言多则气息不匀，易伤肺气，亦伤中气。而气与精、神密切相关，气聚则精足，精足则神怡，故少言可以积气生精，精足可以全神。另外，老年人言多善误，不讨儿孙喜欢，反而转喜为忧。

五、少食

脾胃为后天之本，是全身营养物质摄取之源泉。饮不可过，过则湿困难化；食不可过，过则壅滞不消。若长期饱食膏粱厚味，摄入量超过身体需要，则会形成食积、气滞、痰浊、瘀热。故中医主张"勿极饥而食，食不过饱"。少食脾易磨运，可使冲和之气填充肌髓，有利于健康长寿。

六、少卧

睡眠为身体健康的重要因素，老人有好卧习惯，但也要有所节制。"久卧伤气"，若少时间卧床休息，则会损伤阳气。人的阳气不伸，机体活动能力就会衰退，脾胃消化功能也会减弱。因此，老年人应多动少卧为佳。

七、少坐

坐不能过度，过则损伤肌肉。有的老年人居家无事，迷恋电视、打牌，出门又以车代步，这样就会使血脉瘀滞，局部皮肤出现瘀斑、青紫，甚则形成静脉血栓。故老年人坐不可久，稍有不舒，可散步活动肢节，保持血脉通畅。

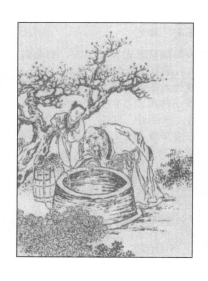

老子观井　清代

古人非常重视水的优劣，唐代的陆羽在《茶经》里写道：煮茶"其水用山水上，江水中，井水下。"又说："江水取人远者为上。"井水含纳、镁离子较少，且很少污染，故最宜饮用。

浅谈延年益寿

倪宣化

保健防老，是预防医学的任务之一。几千年来，历代医家非常重视。我认为：延年益寿，永葆青春，应重视自身保健、药物滋养两个方面。

一、自身保健

1. 养气安神：指淡泊明志，宁静致远，不妄作劳，不摇汝精。尝见罗汉联曰："开口便笑，笑古笑今，凡事付之一笑；大肚能容，容天容地，于人何所不容。"也可阅读些古文、诗、词、楹联、声律、小说，以及写字、种花、养鱼等，均可陶冶性情。

2. 体育锻炼：生命在于运动，而运动必须根据个体体质不同而异，不可勉强，量力而为。我认为太极拳最适合老年人的锻炼，既安全，又舒适，采用抱球方式，圆机活泼，进退自如，动中有静，静中有动，动静结合，刚柔相济，可以却病，可以防身，但要持之以恒。一曝十寒，无济于成。早晚各 2 ~ 3 次，历时不长，可以调畅呼吸，清醒头脑，增强食欲，促进睡眠。

3. 饮食摄生：是从食物中摄取物质精华，通过胃之消化，脾之运输，肺之通调，以营养全身各脏器。

二、药物滋养

关于药物滋养，应由医生指导，当用则用，不当用则不用。一般来说，老年人因气虚血弱，机能衰退，易虚易实，易寒易热，因而防治衰老，注重阴阳平衡，用药必须阴阳兼顾，滋阴要济阳，补阳要济阴，重点从脾肾入手。笔者常用参苓白术散，以治脾胃虚弱之食欲不振者：党参、茯苓、白术（土炒）、陈皮、淮山药、炙甘草各 30 克，炒扁豆 10 克，炒莲米 15 克，炒苡仁 15 克，砂仁 10 克，桔梗 5 克，共研细末，每服 10 克，枣汤或米汤送下。

对精不足者，则用龟鹿二仙胶：龟胶、鹿胶、红参、枸杞。偏阳虚者，用右归丸：熟地、淮山药、枣皮、枸杞、杜仲、菟丝子、鹿胶、当归、附片、肉桂；或右归饮：熟地、淮山药、杜仲、枸杞、炙甘草、肉桂、附片、枣皮，以益火之源，以消阴翳。偏阴虚者，用左归丸：熟地、淮山药、枣皮、枸杞、菟丝子、龟胶、牛膝、鹿胶；或左归饮：熟地、淮山药、枣皮、茯苓、枸杞、炙甘草，以壮水之主，以制阳光。他如大补阴丸，还少丹等方，亦可采用。但须知道，老年用药之量，宜小不宜大，宜轻不宜重，应遵"虚者补之，实者泻之"之旨，方能保持阴平阳秘。

　　老年人除饮食药物调养之外，尤须保持二便通畅，所以老年人无论吃多吃少，必须二便通利，才是健康长寿之兆。

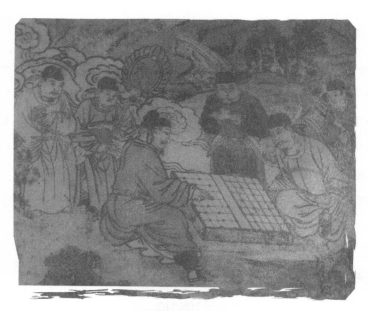

下棋图（元人壁画）

懒惰催人老，勤劳可延年

徐小洲

我每日晨起散步半小时，然后自由活动，锻炼全身。上下班骑自行车。

从 70 岁后，改为步行，偶尔乘车。每年有 1 ~ 2 次出门旅游。

我每天睡眠 7 ~ 8 小时，每晚 10 时上床，早上 6 时起身。偶有失眠之时，则运用"气沉丹田"之法，深呼吸运转 20 次左右，使情绪逐渐安静，便可徐徐入睡。

我在 65 ~ 70 岁时，常出现健忘。但在 70 岁以后，记忆力比前有所改善，健忘的现象反倒有所减少。这与我坚持锻炼身心有关。

我是儿科医生，接触的都是小朋友。小病人初来看病时，哭笑无常，惧怕打针。但我是中医，不打针，是不会给他们痛苦的，因此家长再陪同来复诊时，小病人不再有惧怕的心情。一进诊室，常上来叫公公医生。由于小病人多，候诊时间一长，小病人自己会来询问："我轮到了吗？"有时小病人在我周围拉拉我的衣裳，摸摸听诊器，表示亲热感。这样多接近天真烂漫小病人，无形之中受到感染，使自己也年轻不少，因此心情豁达开朗，工作顺利。

我一日三餐，定时定量，饿时即食，食不过饱，饮食宜少、宜缓、宜软、宜淡、宜暖。

我喜读唐代伟大医药学家孙思邈的《摄生咏》，特别是诗的最后四句："寿夭休言命，修行本在人。时时遵此理，平地可朝真。"只要坚持身体运动，使气血流通而不瘀滞，就可以达到理想的高龄。

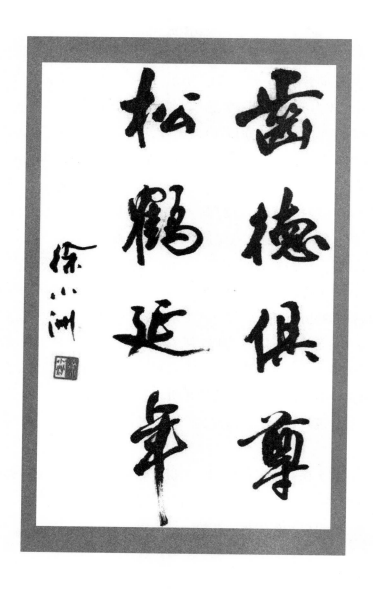

朴素、规律的生活

徐长桂

我的养生方法有一定的遗传因素，年轻时与祖父母、父母亲生活在一起，其生活习惯与他们相同。

如果把我跟着长辈养成的生活习惯看成是养生之道，那么，朴素、规律的生活就是我的经验。以下几点或可供朋友们参考。

1. 生活规律：即每天起床与休息都在早6时和晚10时。晚上阅读报纸和医学杂志。闲暇时弹琴或与小孙女逗乐，或与亲友叙旧谈新，享受精神之乐。

2. 情绪稳定：指心胸要宽阔。我的性格温和，遇到不顺心的事，头脑冷静，能心平气和地去处理。与邻居相处也能以邻为友，关心爱护他人，同事们都说我"平易近人"。因此，也很少有七情伤志的病。

3. 用脑健脑：以前我的记忆力很好，近年来有所减退，但专业知识心记不忘。作学术报告，条理清晰，不看底稿。我的体会是勤用脑，愈用愈灵活，特别是专业知识的书籍杂志，要多看勤思。正如一部机器，长期不用就会生锈，头脑不用也就会迟钝。

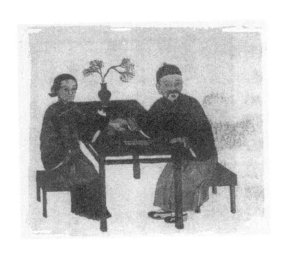

切脉图（清代）

切脉诊病，由来已久，是我国最早创用的诊断技术。中医临床治疗，除了望、闻、问诊外，切脉非常重要。它是医者运用手指端的感觉，对病人体表某些部位进行触摸按压的检查方法。

老年养生益寿歌与老年病验方

徐彦敏

徐先生热心老年保健事业，常用通俗的语言来传播老年保健知识。他所拟定的治疗老年病的经验方药，组方合理，药简效宏，今择其要者介绍如下。

一、老年养生益寿歌

一　益寿歌

老年人唱益寿歌，仙境神迹何处有？

淡泊名利品自高，涵养心中有太和。

寡欲能使人廉正，清心可平什念波。

胸襟宽阔容四海，诸般烦恼笑中过。

敬老爱幼好传统，家庭和睦乐事多。

青松不老人长寿，身轻康健到白头。

二　养生歌

老年人唱养生歌，膏粱厚味莫贪求。

少荤多素合脾胃，调味适宜常沾醋。

过甜滋腻咸耗血，谷肉果菜要适度。

暴饮暴食最切忌，病从口入招病魔。

齿化加强胃化轻，细嚼慢咽易消磨。

勿吃生冷少生病，供此箴言作金科。

三　保健歌

老年人唱保健歌，生活起居有常度。

衣求轻暖不求华，食计营养不计粗。

居处常与阳光亲，灭菌调空室温和。

腰膝酸疼多运动，安步当车勤走路。

遇事莫怒远烦恼，涉足园林活动多。

老当益壮人美健，劳逸结合自长寿。

四 娱老歌

老年人唱娱老歌，琴棋书画多揣摩。

高山流水觅知音，欣赏自然任旅游。

栽花种竹得天趣，陶冶情操无病疴。

公余耕耘翰墨间，绘写祖国好山河。

老有所乐沐党恩，余热生辉适事做。

劝君珍惜桑榆晚，颐养天年寿无数。

二、老年病验方

1. 老年人痴呆症方

组成：明天麻 12 克、僵蚕 15 克、淡全蝎 5 克、紫丹参 15 克、川芎 10 克、法半夏 10 克、云茯苓 12 克、化橘红 6 克、石菖蒲 6 克、广郁金 10 克、明矾 3 克、枳实 6 克、姜竹茹 10 克、生甘草 6 克。

功能：化痰通窍，活瘀熄风

主治：凡老年人在生活中有消极思想、有失落感或孤寂感，纳运失职，痰浊内生，痰瘀交阻，气机失和，形成老年脑血管性痴呆症者，均可治疗。

2. 老年性眩晕症经验方

组成：制首乌 12 克、潼蒺藜 12 克、稽豆衣 10 克、黄芪 30 克、党参 12 克、当归 12 克、大熟地 15 克、川芎 10 克、柴胡 5 克、升麻 5 克、葛根 10 克、丹参 15 克、蔓荆子 10 克。

功能：益气养血，舒经止眩

主治：凡属长期伏案工作，运思操劳，渐而自觉颈项酸疼，头时眩晕，足膝无力，以及脑供血不足、脑血管紧张度增高的患者。

3. 润下导通煎

组成：油当归 15 克、淡苁蓉 15 克、生莱菔子 10 克、桔梗 5 克、江枳实 6

克、全瓜蒌 10 克、番泻叶 5 克。

功能：升降气机，润下通腑。

主治：老年人气阴两虚、津血不足，能纳食而运化欠权，大肠传导失司而致的习惯性便秘。

4. 老年性肾虚腰痛验方

组成：大熟地 15 克、淡苁蓉 20 克、制黄精 12 克、甘杞子 12 克、菟丝子 10 克、山萸肉 10 克、淮山药 30 克、仙灵脾 12 克、陈皮 6 克、杜仲 12 克、桑寄生 15 克。

功能：益阴壮阳，补肾健脾。

主治：老年人脾肾亏虚之体，经常出现头晕耳鸣、腰膝酸疼、肢楚乏力、神倦时欲寐等症状。

5. 老年人脾肾两虚便泄方

组成：柴胡 5 克、煨葛根 10 克、升麻 5 克、党参 12 克、苍白术各 10 克、云苓 12 克、法半夏 10 克、陈皮 6 克、炒山药 30 克、诃子肉 10 克、补骨脂 10 克、淡吴萸 5 克、五味子 10 克、鸡内金 10 克、生麦芽 15 ~ 30 克。

功能：调补脾肾，升阳止泻。

主治：老年人脾肾功能日薄，阳虚气衰，纳化欠权，稍遇感寒或食滞，便泄易于继发。

6. 臂络痛麻舒筋散

组成：桃仁 10 克、丹参 15 克、当归 12 克、川芎 10 克、炙甲片 15 克、威灵仙 15 克、大贝母 10 克、大蜈蚣 3 条。上药分别研成细末，过筛澄汁，然后和匀备用。每剂分成 10 包，每次 1 包，每日 2 次，用黄酒或开水送服。

功能：活血行瘀，祛痰通络。

主治：风、寒、痰、湿、瘀等阻于脉络而致的肢体、筋脉麻木、疼痛等症。

人参与何首乌的功效

徐辉光

对于饮食养生提出"少吃吃、多吃吃",即食不过饱,不伤脾胃,可多活(可多吃)几年。对于工作提出"少做做,多做做",即勿使过劳,能多活几年,再看几年疑难病,再教几年学生。对于名利,他认为是"生不带来,死不带走"的东西,要看得淡泊一些。他至老年,因劳累而患冠心病、高血脂症,经自用中药治疗病情已经好转,现将他这方面的经验介绍给大家。

我在50岁时,因教学及门诊工作过忙,劳累成疾,患有冠心病及高血脂症。每分钟心跳早搏10次以上,但由于工作繁忙而不能休息。我就在每晨空腹服用生晒人参或红参汤(饮汁食渣),隔半小时再进早餐。每天用生晒人参须2克或红参须1.5克,加适量水,隔水蒸煮30分钟。晚睡时,服首乌片7片(上海市中药制药一厂生产),用白开水送服,如大便不畅服10片。这样坚持服用半年,早搏逐渐减少乃至消失。何首乌可降低血中胆固醇含量,防止血管硬化。迄今服首乌片20多年,血脂正常,头发仍乌黑。年虽73岁,仍如60多岁,不见衰老。我个人体会到,我的健康除生活规律外,得力于服用人参与首乌片。

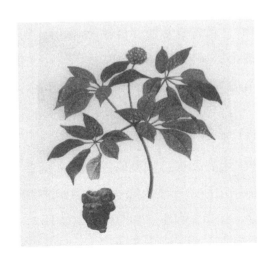

和为贵，静为乐

徐蔚霖

我今年七十有五，身体还算结实。问其养生经验，尚无奉告。只能把我的点滴体会作一介绍，希望能对朋友们的健康有所帮助。

1. 我的长辈都是勤于劳动，善于用脑的人。留在我脑海深处的是我的父亲，他在工作之余，常独自静坐。我在年轻时曾喜习静，偶然在静坐中感到身体似一个"光灼灼，圆团团"的东西。壮年过后至晚年，给予我力量的是天真烂漫的无数个患儿。可以想象，患儿中潜育着不少精英之才，日后必成为建设之栋梁。为这些小花朵解除痛苦，何不感到欣慰呢！

2. 我一生中患过两次大病。一次是在 19 岁抗日战争时期，传染病大流行，我患了肠伤寒、斑疹伤寒、恶性疟疾、褥疮等，在死亡线上挣扎。双亲不放弃一线希望给予抢救，请了三位中医和一位西医，服的药是人参白虎汤（方内用生石膏二两，野山参一支），还用葡萄糖及维生素补液；褥疮用的是珍珠八宝散。经过抢救治疗，终于获得了再生。并使我立下了探索中医奥秘的意志。另一次是 1991 年患前列腺肥大，经手术而愈，迄今良好。在患病与手术期间，国内外同仁、朋友、亲属给予了热诚周到的关怀，更使我体会到互相关心和帮助也是战胜疾病的不可忽视的力量。

3. 在遇到不顺心的事时，首先要多加"自省"，多体谅别人，宽恕客观。人事物情的错综复杂，不可能都尽如人意。一生所见，上有 33 层，下有 18 层，比上不足，比下有余，这样知足常乐，也就心平气和。我常说："屋宽心紧不如心宽屋紧！"当然，我并不一切都是虚无飘渺，而是积蓄有限的"精、气、神"，用在有益于身心健康和事业提高上。

4. 我的生活平淡安静，无欲无求。饮食以江南家常饭菜为主，穿衣无什么苛求，睡前喜临帖习字，尽兴之后，安然入寐。一生无烟酒嗜好，晚年有饮绿茶习惯。近年来，喜炖服党参、沙参、白术、白芍以补气养阴。

5. 我一生中很少患感冒与胃肠病，这与我平时注意饮食卫生、饭前洗手、凉暖协调、有病早治等习惯有关。

6. 我酷爱阅读古代书籍，颇受启迪的有以下 10 余本：《易经》《内经》《本草经》《心经》《金刚经》《道德经》《孙子十三篇》《阴符经》《道藏提要》《资治通鉴》及国内外名人传记和史地。

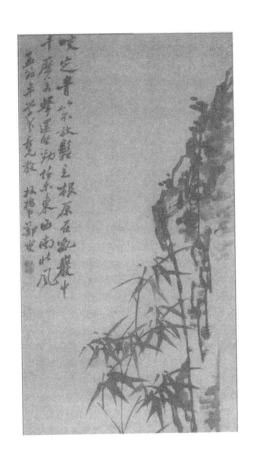

生活有序，可得长生

黄宋勖

我认为健康的主要标志是吃得香，睡得好，耐力强，精力足，头脑敏捷，而且很少患病，即使患了疾病，也能通过锻炼使之趋于平衡。

我今年已逾八旬，耳聪齿坚，声音洪亮，思维活跃，血压、消化能力、心脑功能均正常，承担着繁重的临床和教学任务。同事们都说我像五六十岁的人，询问我的养生要诀是什么。我的养生经验概括起来就是起居有常，作息有时；饮食合理，定时定量；心胸开朗，精神欢畅；动而强身，静以养性。

一、起居有常

我无论寒暑每天都坚持5时左右起床，先通大便，然后自由活动20～30分钟再进行体育锻炼，如健康操、气功操、太极拳、散步等。接着刷牙洗脸，喝开水一杯，以清洁消化道，促进血液循环。晚上10时休息。睡前必用温水洗脚，"睡前洗脚，胜吃补药"。睡卧的姿势，以右侧卧位如弓形为好。若不易入睡，可用意守丹田法，使意念集中到脐下丹田处，这样就可逐渐入睡。

二、饮食合理

我每日三餐均以米饭为主，定时定量，从不偏食、择食、暴食。喜欢淡食、鲜豆腐三餐必吃，人称我是吃豆腐大王。保健食品主要是鸡蛋与鱼。此外，水果中喜欢吃苹果、龙眼。我对烟酒没有嗜好。

三、心胸开朗

人的一生不可能事事如意，总会遇到矛盾和困难。我也经过不少曲折，饱尝艰辛。一个善于保健养生的人，应在不愉快时，及时排除它、转移它、克服它，尽量减轻不良情绪的刺激和伤害。人生不怕难，最怕一筹莫展，善于苦中作乐，再难也有能力克服。家庭是人生的归宿，家庭的和谐融合是消散忧愁的重要条件。我善于把自己的情绪与不安转移到听音乐、看电视，或与家人、知心朋友交谈之中，这样不愉快的心情很快就会烟消云散了。

四、动静结合

人体气血，应保持畅通无阻，这是延年益寿的重要环节。老年人的保健锻炼就是要达到流通气血的目的。古代人锻炼身体的方法，除了早起散步外，还有导引、按跷和吐纳术等，现在推行的气功、按摩、太极拳等，就是这些方法的发展。其中太极拳尤其适宜老年人锻炼。太极拳的特点是动作缓慢、柔和、自如、呼吸均匀，注意力集中于脐下（丹田），看似运动不已，其实是动中有静，动静结合的活动。究竟老年人要做多少运动？我认为运动到有一点透不过气来就够了，太过与不及，均非所宜。

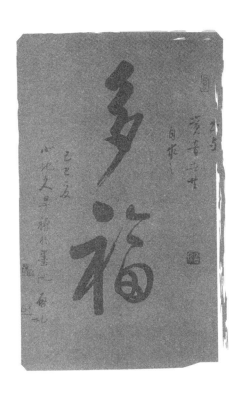

人难老，不服老，青春常在

黄荣活

黄先生也是一位科普作家，曾写过几十篇科普文章，其中有些妙趣横生，成为人们日常生活的三字经和传世佳句。

一、吃人参不如睡五更

我每天睡足 8 小时，还坚持午休，按时休息，醒来即起，大都是一觉天明，很少失眠，这就是"吃人参不如睡五更"。我到门诊看病，参加社会活动与文化娱乐都是有计划地安排，节奏适当，有劳有逸。我也喜欢走路，有时上班等车不着，拔腿便走，使我体会到走路是全身运动，无怪乎古人有"安步当车"之说。

二、饮食定量数着口

日常饮食做到粗细粮相掺，荤素菜搭配，品种多样化，注意多吃些蔬菜、水果、豆制品，保证蛋白质、维生素、无机盐和碳水化合物的供给。进餐定时，吃饮定量，坚持"早饱、午好、晚少"，以八成为宜，所以俗云"吃饭数着口，活到九十九""饮食不怕杂，玉米青果佳。要得一身安，淡食胜灵丹"，实属长寿经验之谈。

我平时有饮茶嗜好，尤其是广西产的红茶，每天最少喝一盅，正是"饮茶一杯比神仙"。我在"不惑"之年抽过烟，以后即戒掉，但爱上了酒，每餐一小杯，年老了便喝自制的"乌猿酒"作为保健食品。（以乌猿骨一副，炒干脱肉，加入当归、杞子等几十种名贵中药材，用 60 度白酒浸泡而成，具有壮体润颜、补气血、健脾胃、强肝肾、益寿延年之效。）

三、习练书法添情趣

我喜欢书法，崇尚颜体，诊余常常练字，以丰富精神生活，现为广西书协一员。练习书法时摒除杂念，凝神静气，追求墨迹的完美，这无疑是一种简单易行的精神享受和精神寄托。郁闷时写字可以解脱困境，狂喜时写字又令头脑冷静。同时书法艺术还能陶冶情操，赋予生命以积极向上的活力，所谓"书法习练情趣添"，此之谓也。写字还有气功的疗效，在运笔过程中，呼吸自然和笔的运行相协调，形成精神、动作、呼吸三者合一，这对人体的神经系统及心肺等内脏器官起到良性调节作用。

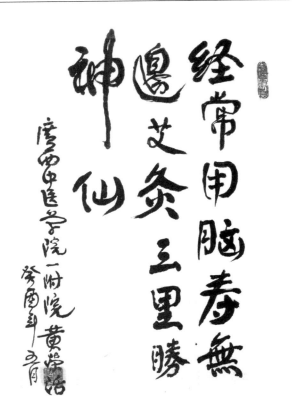

我经常动脑，晚上看看书报，勤思考问题，吟诗写字，谈古论今，听听优美旋律，充实和丰富自己的生活内容，这是我健康长寿的一个妙法。

四、适体衣服随季换

我的衣着颇平凡，只求清洁适体，做到春寒未消衣稍暖，预防感冒；夏则求凉不着凉，少吹风扇；秋高气爽穿较暖，避免受寒防燥咳；冬着呢绒毛线衣，适合身体不太厚。这就是常说的"不饿不饱三碗饭，不热不冷三件衣"。

五、乐以忘忧度晚年

我提倡生活粗放一点，每天多走一点路，少坐一点车，多干一点体力活，哪怕是干一点家务小事也好，活动一下肢节，使气血运行通畅，以增强体质。心胸豁达一点，宜开不宜郁，郁则生百病。要认识到不愉快的情绪给身体带来很多害处，导致大脑皮层功能失调，甚至是癌细胞的活化剂，只要乐观开朗，才可欢度晚年，"乐以忘忧"就是这个意思。

坚持喝水与搓身

黄惠卿

我并不刻意追求什么养生之道，只是在日常生活中保持乐观向上的情绪，以极大的热情投入到工作中去，这一点对养生健身至关重要。"文革"时期，我备受迫害，但我坚信"久阴必有长晴""正气必胜邪气"，以乐观的情绪泰然处之，终于雨过天晴。但与我一起被关进"牛棚"的同志中，有6人因怒难发，忍无可忍竟含恨而去。可见精神的调摄是养生的必要条件。

我的饮食起居是有规律的。以"每餐少一口，可活九十九"为准则来控制饮食。同时还坚持"不渴也要定时喝水"的习惯。人以肾水之精为根，以脾胃之土为本，这一根本的"天人合一"保持了人的生命。因而我认为，仅有"早餐好，午饭饱，晚餐少"是不够的，还需要定时喝水，才能不断地补充脏腑津液。我喝水的具体方法是：晨起喝白开水300毫升，上班前喝150毫升，工作中喝150毫升，午饭前喝150毫升，午睡后喝300毫升，晚上睡前喝150毫升。这一喝水习惯我已坚持多年。

我每天晚上睡前进行"五搓"，首先坐弓腿，两手搓下肢，后搓两上肢，再横斜搓胸部，随搓两耳轮和面额，最后入被平卧由上向下搓胃腹。均搓30次，自觉手微热为止，当有困意时，取右侧卧位入眠。正常性生活有益于健康，过频则损精伤肾，"色如钢刀割骨"，是指妄行而言。青壮年时期，一周两次，半百后十天左右一次，年逾花甲可一月左右一次，年逾古稀若尚有性欲，可一年左右一次，也不违背养生之道，反之则有害于身体健康。

养生保健与预防疾病

曹余德

我的养生方法多种多样、丰富多采，是在不断实践中逐步充实完善而形成的。在这里主要向朋友们介绍《养生保健三部曲》及预防疾病的方法。

一、养生保健三部曲

养生保健三部曲，理头敲身把腿搁。

头脑全身最重要，供养血液不可少。

梳头擦耳使血足，头脑清醒智力好。

敲身拍肺通心脉，心肺循环节节高；

自上而下俱敲到，肩背胸腹通了窍；

五脏六腑气血畅，精神抖擞不疲劳。

搁腿练功强筋骨，大梁端正下梁牢；

腿功补肾精气足，轻松愉快健步跑。

养生保健三部曲，延年益寿法最妙。

诸公试试好不好，最后即可见分晓。

梳头是使头脑各个器官供血充足，防止脑萎缩最妙之法。我常在平躺睡觉之初或醒后未起之时，利用短暂时间，做理头、擦耳、轻轻洗脸动作。它可以促使脑部血液循环，既防止中风又可防止老年痴呆症的发生。这是我健脑养神的常用方法。

敲身可使全身上下左右、五脏六腑气血流通，增强肢体功能和内脏的抗病能力。

搁腿是练功最基本的功夫，由于腰以下属肾主之，肾为先天之本，所以搁腿可以培补先天肾气，增强腰膝活动能力。

二、预防疾病的方法

我现在身体健康，脏腑功能运转正常。目前还未发现有任何老年病。偶尔心律不齐，感觉胸闷不适，口含麝香保心丸 2 粒即刻缓解。同时，我每天睡前躺下后按揉心穴、内关、膻中约 15 分钟，以助心脉之运行。

若遇有感冒初起鼻塞之时，即服感冒清 2 粒、克感敏 1 片，2 天就会好转。因为服药早，所以好得快，不会拖病。咽痛时，加服板蓝根 1 包，痛甚加六神丸10 粒吞服。咳嗽时以麻黄 6 克煎水冲入各种咳嗽药液中，放入保暖杯中，徐徐饮之，就能使咳嗽极易好转。或用生姜 3 片，红枣 10 枚，煎汤饮之。

若患急性胃肠炎，我以香连丸为必用之药，每次 3 ~ 6 克，每日 3 次，以腹痛消失、大便转黄为度。俗语说：小洞不补，大洞吃苦。这对于预防疾病，是千真万确的良言。

我常用的保健药品是生脉饮、金水宝、丹参片、杞菊地黄液等。每天早晨以盐水、麻油、味精少许，水煮鸡蛋 1 只，牛奶 1 杯；另用生晒参 4 ~ 5 克泡蒸饮服；或杞子红枣汤，或米仁、红枣、杞子、莲肉等当点心服之，借以食疗进补之意，以滋养防病之用。

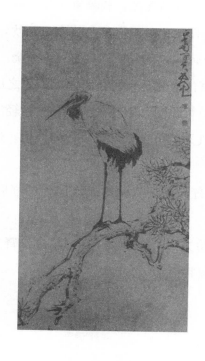

养生要有规律

盛国荣

养生方法各有说法，各行其是，我的体会是，要依据各自的身体条件、生活习惯、周围环境、顺其自然，不能勉强。所谓"萝卜白菜，各有所爱"，就是强调个体差异性。我既不搬用别人的养生之术，也没有自己固定的养生计划。只是根据自己的身体条件，生活环境，有着规律性的生活习惯，"我行我素"，持之以恒。归纳起来，还是《内经》上那几句名言，即饮食有节，起居有常，不妄作劳，独立守神等。

一、饮食有节

我喜素食，不可一日无蔬菜，鸡鸭鱼肉吃的较少，吃的较多的是含有纤维的空心菜、芥菜、白菜、瓜、豆以及豆腐等。食量不多，一日三餐基本上是定时定量，既不饥肠饿肚，也不暴饮暴食；不仅注意食物质量，而且重视餐具卫生。每天喝半斤牛奶，很少吃油炸食物。

我喜欢喝茶，尤喜乌龙茶。据报道，乌龙茶有降低血脂、减肥和抗癌作用。实验证明，喝茶能提高触觉、味觉和嗅觉的分辨能力，还有利尿、解烟酒毒、帮助消化、调节脂肪代谢等作用。但胃肠虚寒之人，尤其是溃疡病属于虚寒者，则不宜喝茶。

二、起居有节

每天保持睡眠 8 小时，午睡 1 小时。如不能入睡，即摒除杂念，以静养闲瘼为主，较少失眠。我的性格是喜静而不喜热闹，"万物静观皆自得，四时佳兴与人同"。工作之余，很少参加社会活动，唯潜心读书令我陶醉。

三、养神畅志

诸葛亮的两句名言"淡泊以明志，宁静以致远"对我影响很深。常以"知足心常乐，无求品自高"自慰。我以有生之年，总结大半生的经验，著成医籍以济世救人为宿愿，其他无所苛求。人生无平坦道路可走，清心寡欲是保精的法宝。凡事与自己心愿相悖时，我常自吟古诗名句以解闷消愁。

寿世保元摄养诗

惜气存精又养神 少思寡欲勿

劳心 食惟半饱无兼味 酒至三

分莫过频 每把戏言多取笑 常

舍棄意莫生嗔 走凉变诈都休

问 任我逍遥过百春

盛国荣录 于厦门寓次

一九九三年五月

通俗四句话，循为养生经

崔兴源

我现在年至八旬，身体还健康无病。我的身体能保持这样，与青年时一位老人教诲有关。

我在二十几岁时，曾偶遇一位近百岁老人，其身体健壮宛如青年，我颇为惊奇，遂请教其养生之道。这位老人说：我没有什么养生妙法，只有四句话送给你，"没事要起早，晚饭莫太饱，下晚早睡觉，睡觉少胡闹"。所谓"少胡闹"就是节制房事。这四句话听起来很通俗，但含义很深，60年来我照此去做，从不间断，受益匪浅。

一、没事要起早

我每天6点起床，外出散步，到空气新鲜处做"八段锦"。在做"八段锦"之前，先做身长法（头向后仰，两臂伸直，足跟起落三次，伴深呼吸三次）三遍，并做轮眼（左视、右视、上视、下视）三次。做过"八段锦"后，即做鸣天鼓三次，向前正步走30步。回家后用凉水洗脸刷牙。多年来我很少患感冒。由于坚持做"八段锦"，我年轻时所患的气管炎，40年来未有加剧。颈项活动自如，头脑清醒，没有颈椎病。

二、晚饭莫太饱

晚餐吃少，这是我国人民的良好习惯。我对饮食无特殊选择，平时喜欢吃蔬菜、生姜、蒜、辣椒，但用量不多。平时还不饮酒，只是在年节或陪客时饮少量酒。60岁以后，每晚饮两小杯，以助血行。夏季喜欢吃炸辣椒酱拌煮大茄子。一日三餐，无特别嗜好，但晚饭不吃饱已习以为常，这样使胃肠道在夜间能得到适当休息，有利于保持良好的消化功能。

三、下晚早睡觉

我晚上睡觉较早，朱熹治家格言说："即昏便息。"便是指晚上要早睡。老年人养成良好的睡眠习惯，即按时入睡，睡眠香深，这对保持精力充沛以及推迟衰老有着重要作用。睡眠的"质量"与心情有密切关系。我能按时入睡，从未有失眠，与我心无杂念有关。凡遇不遂心之事，我是若无其事，坦然处之，真正做到"精神内守"，所以能有很好的睡眠。

四、睡觉少胡闹

这句话说起来很轻松容易，但做起来比较困难。《内经》很早就告诫人们，不要"醉以入房，以欲竭其精"，否则就会"半百而衰"。古人还提出：七情太过不可行房、饱食劳倦莫行房、患病及初愈勿行房、气候与环境不良慎行房、妇女三期（经期、孕期、产后及哺乳期）禁行房。我从年轻时就注意节制房事，不随意耗散其精，这对保持旺盛精力是非常重要的。

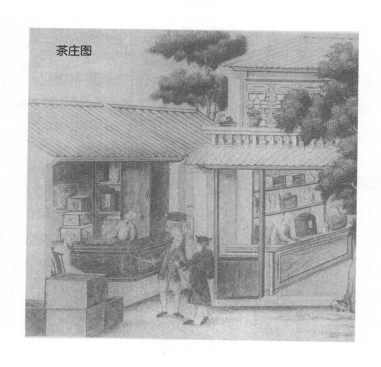

茶庄图

生活与健康

章真如

我今年已步入古稀之年，一生喜欢运动。不论寒暑，每天早晨 5 时即起，由家迈步至医院，在医院花坛边打太极拳或做其他运动项目，约 1 小时许。然后进早餐。每晚熟睡 7 小时，午睡半小时不可少，很少失眠。每天主食量约 8 ～ 10 两，以米饭或面食为主，喜欢吃新鲜蔬菜，很爱吃新鲜大蒜，有时也吃点肉类和鸡蛋，总以清淡饮食为主，不耐膏粱厚味，很少进保健食品。

我平时不沾烟酒，也无饮茶习惯，饭后或口干时喝点开水。衣服不讲样式，只求大方、松软、适体。

我特别注意保护视力，不在光线弱的地方看书，不躺着看书。看书报不超过 1 小时。目前视力左目 1.5，右目 0.8，一般不戴老花镜。看书报过久，两目发胀时才戴 150 度老花镜。平日重视节欲养生，单身睡眠。我一生记忆力良好，但 60 岁以后似乎减退，有时甚至连老同事的姓名也会突然记不起来，这也许就是人们常说的"老年多忘事"吧。

我在幼年时患过大病，至今仍留有后遗症。1983 年不慎股骨颈骨折，恢复后步履不稳，但我仍坚持运动，老是坐着不动不好。我非常信奉"生命在于运动"这句至理名言。

我素有颈椎病，常出现眩晕，但平日很少服药。

养生保健座右铭

基本吃素　不沾烟酒
坚持走路　运动是务
遇事莫怒　陶冶情愫
劳逸适度　保证睡足

癸酉春月　章真如书

预防感冒，主要靠身体锻炼，增强抗病能力。严把病从口入这道关，注意饮食卫生，饮食不过量，因此我很少患胃肠病。目前血压、脉搏、呼吸正常，脏腑功能自觉良好。每日半天门诊，诊治病人约 60 名左右。现带有两个继承人，主要研究课题为"乙型肝炎的临床研究"。

我喜欢书法，也爱看《聊斋志异》，尤其当有不顺心事情时，看此书可转移精神，稳定情绪。

我喜欢气功及太极拳，但反对被某些人利用去欺世骗财，愚弄老者。

我的生活习惯用八个字概括为：简单、朴素、节俭、规律。

我的养生格言是：不沾烟酒，基本吃素；坚持走路，运动是务；遇事不怒，陶冶情操；劳逸适度，保证睡足。

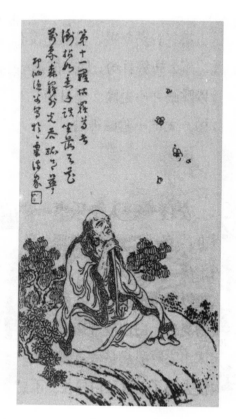

效法自然　线描　明代

古代山野隐士、清雅文人历来高寿，是因为他们明了养身的最根本道理，"顺意"，就是无论做何事，不要违背衷心。孔子活了 73 岁已是高寿了，他的养生体会是："屈肱而枕之，乐亦在其中矣。"

弯起胳膊当枕头躺着，是多么惬意的事啊！这就是古人所说：道法自然。

淡泊宁静，不违天时

麻瑞亭

麻老现年 90 高龄，从事中医内科临床 60 余年。他的养生方法看似平淡，但若持之以恒，必能收效。

一、养花聊天，打拳散步

麻老 17 岁至 22 岁期间，爱打猴拳、少林拳；30 至 50 岁期间，常去太白山采药及探寻矿石；50 至 70 岁期间，爱打太极拳；70 岁以后喜欢晨起散步。平素很少骑车、坐车，至今仍步履稳健轻捷。

二、衣着舒适，春捂秋冻

麻老对于衣着，向来不讲究排场，以舒适为准。老年以后喜欢穿宽松的布衣服，从不穿西服，长年坚持"春捂秋冻"，所以很少感冒。

三、食无精粗，定时定量

麻老青壮年时食量中等，从不暴饮暴食，也不吃零食，60 岁以后，每日早餐为一斤牛奶、两只鸡蛋、一两馒头；中餐和晚餐，均为二两馒头、一碗稀饭，荤素菜各一盘，并有虾酱、豆瓣酱、花生酱、芝麻酱、咸菜等小菜。饮食习惯与季节变化关系不大。夏天虽热，仍吃些牛羊肉；冬天虽寒，仍吃些肥猪肉，很少有腹泻与"上火"等现象。80 岁以前，每当劳累或与晚辈进午餐时，喜欢喝 1～2 两白酒，但无酒瘾，且早晚绝不饮酒。80 岁以后不再饮酒。

四、笑口常开，与世无争

麻老性情敦厚谦和，与世无争。他常给家人说：人之一生，一帆风顺的很少，不顺心的事每人都会遇到，遇到这类事，要从严反思自己，学会能容常人难容之事，忧怒之气也就自我化解了。他到了耄耋之年，面对改革开放带来的丰衣足食、安居乐业的社会面貌，更是笑口常开，心情舒畅。

五、预防疾病，方简效明

麻老患冠心病十余年，时有轻微胸闷，间或发作较重时，取麝香少许，塞鼻中，深吸气；或取绿豆大一粒服之，即刻可缓解，然后服复方丹参片或自拟汤药调理。

麻老患感冒，秋冬季节用葱、姜、醋做一碗酸辣汤，饮后盖被微汗而愈；春夏季节服桑菊感冒片。他喜食大蒜，所以很少患急性胃肠炎。

六、喜吃海参，补肾防病

麻老常吃的保健品是刺海参，每月二两左右。每当自感精神疲惫时，用猪排骨或鸡，炖刺海参半两到一两，食后精力很快恢复。近30年来，大受其益。海参有平补肾中阴阳的功效，不燥不腻，易于吸收，为中老年人的滋补佳品。麻老还用海参治疗中风、贫血等疾，他研制的"海鹿丸"，君药就是海参，治疗再生障碍性贫血，疗效明显优于不用海参者。

七、闭目养神，静以健脑

麻老的记忆力很强。数十年前的人和事还记忆犹新。经他治疗过的危重病人，过了数年，甚至数十年，当时的症状、方药等，还能记诵如初。他的健脑方法，主要是闭目养神。

麻老最喜欢的养生格言是：淡泊以明志，宁静以致远。

养生歌诀

康良石

　　康先生饮食起居颇有规律，生活工作积极进取。在大半生中，他遇到几次大的坎坷，身心受到摧残，但由于他有着顽强的向上精神，许多困难都能自动解除。年至古稀，还被邀走出国门为海外朋友治病服务。现将康先生所写的养生歌诀录于此，以供参考。

世人欲识衛生道　樂喜有常嗔怒少
心誠意正思慮除　順理修身去煩惱
習以為常晨操練　早餐饍粥須用飽
食不厭雜求清淡　公餘騎車步行好

中國當代名老中醫長壽之道編寫組同仁雅正

癸酉季春康良石敬題於廈門特區

顺其自然，百岁乃度

梁剑波

很多人都认为我对养生之道有研究，很多地方请我去谈谈，但究竟要讲什么呢？我今年71岁，耳聪目明，与一些同龄人相比，的确显得年轻些。这几十年我是怎样过来的呢？

第一句是"饭后散步"。慢慢地闲庭信步，我看是可以的，且它的含义我觉得很深奥。晚饭后散步有点好处，能望远山和绿树，心旷神怡。看看绿草植物，对视神经有保养作用。我介绍过好几位患视神经萎缩、中心性视网膜炎、晶体混浊的病人照此办法而收到良好的效果。中医认为，绿色可养肝，青的食物能入肝经，肝开窍于目，故远望青绿植物，可以保养眼睛，迟一些昏花。

第二句是"无须吃素"。好些报道说，某国的百岁老人是吃素的，某某山区老人是吃素的，长寿至140多岁，云云。请勿轻信，我们日间工作繁忙，不是几条青菜、芥蓝、荷兰豆或两块莲藕可解决问题的。如果这样，研究生物、营养的专家就不必谈食物营养搭配，每日需多少卡路里了，医院也不用设营养护士了，对不对？这点是最辩证的。同时不要过分强调"忌口"，基本的营养物也不敢吃。我体会到不必吃素也无须"戒口"，吃素不能解决现代人的日常复杂事务之需要，吃素未必长寿。

另外我不主张晚饭少吃，就算少吃一口也未必能活九十九，每个人可根据自己的特点，尤其是专家教授，每晚都要读书、看报、写文章、手记，工作十分忙杂，须自己掌握分寸。所以说"晚饭少吃口，活到九十九"是个性而不是共性，有些人可少吃一口，但我们这样忙碌的人是行不通的。

接下去的第三句是"爱好广泛，劳逸适度"。爱好不妨广泛些。58岁那年我体会较深，知识分子工作较单调，如研究文学的就只与文学打交道，井水不犯河水，容易引起早期动脉硬化，产生神经性耳聋，等等，为什么会这样呢？细致地研究，都是生活过分单调所致。现在离休干部多较长寿，与爱好广泛有关，如跳舞、写诗词、练书法、种花、栽竹、种兰、养鱼、养鸟、弹吉他、拉提琴或二胡

不必跑步 遇事勿急
毋须食素 勿火勿恼
爱好广泛 持之以恒
劳逸适度
百岁可到

我之养生格言

九十三叟宇澄篆刻法

等，确实在生活中起调节作用，是长寿健康之道。因此，我觉得爱好广泛是养生的真谛之一。我近日书一联："为善读书是安乐法，栽花种竹生明妙心。"我喜画画，因爱画者多寿，好棋者多天。君看张大千80多岁，齐白石95岁才仙逝。故作画、写诗是一件快事。我天天临帖，好像吃了一帖清凉散，全身舒服极了。说到茶，它是养生的大内容。饮茶的作用非常大，它具有强心、利尿、提神、养颜、益智、固齿等功效。爱好广泛包括饮茶在内。

第四句是"遇事勿急"。碰到问题不要急，任何事情只急则急不来，无论疾病、痛苦、忧患，每个人都会碰到，但只急是解决不了问题的，常因急而坏事，所谓"欲速不达"。我曾接触大量的脑血管意外的病者，他们为什么会面肌抽搐，手眼震颤呢？就是急而发病。我往年治17例肺癌，效果不错，存活有的5年多，有的2年多。中医中药可提高免疫功能，其他如营养疗法、静坐气功等，很多方法可以解决疾病，为什么要急呢？！

第五句是"勿火勿怒"。故平素应有涵养，遇到事情便不会立即上"火"，一下子就动怒，故"遇事勿急，勿火勿恼"，应持之以恒。我这六句话需经常有恒心去做，这样才能"百岁乃度"，即是说，活到一百岁也不为奇。

老年人想长寿，我介绍一个药方浸点酒饮饮，对养生有帮助。处方是四味药，价钱便宜，4两药材便可浸1斤米酒：党参、北芪、黄精、杞子各1两，放酒之后，夏天浸7天，冬天浸10天便可饮服，饭后饮1~2匙。黄精的作用与鹿茸近似，饮一点大有好处，可增进食欲，使血管舒张，60岁的人也可饮点，睡前和餐后也可饮，故酒可不戒。

养生之道还有一条，就是怎样使头发不易变白？过度忧虑会使人白发，古时候有伍子胥一夜黑发皆白之说，是有这么回事，并非历史虚构，现在医学也证明这一点。怎样才能使你的头发不过早变白呢？我有一个处方：何首乌15克，女贞子、黑豆各10克。上三味药用沸水泡于热水瓶中，每天饮用，长期坚持。这处方我曾告诉许多人，大概有一万余例，效果不错。我用北芪、党参、淮山、杞子这四味东西煲瘦肉，或煲猪肘肉，或煲牛肌腱肉等。的确可抗感冒，是有道理的，不妨试试。久服后鼻塞、流清涕等自然减少或消失，也罕会有过敏性鼻炎等一类病。经济条件许可的话，用冬虫草、冬菇等烹肉，有良好的防癌功用，能提高机体免疫功能。还有花旗参，切成薄片后，放入口中咀嚼，对中老年人养生效果较良。另外，我觉得中年人饮清茶较好，有凉肝、解毒、消炎、清肠胃之功用；老年人宜饮红茶，它有养胃之功。

还有运动问题，我不主张跑步，我主张打太极拳。工作过度劳累，必须午睡。老年人一定要午睡。若不睡，可以静坐，静坐时，眼观鼻，鼻观心，全身放松，舌抵上，这样默念意守，就不会走火入魔，这种气功只感到一股气在身体上周流，然后慢慢地入静，大概费0.5～1小时，可颐养天年。早上打太极拳，中午不睡时则打坐，这是我10多年来奉行的。只要顺其自然调节我们的生活，大家必可健康，长寿，少疾。

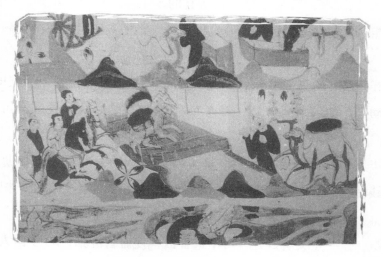

送医图
（敦煌莫高窟壁画）

常用脑，可防老

屠金城

经常用脑的人与不用脑的人相比，同样年龄的老人，常用脑者，脑萎缩少，空洞体积小。所以，常用脑，可防老，尤其可预防老年性痴呆。大脑是生命活动的高级中枢，大脑不萎缩，人体各器官系统的生理功能就能保持协调、正常地运转。古今中外不少脑力劳动者多获长寿。

反之，不用脑，易衰老。现在有一些老人在退休前精力充沛、神采奕奕，看不出有什么衰老；可一旦退休，一两年间，便变得老态龙钟、疾病缠身。究其原因，多数是退休后无所事事，不再多用脑，不再学习而致。因此，我们可以这样认为，脑子是永远装不满的。人的一生充其量也只可能动用一部分脑库。

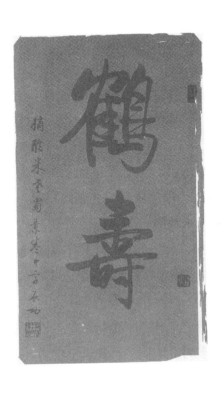

济世婆心应未了

彭静山

我的日常生活是喜静不喜动，运动很少，不散步，不喜出屋，不论冬夏如何严寒酷暑，总是"躲在小楼成一统，管它春夏与秋冬"。我家离医院 600 米远，上下班步行是我运动的时间。人们多数信奉"生命在于运动"，但动静要因人而异。我是越静越感觉好。对于下棋、玩扑克、游泳、唱歌等，一无所好。喜欢与晚辈谈天说地。

我生平不贪睡觉，人生唯有醒着才有意思。年轻时一天睡 6 小时，60 岁以后睡 4 小时，午睡 2 小时。提起失眠，人都很苦恼，我却不以为然。白天工作，夜间睡觉，没有思考的机会。如果失眠，那就可以思考问题，可以幻想。在那万籁无声的夜晚，众人皆睡我独醒，妙哉！我老伴生前对我这种睡眠习惯也感到不可思议。

我穿的衣服，随心所欲。但相信"春棉渐渐减，秋袄徐徐添"这两句话。我穿的棉裤往往"五一"节后还不脱。俗话说："清明不脱棉裤，死了变兔子。"我说变兔子也不脱，自己感觉舒适。我院有位徐老医生，今年 94 岁。他一生天气刚冷就穿上皮衣。他说这是永不感冒的秘诀。

我喜欢吃的食物多出自乡村，如豆腐脑、水豆腐、糊包米、蒸茄子、萝卜叶饼、素豆包之类。另外，还喜欢吃烧茄子、红焖肘子，对血压也无影响。我的饭量是听胃口的，饿了就多吃，不饿时就是筵席也不吃，时常一天吃两餐。我一生不吃零食，不吃葱、蒜、辣椒。现在老了，半口假牙，不能吃硬东西，很喜欢吃馅饼。

我不喜欢吃补品，一吃人参、鹿茸及市面上流行的补品，就患口腔溃疡。现在每天吃牛黄解毒片（6 片），以治便秘，并预防口糜。我从不饮酒，也不知烟是何味，偶尔参加宴会则以汽水代酒。

我平生唯一嗜好是读书，藏书 5000 本，有暇则读。我写的医学书籍包括养生书计 14 种。其中有一本《经络功法》，书中记载有"床上运动"法，我照法练了 40 年，颇得其力。

我喜欢读陈直《寿亲养老新书》，嵇康《养生论》等养生专著。对养生格言最喜欢"惩愤制欲，少食多劳" 8 个字。我自己的养生格言为：不困不睡，不饿不吃，宣传人善，不论人非，奉公守法，常乐天机。

强不可恃，弱当知慎

董廷瑶

我是 1903 年 6 月出生的，算起来已有 91 个寒暑了。我有 6 位姐姐，父母在晚年最后生我，先天原本不足，且因抱孙心切，让我 18 岁就结婚，难免又损后天。

古谚云："心底无私天地宽。"当然，我是人，不可能毫无私心，但我一定要做到"少私"，并以"少私"二字作为我的座右铭。"少私"好处很多，心情宽旷了，名利淡泊了，与人少争了。在从事儿科业务 70 余年来，病人对我的信任、小朋友对我的亲热，这是我最大的收获。逢到危重病人，千方百计为之解决困厄，其家属对我的喜欢，还有什么比这更令人欣慰的？！

我耄耋之年，耳能听，目能视，语声响亮，食有原齿，腰背尚挺，血压不高，心肌无疾。由于多方面的需求，我每周三个半天门诊，为小病人服务。我有今日之平健，也许是待人宽厚、时时处处多为他人着想、专心为业务工作的缘故。所以门诊虽忙，能过午不知饥。我反对一面看病，一面同客人聊天。偶有情绪，每作譬喻，借以平静。平日考虑业务多，计较物质少。在"十年动乱"中，虽遭迫害，自思一生治病救人，问心无愧，精神上虽受震撼，最后还能保持稳定。

我从不饮酒，香烟已戒 20 年了。平时食不过饱，不

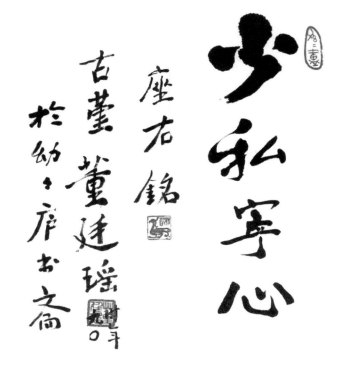

啖冰饮。即盛夏炎暑，偶一尝之。所以我无胃病。

历年来，我虽不专门进行体育锻炼，但诊务不废，半天诊病数十，理法不乱，且无怠意，这与长期脑力运动有关。

老年人气血已衰，这是自然规律，但我有病即治，每到冬令，适当进补，一年一度，从不间断。

我固庸才，且讷于言，但每存寿人之心，或希借以自寿。现实看来，体弱的无须发愁，只要努力使自己心理健康，长寿自然会与你结缘的。

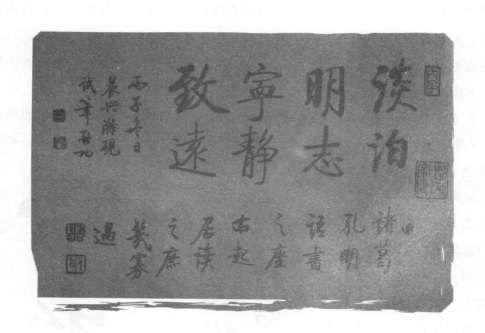

我的养生法

——意拳站桩功

韩 樵

我自幼酷爱运动，涉猎众多，又从事医务工作几十年，实感养生健身无有超过意拳站桩功者。此功法法于自然，合于科学，习之怡然，妙趣横生，由内及外，由外及内，精神形体浑然一体，使人在舒适愉快中祛病延年。

一、意拳桩功法要领

头不宜倾斜收延颈，而欲其直，似有绳提，要有领率全身之意，目内敛，耳凝听，舌根微后收，呼吸自然，匀静无声，齿轻叩，忌咬牙，肩部宜松，胸部微收，背要正直，腹部松软，腰不得前倾后仰，左右倾斜，膝微曲，臀部微后坐，脚心涵虚。

二、常用姿式

1. 预备姿式：头端、体正放松、调整呼吸。

2. 上肢姿式：（1）举式：两手高举过头，竖起两肩，使肘微曲，两手拇指相对，掌心朝上。（2）抱式：两臂抬起，肘微曲，手心对胸一尺左右，高与肩平，肘略下。（3）捧式：两臂如环，两手掌心朝上，四指相对，放于腹脐左右。（4）推式：两臂向前平举，肘微曲，两手大指相对，掌心向前。（5）按式：两臂下垂，肘微曲，两手指朝前，掌心朝下，与腹脐相平。（6）划式：两臂左右分开约30度，手心朝前。（7）提式：两臂下垂于体侧，肘微曲外撑，手心朝里如提物状。（8）结束式：两手心朝后，放于腰部，肘向前合，肩放松，两腿徐徐起立，片刻，两臂还原于体侧收式。

3. 下肢姿式：两足分开与肩齐，足尖向前平行，膝微曲，胯回收，臀部微后坐。

上述姿式可同时练习，亦可选择练习，但在锻炼过程中，必须按要领进行，方可达到锻炼之目的。

三、锻炼时间

开始每次以 3 ~ 5 分钟为宜，逐步增加到 20 ~ 30 分钟。每天 1 ~ 3 次。总之要循序渐进，依年龄和体质的不同灵活掌握，万不可勉强。

四、禁忌

在锻炼过程中切勿憋气、头部倾斜、脊柱弯曲、努胸、脐背、拱背、用拙力等。

五、注意事项

要有恒心；初学者要有专业医务人员指导，防止锻炼失当；衣着不要过紧，穿布鞋为宜；不宜过饱或过饥；练后勿坐，宜徐徐散步，使气血调和，防止注血；锻炼次数与时间，视自己体质情况，以适度为宜。

六、防治适应证

本功法适用于下述慢性病的防治：心脏病、高血压、气管炎、消化不良、便秘、胃下垂、神经衰弱、植物神经功能紊乱、关节炎、肌肉萎缩、代谢功能失调、损伤后遗症等病。

只有正气充沛，才能颐养天年

韩百灵

一、对养生的认识

根据古代医籍记载和我数十年观察体会，人的寿命可达到百岁有余，但必须有顺乎自然的养生健身方法，特别是应注意饮食、起居、情志、房事、酒浆、六淫等因素的作用。

二、饮食养生

古代医学家对饮食不当所引起的疾病有许多论述，根据前人的经验和个人体会，饮食养生要以五谷杂粮，荤素搭配，五味适宜为原则。每餐用量，不过饥过饱，所爱食物，亦不超过八分饱；对于厚味，如牛羊猪肉，喝汤多而食肉少；对于鸡鱼虾等，虽喜食而不多餐。

三、起居养生

劳逸结合，是养生的重要内容。我给自己订立了工作休息时间。如春夏早5点起床（秋冬则7点起床），首先打开窗门，吸取外界空气，放出室内浊气。自己站在凉台上，眼观八方，使目珠上下左右转动10分钟，闭目深呼吸10分钟，并用两指按摩两耳前后10分钟。这样，可以使头面部血循环畅通，保持视力和听觉正常，增强肺朝百脉的作用。然后关闭门户，用清水洗面刷牙，回到房间开始早餐。饭后休息半小时，开始日常写作工作。在工作中，稍感疲倦，即暂停工作，卧床休息一小时，然后在室内活动半小时，再继续写作。午饭后自如活动半小时，再卧床休息一小时，后进行日常工作。晚九点（秋冬10点）卧睡前必用清水洗面刷牙，另用热水洗脚。足心涌泉穴是诸经百脉通畅之源，热水洗脚可促使百脉通流无阻。六十多年来，我的工作与休息都是这样无拘无束地交替进行。

四、正确对待酒色财气

酒、色、财、气，是日常生活中经常遇到的问题。若有太过，必损伤寿命，而不及尚可保身常全。酒之过，害人似剑；色之过，自取夭折；财之贪，劳神成疾；气之过，百病丛生。酒，若能根据自己身体条件适量饮用，可以调和气血。但嗜酒者十有八九饮之过度，古今因嗜酒伤身丧命者不胜枚举。"色"，房事也，是繁衍人类乃至调节感情的正常生理需要，但必须分清是与非、常与过。古人对房事养生非常重视，认为应当聚精会神，清心寡欲。我在35年前就与夫人分居独卧，所以年至耄耋，仍精神饱满，活动自如。财，是人类生活不可缺少的经济要素，但"君子爱财，取之有道"。我对于财，既重视又不迷恋。重视，是说不可无故浪费；不迷恋，是说不可唯财而生，这一点很重要。"气"，是指一种精神，人要有奋发向上的精神，胸廓开朗的涵养，俗话说：气量大些，不要斤斤计较，不要患得患失。若为个人私利天天生"气"，那必然会伤及五脏，这里所谓的"气"，就是病气，"气为百病之首"，就是指不正常的性情可以导致疾病。对于非礼之言，非礼之人，或疑难琐事，我采取不理、不见、不闻的态度，或自写诗词以解之。

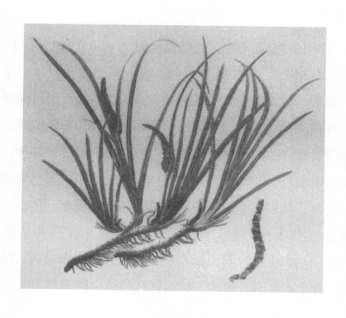

唯有正学清德，方可延年益寿

韩统勋

　　我的养生之道就是生活起居规律化，至老不变。每天定时起居，晨起后在庭中散步半小时，上下班坚持步行。饮食以清淡为佳，定时定量，食用蔬菜也有规律，春夏食菠菜、韭菜；长夏食小白菜及大蒜；秋冬食白菜、姜、葱、辣椒、胡椒。保健食品为鸡、鸡蛋、鲫鱼、鲤鱼、大虾、淡菜、海参等。原有烟酒嗜好，但每日必服三七粉 2 克，三七粉能解烟毒、降胆固醇。我有饮茶习惯，喜饮云南普洱毛尖茶，夏秋饮生泡茶，冬春饮炕泡茶。

　　我爱好广泛，尤喜历史、文学、艺术、山水画，并喜作诗词、楹联，最喜多字长联，能书写直径一米大字。作诗写字，心情愉快，精神爽朗，可使真元交会，气血通和，实乃长寿之术。

　　我的视力很好，保护眼睛的方法就是每晚睡前做小周天，运掌捂眼及太阳穴，至今无眼疾。

　　余髫年励志，白首不衰，聪明颖悟，能举一反三，背诵四部经典及儒家经传，滔滔如流。现在回忆起幼时往事，历历在目，人称吾之记忆超凡。健脑的方法是常思、善用脑。《易经》曰："天行健，君子以自强不息。"就是常用不衰的意思。

　　对于房事生活，应遵"春三夏六秋一冬无"的原则，以适应"春生夏长秋收冬藏"之规律。

　　我目前身体健康，常做力所能及

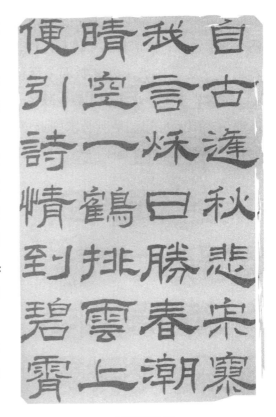

刘禹锡秋词

的劳动，上十层楼而不喘促，五脏六腑功能正常。常服补阳还五汤、苏合香汤，作为预防突发性疾病的措施。

我在事不顺意之时，常以晋人陶侃名言"世上事不遂心者七八，能如意者二三"为训，凡事尽人力而听自然，以化气养心为主，绝不愤怒忧郁。孟子曰："吾善养吾浩然之气。"目览万书，心怀千古，以济世助人为乐。

我75岁退休，被聘为中医院名誉院长，每周在医院专家门诊看病三次，每次能接诊30余人次，解决疑难病症。现正进行肿瘤的防治研究课题，工作虽繁忙而不知疲倦。我的养生方法，概而论之即是：勤求古训，体信自然；仁和淳德，以养正气；夏葛冬裘，以避贼邪；恬淡心志，济世乐寿；参政建益，养生颐年；程朱理学，阳明良知。是所必求则近道矣，唯有正学清德，可以延年益寿。

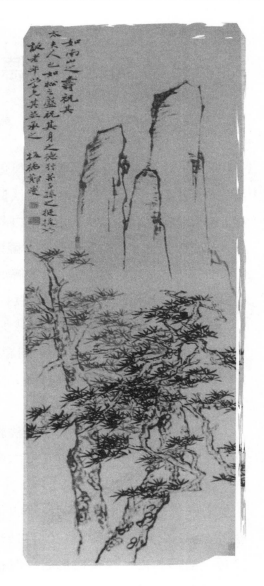

养生四则

谢昌仁

一、保养精神

中医学认为，"怒伤肝，喜伤心，思伤脾，忧伤肺，恐伤肾"。从临床上看，精神因素所致的内脏病变较多，一个人如果能够注意精神上的保养，保持心情愉快，达观开朗，精神振奋，没有私心杂念，往往就健康长寿。另一方面，一旦患病，也不要灰心丧气，悲观失望，不然纵有名医良药也无能为力。至于药物，有病则用，用要细心；无病则停，切勿长服。即是补药，也不要过分迷恋。有了病杂药乱投，还不如靠自身的抵抗力去恢复，使病自然脱体，这叫"自然疗能"。我曾患过心脏病，但我很少服药，我是采用戒烟、锻炼、乐观而战胜疾病的。对此，我归纳为三句话："戒烟有决心，锻炼有恒心，战胜疾病有信心。"

二、调节饮食

调节饮食是老年保健方法之一。我把调节饮食归纳为"五不"：一不过饱，二不过咸，三不过甜，四不过肥，五不偏食。另外，老年人患病后，由于消化能力差，应该注意食疗，不能单纯依靠补药治病。古人强调，"药补不如食补，食补不如神补"。可见饮食调养与精神调养同样重要。

三、起居有常

起居有常是生活有规律，其目的是加强人体适应自然界的能力，抵制自然变化的不利因素，从而促进自己延年益寿。人体与自然界其他生物一样，有"春生、夏长、秋收、冬藏"之规律。春天气候转暖，睡眠要比冬天晚些，而起床要比冬天早些；夏天万物生长旺盛，当晚睡早起；冬天天寒地冻，万物凋零应早睡晚起。起居有常还包括劳逸适度、节制房事。这些也是不可缺少的延寿因素。

四、锻炼身体

坚持锻炼身体，是延年益寿的法宝。运动可使人气血流畅，体质增强，我认为动静结合对老年人尤为适宜。

综上所述，我的养生要诀是：以动为纲，素食经常，劳逸适度，心情旷畅。

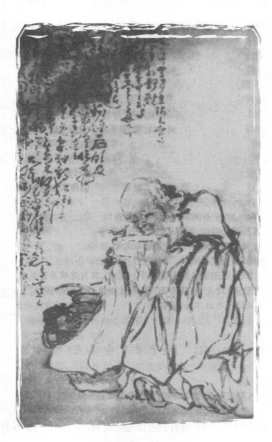

寿星图（黄慎）

恬愉乐俗，不慕荣利

谢海洲

一、劳逸结合，体育锻炼

我每天睡眠约 10 个小时，其中午睡 1 小时，从不失眠。早晨体育锻炼 1 小时，不分寒暑，风雨无阻。晚饭后骑车散步半小时。为保护视力，晚上不看书，不写作，需要写作时，全在白天进行，且只写 1 个小时，不超过 2000 字。气功并不神秘，人人可练，它可以存在于各种工作中，如书法、太极拳等。气功讲究调意与静守，使呼吸匀调，气到意到，精神若一，祛除杂念。过去佛学之坐禅、道家之守静都是气功。我小时候练拳脚，到了高深阶段，自然也就气随形转，不需单练，气在其中矣。一般说到的练习书法中的"神"，就有气功在其中了。

二、饮食有节，食铒保健

我认为饮食不应过多地限制。粗茶淡饭、山珍海味，生猛海鲜，无不适者皆可食，但要坚持早晨吃好、中午吃饱、晚上吃少。我有饮茶习惯，茶可助消化，化油腻。我从不吸烟，亦不饮酒，但我不反对适量饮酒，酒先卫气而行，可通络活血，适量饮用可保健康。老年人常服杞菊地黄丸可明目，常服桑椹、黑芝麻、制首乌、枸杞子、女贞子、肉苁蓉、锁阳、核桃仁、大枣等能补肾健脑。

三、恬愉乐俗，随遇而安

我从不发牢骚，宽厚待人，相信"旧礼教"，吃亏是福，不斤斤计较，不急功近利，不慕荣利，人家发财我不眼红，安贫乐道，以财为"草"，以身为"宝"。正所谓"廉者常乐无求"。

四、预防疾病

我遇见年岁与我相当的人感冒时，就让他服玉屏风散，重一点儿的服止嗽散，咳喘的服千金苇茎汤。我外出时要带周氏回生丹或紫金锭，这两种中成药组成一致，治疗山岚瘴气、水土不服引起的水泻，即急性胃肠炎，第一次服10粒或一锭，以后每次服5粒（半锭），不超过2瓶（锭）即可痊愈，我本身有此体验，同时也有给别人治疗的经验。

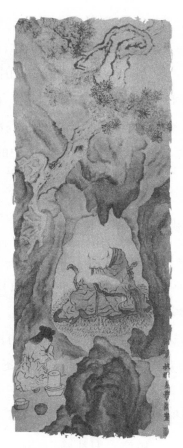

捣药图（清·金农）

尊经养生，修德增寿

路志正

1. 天人相应，形与神俱：在养生和治病的过程中，必须重视气候、地理、病人三者之间的关系。我在泰国讲学期间，求诊者甚众。曼谷气候炎热，雨量充沛，时虽阳历11月，早晚降雨，烈日下逼，地气上蒸，闷热异常。室外温度高达32℃左右，外出汗流浃背，衣衫尽湿；而汽车、室内有空调设备，居则冷气习习，凉爽宜人。这种忽冷忽热，室内外温度之悬殊变化，易使人卫外功能难以骤然适应，久之则卫外不固，表阳虚衰，致患感冒，肢体关节痠楚，纳谷呆滞者众多。因此，提出当地居民要注意外应天气、内则调节起居等生活方式，对防治疾病起到了积极的作用，受到当地业内人士的推崇。

2. 调节阴阳，起居有常："春夏养阳，秋冬养阴"，就是要顺应春生以养肝气，夏长以养心气，长夏化以养脾气，秋收以养肺气，冬藏以养肾气的规律，春夏之时保养阳气，秋冬之时保养阴气，以增强人体对外在环境变化的适应能力，减少疾病的发生。

人的生活起居规律，须符合"四时五脏阴阳"才能避免疾病的发生，保持身体健康。一天之中人体阳气的盛衰与自然界阴阳的消长变化相通应，人的起居活动应符合这一规律，做到起居有常，活动有度。唯此，才会增强机体对自然环境的适应能力，预防疾病的发生。

3. 辨证施养，药食同用：养生之道，贵在后天。而后天之道，又当以脾胃为本。脾胃要注意辨证施养，才能保持人体的精力旺盛。而食物、药物均有四性五味，如偏阳虚体质的人可以多吃辛味的食品以助阳气的生发，偏阴虚体质的人则可以多吃酸甘之品以养阴，药食同源，一般食养为先，体质偏颇明显者，才用药调。

4. 劳逸结合，修身养性：养生要遵从"和于术数"及"不妄作劳"两个原则。要根据自己的体质选择锻炼身体的方法，如导引、按跷、吐纳、气功、太极拳、八锻锦等。我非常注重八锻锦的作用，每天坚持锻炼。另外，合理的梳头可以起到按摩头部的作用，每天梳头半个小时，可以使气血流通，调养精神。"不妄作劳"，即提醒人的劳作不要违背常规，应考虑季节、时间、年龄、体力及有无疾病影响等诸方面的因素，不可长时间从事某一种形式的劳作，以防止"久视伤血，久卧伤气，久坐伤肉，久立伤骨，久行伤筋"。人们的日常生活要节制各种不正常的欲望。如果太过或不及，都会使人致病。要做到劳逸结合，使活动有益于身心。正如唐代孙思邈所说："养生之道常欲小劳，但莫大疲，强所不能堪而。"

我今八十有五，其趣不减，晨间如不读书、晚间如不看报章杂志，则怅然若有所失。养生必先修德。所谓修德，即指超越物质情欲，追求高尚的思想境界，以保持人体内在的和谐、人与自然的和谐及人与社会的和谐，达到益寿的目的。

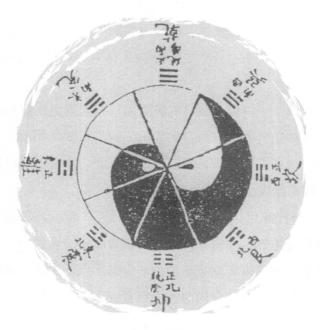

阴阳八卦图

养生注重养气

雷声远

雷老于 1901 年出身于中医世家。幼读私塾，兼从父兄学医。20 年代为众应诊，30 年代名闻遐迩。由于生后缺乳，童年体弱，易患感冒咳嗽，经服参苏理肺丸而愈。后读《内经》有关养生诸篇，感到自己必遵而行之，方能改善身体状况。遂将所论摘其要点，类编为养生秘诀。

雷老生活起居极有规律，早晚起卧时，先练小周天功法。披衣静坐，五心朝天，舌抵上腭，目视鼻准，意守丹田，排除杂念，保持清静，此即《内经》所谓"恬淡虚无"是也。此时，随着自然吸气，清气沿腹中线之任脉深达丹田，稍留片刻后，提肛蓄气，继则下至会阴。然后换吸气为呼气，其意念向背后运动，沿脊柱之督脉，循经上头至前顶泥丸宫，由前额鼻梁至唇下承浆与任脉相合。如此运转不息，便是交通任督二脉的小周天功法。此功法下壮子处，上益脑髓，由于元充气实，故可健身养性。

雷老爱好广泛，晨起后常缓步走上城墙，面壁站立，气压丹田，发声延长，然后唱一段戏剧。嗓功毕，运转四肢腰胯，再练形意拳的五行五势和进退连环腿。缓步至家，书案一侧，石板平铺，有水泡黄土一碗，毛笔一支，书写正草隶篆，研习书法。白天应诊，晚上或听戏剧，或看电影电视，或听音乐，或以棋会友，内容丰富，斑斓多彩。

雷老生性豪爽，不拘小节，胸襟开阔，不记旧恶，随遇而安。穿衣不择高次，但求大雅。夏喜灰白，秋喜青黑。我的饮食习惯是对蔬菜没有不吃的。若遇消化不良，上午喝点普洱茶即安。素日茶酒不用，节日宴会或有宾至，只作品尝。吸烟是唯一嗜好，不分档次，只因晚年咯痰，于 1989 年秋戒烟至今，咯痰之恙，完全消失。

雷老说："中医学术不仅是济世活人的学术，也是自己防病保健的学术。"他一生只患过两次大病，皆自己治愈。一次是日本侵华时，避居农村，夏日贪凉，导致急剧的大吐大泻，村中诸医推手不治，不得已自己处方，先用干姜、灶心土止吐，继用四逆汤温中回阳，百日才得康复。第二次是 1968 年秋，因过度劳累，诊病中突然昏倒，半身不遂，住院治疗数月不愈。出院后自己以补阳还五汤为主剂治疗，随证加减，至 1971 年才得痊愈。不但没有后遗症，未病前的膝关节病也从此消失。今年 93 岁，仍身体健康，精神饱满，行走自如，胸昂腰直，头脑清醒，此与平生修养是分不开的。

雷老的益寿格言为：适应时变，防御邪气；随从时节，因机充气；清心寡欲，安神养气；凡事容忍，不动肝气；调节饮食，健旺中气；劳动锻炼，灵活骨气；适情怡性，固全精气；吐故纳新，充盛元气。

饮酒不醉最为高

好色不迷乃英豪

财重义真君子忍

气饶人祸自消

公元一九九三年岁次癸酉季春于桂林

修身格言一则

晋南九旬雷充高书

情绪与健康

詹起荀

精神和情绪对身体各方面功能均有很大的影响。

对此，我国历代医家和国际医学人士多有论述。祖国医学认为情志活动以五脏精气作为物质基础，它与脏腑气血功能密切相关。人的思想感情的流露，有的是有利于身心健康的愉快情绪，如希望、快乐、恬静等，有的则是有损于身心健康的不愉快情绪，如抑郁、愤怒、悲伤、痛苦等，它们的变化直接影响身心健康以及脏腑气血功能的正常活动。而世界卫生组织最近则宣布：每个人的健康与寿命 60% 取决于自己的情绪。由此可见，培养乐观豁达的情绪于人的健康很重要。

当然，一个人在日常生活中不可能事事顺心，无半点烦恼，要保持心境平静就要看自己如何对待了。如一位 90 多岁的老将军以"宽心寿高"作为座右铭，当遇到某些不愉快之事时，他认为："这些问题，生气有什么用呢？既然没有用，就不必去生气。"这是多么豁达的胸怀。有位已步入期颐之年的老人认为："长寿的秘诀最重要的是不要生气，俗话说，气一气，老一老，三国中的周瑜就是心胸狭窄被气死的。"

我们知道，笑是乐观的具体表现，"笑一笑，十年少"。但"笑"对身心健康究竟有多大好处呢？最近法国亨利·吕班斯坦博士通过科学研究有所阐发，他认为："笑是一种类似于在原地跑步的良好锻炼方法。它可使肌肉强壮起来，加强心脏的律动，血压增高，脉搏加快，支气管扩张，肺部换气加速。"总之，笑能提高人们的工作效率，驱除紧张和疲劳，对神经过敏或容易暴躁发怒的人来说，确是一剂良药，因为笑能减轻痛苦，又能治病，所以从自己的健康考虑，不应当放弃开怀大笑的任何机会。

保持良好的心境，还有很重要的一条就是充实自我。要善于培养自己的兴趣和爱好，自寻欢乐，如写字、绘画、吟诗、弈棋、散步、钓鱼、唱歌、读书、看报、植树、养花等等，以陶情养性，丰富生活，增长知识，锻炼身体，增强体质，从而达到自得其乐，身心愉快。助人为乐，帮助别人做一些力所能及的事，也能令人产生美好的心情。有位生理学家对看了帮助别人做好事电影的学生做唾液分析发现，这些学生抗御呼吸道传染病的一种免疫球蛋白增加。所以他认为，不能只让人去做操锻炼，或控制饮食来预防疾病，还应该鼓励他们做一些助人为乐之事来增强身心健康。

总之，人只要思想豁达，心胸博大，周身血气冲和，便可祛病延年。

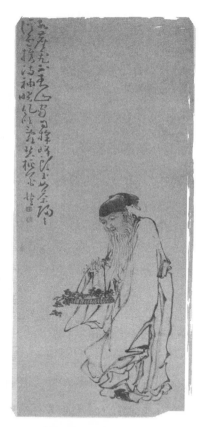

老叟采茶图（清·黄慎）

我的长寿之道

廖濬泉

我的日常生活很有规律，每天睡眠 7 小时，起床时做保健按摩，偶有失眠则排除杂念，默念佛号，自然安然入睡。平时喜欢和知心朋友聊天，论医、学佛、说戏、谈笑风生，心旷神怡。加之郊外茂林修竹，空气清新，颇有益健康。我食量不多，喜清淡，每日五餐，很有规律。我有吸烟嗜好，但不多吸，每日四五支，多则不过十支，平时不饮酒，赴宴时饮少量啤酒或葡萄酒。喜饮淡茶，一两杯即可。

我在一切不顺心之时，采取以下格言定能解脱：静坐观空，觉四大元从假合一也；烦恼当前以死譬之二也；常将不如我者病自宽解三也；造物劳我以生，遇病稍闲，反生庆幸四也；宿孽现逢，不可逃避，观领受五也。

我的记忆力还好，这与我长期坚持"坐禅三昧经"和健脑二法有关。《坐禅三昧经》云："凡欲坐时，先想自身在园光中，默观鼻端，想出入息，每一息中默念'南无阿弥陀佛'一声，方便调息，不缓不急，心息相依，勿令间断。乃至深入禅定，息念两忘，即此身心与虚空等，久久纯熟，心眼开通，三昧忽而现前，即是唯心净土。"此法简捷明快，依之修持，终身受用不尽。健脑二法即是：（1）梳头健脑。梳头可以促进头部血液循环，让有限的营养首先满足于大脑。头部是诸阳所会，百脉相通之处，经常有意识地梳头，对百脉相通的穴位有按摩和刺激作用，也可调节大脑皮层的兴奋和抑神经机能，促进血液循环和皮下腺体的分泌；（2）静坐健脑。闭目静坐，逐步达到入静，使人由兴奋思维状态转为平静，进而达到超觉状态，即入定或忘我状态。每日做一两次，感到头脑清晰、耳聪目明、精力充沛、心平气和、记忆力增强。迅速入静的妙法是闭上眼，脑中先浮现你最美好的事、物、景，然后什么也不想，就能进入"忘好"状态。二法配合，先静坐后梳头，健脑效果最佳。

我的养生经验是：心不欲杂，杂则神荡而不收；心勿过劳，劳则神疲而不入；用功过力者，心力即疲，宜闭目静养片刻，收敛神气，令此心如鱼在水、如鹤在林，悠悠扬扬，活活泼泼，不但读书至乐，亦养生之道也。

养生贵在持之以恒，切忌一曝十寒。

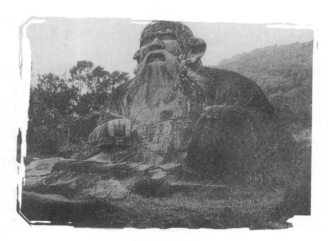

老子石雕坐像

（宋人作品，在泉州）

医学、武术、书法三者相通

翟兴明

我自幼体弱多病，父母早年去世，弟妹亦相继病故，深受疾病之灾，故于1912年弃学从叔父学习中医。在叔父的教诲下，专攻中医经典和历代医家名著5年，并随旁侍诊，20岁行医于故里。因先天素虚，于1917年又从武师段清秀习武，10年苦练尽得师传，1928年参加全国第一届武术国考，名列前茅。练武之余又酷爱书法，正、草、隶、篆无一不研，从此形成了吾一生三大嗜好：医学、武术、书法。医学既能治病，又能养心练性；武术气功练至上乘可蓄精练气以达神化；书法练意志又可陶冶性情。三者的有机结合，使我的身体达到了健康长寿的境地。

余不吸烟，不饮酒，不饮茶，不食辛辣之品，不服保健食品，食量较常人为大。日食米面斤余，多吃素，薄厚味，食不过饱亦不使欠。一向喜食南瓜，在夏、秋、冬三季常用南瓜做稀饭，食南瓜后，纳食好，大便畅。

我每天睡眠8小时，很少失眠，偶尔有之乃用气功纠正，很快就可以入静。衣着方面，冬季不过厚求暖，夏季不贪凉，睡眠不吹电风扇，这样可增强抗病能力。

《内经》上说："法于阴阳，和于术数。"养生应顺应四时阴阳升发潜藏规律，以武术和气功调节体内阴阳血气，使之升降浮沉与四时相适应，每日按子、午、卯、酉四个时辰练习气功，数十年从无间断。常按摩涌泉、足三里、关元、命门、养老诸穴，自觉受益匪浅。至今虽年逾九秩，记忆力不衰，思维敏捷，精神矍铄，耳不聋，眼不花，阅读一般报刊不戴眼镜，这与保养

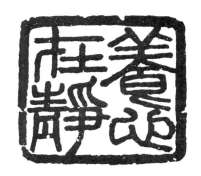

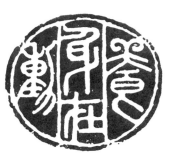

养心在静　养身在动

"精、气、神"有密切关系。

人生在世，常遇喜怒哀乐，关键在于自制，首先排除杂念，用气功意守来抑制七情，做到不迁怒，顺从事物发展规律，才不致乱气。

"人过七十今不稀"。我在长期对医学、武术气功、书法三者的深研苦练中，始悟出三者的内在联系："精、气、神"三方面息息相通。我喜欢的养生格言是"恬淡虚无"。我自己的养生格言是：素食有节、起居有常、动静结合、劳逸有方。

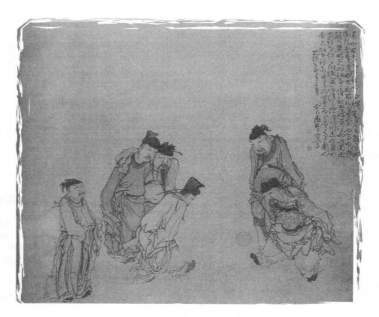

宋太祖蹴鞠图（清·黄慎）

健身真谛

翟明义

千百年来，人们为了战胜疾病，保持健康长寿，积累了很多丰富经验。我在这方面谈点自己的体会，以供同道参考。

一、心胸要开阔，思想常乐观

能知足者常乐，无贪求者自安。穿衣吃饭要靠自己的劳动来解决。劳动所得自己享受，无余自供自给，有余则济贫救危，助人为乐。人要经常做些力所能及的好事，出于内心而不是勉强，不求名，不图利，不沽名钓誉，心胸开阔，坦然自得，这样才能有利于身心健康。喜笑可牵动人体数十块肌肉，能加速血液循环，促使机体充满活力，可治疗抑郁沮丧症，对心身保健大有裨益。自食其力，心安理得，心旷神怡，神情乐观，就能少生病或不生病。

二、要运动，做气功，蹦蹦跳跳不生病

动则生，不动则死。现在交通工具繁多，动则以车代步，以机械代力，体力劳动减少，体内新陈代谢降低，如果不经常加强锻炼，肢体及内脏各组织器官就会逐步退化，肌肉松弛，体力下降，抗病能力降低，弓腰驼背，未老先衰。只有坚持不断地运动，才是健身防病之本。我主张多思则脑灵，多视则目明，多听则耳聪，多动则肌丰，但要适度，防止过激。我每天夏5点、冬6点起床，做户外活动约1小时。除做太极拳、大雁功外，还要做一套自创的健身功。冬练三九，夏练酷暑，持之以恒，习以为常，若一日不活动就腰痛腿软。运动后精神充沛，四肢灵活，步履矫捷。若长期坚持运动，就会达到延年益寿的目的。因此，要多劳动，常运动。但要注意劳逸结合，适可而止，不要过度。

三、常练丹田气，身强力无敌

养生学非常重视丹田气，把它称作"灵丹妙药"。武术家说："练成丹田气，

力大无人敌。"说明常练丹田气，体壮力大，身强气足。这里说的丹田，主要指下丹田，在腹中线脐下三寸处（同身寸），是任、督、冲三脉的起端，经气聚会之处。此处打通后可贯通全身经脉。练丹田气首先要调整好自己的呼吸，用鼻吸气，用口呼气，呼气要长，吸气听其自然，使气下沉丹田穴，达到吐故纳新、吸氧排碳的目的。我每天早晨做各项活动的同时，配合呼吸吐纳，使深呼吸与动作一体化，既活动了全身关节，又激发了心肺的活动功能，要比单纯去练丹田气优越得多。

四、要得好身体，却忌撑肚皮

我在饮食方面不饮酒、不偏食，不吃零食，荤素搭配，粗细搭配，佳肴不多食，粗饭不少吃，定时定量已30余年，时至今日，很少患肠胃病。

最后我写了一首保健歌诀以便记诵掌握。天变我也变，随时来更换，冷时要加衣，热时要少穿，住湿防身痛，住山紧防寒，炎夏要防暑，严冬要保暖，人在宇宙间，不能不随天。心胸要开朗，思想要乐观，对己严要求，对人要从宽，原则不能让，善于作解劝，鸡毛蒜皮事，糊涂装傻汉，小事若不忍，就会惹祸端，喜怒勿过度，谨防伤心肝。活动做气功，收气归丹田，关节自灵便，筋骨肌肉坚，神清思敏捷，劲头用不完，饮食善调控，勿偏勿超餐，按时又定量，粗细荤素全，膏脂勿多食，谨防患偏瘫。上述能做到，就能享天年。

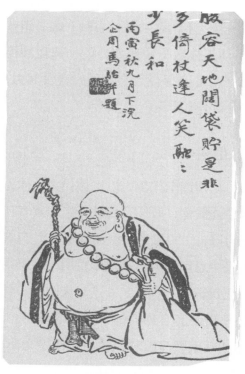

笑口常开（布袋和尚）

养身三字：动、淡、活

翟济生

我的养生之术有三条，简而言之，即是动、淡、活。

一曰"动"。按资历身份，我是可以乘小轿车上下班的，但我愿意以自行车代之。我认为骑车是一种难得的全身运动，从手脚的相互配合，到全身大小关节的等量运动，使脑、体达到全面锻炼。这种"动"，胜过易筋、太极之功。

二曰"淡"。即强调"心理健康"。我在八十余年生涯中，不争名利，乐观豁达，善与人交，以敬业为己任，以奉献为乐趣，虽老而不觉老已至，能有中青年人般的朝气。

三曰"活"。就是要通达灵活，辩证应对。比如老年人的饮食，有人主张一律吃素，其实人对营养的需求是多方面的，一个模式怎么能行呢？人云亦云，视荤如虎；一味食素，营养缺乏，也是不会长寿的。我现在红烧肉照吃，自我感觉良好。

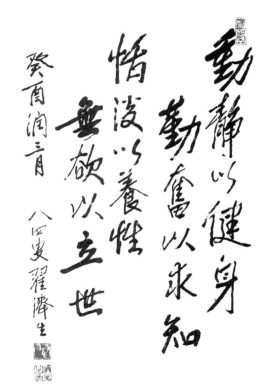

体育锻炼与健康长寿

颜正华

"生命在于运动"，一个人要想健康长寿，我认为必须进行体育锻炼。我每天睡眠六七个小时，早睡早起。早上起床后打太极拳或慢跑 20 分钟。傍晚散步 1 小时之后，练气功半小时，几十年如一日坚持锻炼。

我的食量较大，喜欢吃粥，喜吃素菜、鱼、鸡蛋，也吃些肉，每早半磅牛奶。为保持大便通畅，也吃些水果。原爱喝浓茶，近年来由于易失眠已不喝茶，改用人参或参须 5 ~ 10 克泡水喝一天。

我年轻时喜欢吸烟，但烟瘾不大，60 岁时戒烟。时饮 1 ~ 2 两黄酒，但不喝烈性酒。辛辣之物不多吃，以免生火。

房劳伤精，我年轻时即注意节欲。养生之道必须节制房事，以免伤精。

我较为喜欢书法，平时抽空练习。凡事不顺心时，练练书法，看看古典小说，外出游览等，逍遥自在，心旷神怡。

我的养生经验是：少喝酒，不抽烟，勿过食，晨慢跑或打太极拳。养神保精，体育锻炼，练习气功。持之以恒，定能健康长寿。

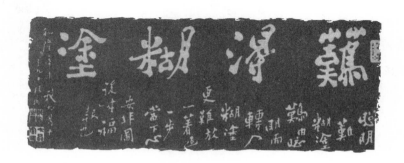

常练导引功，坚持多运动

颜幼斋

我喜爱气功，每天起床进早餐后的第一件事就是练一小时的经络导引功法。这套功法是本人因病后体弱，按照中医学经络气血的基本原理，结合气功导引法自编而成，确有防病保健之作用。

我对京戏、相声颇具情趣。喜玩民族乐器，高兴时也唱上几句。春秋佳日，诊余之暇游山玩水，养花浇木。桂林山水甲天下，每天必到南溪山公园一玩而后快，尤其在饭后散步，可帮助消化。

我每天夜晚睡眠约 7 小时，入睡困难时则摒除杂念，意守丹田，即可很快入睡。常年坚持午休 2～3 小时。年龄大了，衣着宜暖不宜寒，外出旅游须多带衣物，以防天气变化。

自青年时即有烟酒嗜好，烟以中档为主。酒喜高度白酒，但不多饮，每次不超过 50 毫升，至今如此。近年来用"补阳还五汤"药品加田七、藕节浸酒，隔一日饮 50 毫升，以疏通气血，预防血管栓塞。无饮茶嗜好，一向多喝白开水，因年事已高，又有龋齿，吃菜须煮烂。

我很注意保护视力，自制一套眼保健功法，包括眼球运动和眼区穴位点压按摩等。练功前老花眼是 400 度，练功后降至 250 度，目前在光线充足时不戴眼镜也能看 5 号字体的书报。

人在生活中，总会有欢乐和烦恼，应将欢乐留下来，烦恼挤出去。遇不幸或坏事泰然处之，不耿耿于怀。

晋代葛洪说："若要长生，肠中常清，若要不死，肠中无屎。"这就是说必须保持大便通畅，不能秘结，与现代医学所说的经常保持大便通畅可减少肠中细菌及各种毒素对人体的危害是一致的。我很重视大便调畅，一有干结，就服"清宁丸"。此药仅锦纹大黄一味，酒制，三蒸三晒，研末炼蜜为丸。大黄能荡涤肠胃积滞，推陈出新，祛秽除浊。其味苦健胃，增强食欲，即使久服亦无大害，这符合祖国医药"以通为补，寓消于补"的法则。

我认为老年人有性欲冲动时须过性生活为好，每月同房 2 ～ 3 次并无大碍，强力自忍反会造成疾病，此与纵欲有所不同。精液是一种分泌物，身体健壮分泌旺盛者如不排泄亦会梦遗而出。

我虽已退休，但脑和以前一样，经常转动，犹如机器，不动则生锈也。故每天常看报、读书，了解新事物，所以记忆力未觉明显退化。一生中从未生过大病，只患前列腺肥大，手术后体质虚弱，便开始了自己的气功生涯。目前全身情况良好，连续三年体检，心脑血管未发现异常，眼底同壮年人，脸部没有明显皱纹，听力正常。除轻度骨质增生外，无其他老年性疾病。

我青年时随父学医，兼练周天气功，40 岁后练八段锦、太极拳、五禽戏，60 岁后自编《经络导引功法集成》，其歌诀是：

（1）拔天托地；（2）左顾右盼；（3）舒展腰胁；（4）左右开弓；（5）左右转膝；（6）弯腰固肾；（7）舒经活络；（8）吐故纳新；（9）混元归一；（10）活动井穴；（11）松腕搓面；（12）转目护睛；（13）疏通五官：①转动颈项；②双手梳头；③握耳增聪；④摇耳舒络；⑤鸣天鼓动。

以此长寿，何忧不登高寿！

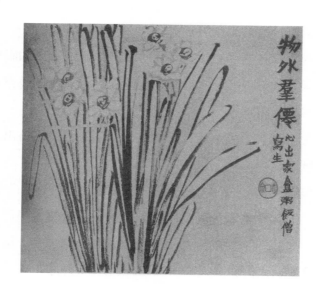

生命在于流动

颜德馨

我出身中医世家，也是长寿之家，祖父辈均享高龄。

根据中医学的气血理论，结合 50 年的临床经验，我认为人体长寿与衰老均与气血息息相关。气血流畅，循环周身，则脏腑和调，健康长寿。在这种思想指导下，我认为在平时应注意调情志，常运动，勤动脑，节饮食。

一、调情志

"乐观者长寿"，因为精神舒畅时，血液循环良好，生理功能旺盛。有人做过这样的实验：处在同一生长环境下的动物，予以温和适宜的刺激，如放轻音乐、抚摸、亲昵等，要比无人关心的动物活得长久。因此，近年来我基本以此为原则。第一不发怒。第二即使遇到一些不愉快的刺激，我有两个宣泄方法：一是回家去向亲人诉说衷肠，一吐为快；二就是写字，练字首先要安心调气，气调则脉络自通，一旦"砚田笔垄"得趣，即能心脑舒展，手的精微活动就是"脑的外化"，在绝虑凝神中自我调节，百试不爽。

二、常运动

老年人不能像中青年那样搞大运动量，必须选择适合老年人的锻炼方法。我根据自己的身体状况，制定了一套行之有效的锻炼方法：每天晨晚平卧于地，两手掌平放于腰臀之下，左右腿交替抬高 100 次，既锻炼腹肌，又可使周身气血和畅。上下班有车接送，但经常以步代车，以增进气血流通。气通血活，何患不除？这是我养生观的具体内涵。

三、勤动脑

脑子越用越灵，越用越有活力，这是因为勤动脑是一种涉及全身性的活力，不仅要有视觉、听觉和其他感觉器官参加，而且还涉及到反射和意向活动，勤动脑还能使人精神焕发，思维敏捷，朝气蓬勃，保持良好的心理状态。我除了仍坚持读书学习、著书立说外，还自己创造了一种勤动脑的方法，即每晚上床临睡前在脑海里总结一天来的工作情况，每晨醒来后在脑子里制订新的一天打算。我所有文稿以及工作进程，都是睡前醒后在脑子里制订的，从不间息。我体会这样做，可保持大脑有足够的信息刺激和血液供应，能培养判断能力，分析条理化，工作有程序，是防止老年期痴呆症的最佳方法。

四、节饮食

只要调理好饮食，使气血流畅，组织器官健全，人体就可享有天赋的寿命。第二种含义就是脾胃为生化之源。脾胃虚伤乃衰老之渐，故我不吃过量之食与不喜之饮，以"喜"为界。每食必喜，乐而不疲，葆我康宁。

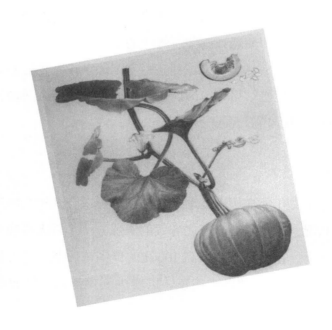

我的养生观及养生方法

薛　盟

我自学医开始，喜读《灵》《素》等诸篇中警句名言，给我的医学思维与养生方法的影响尤为深刻。我给自己制订的养生格言是：我之生于斯世也，志在动以养身：养气、养形、养筋骨，则体无伤；静以养心：戒贪、戒骄、戒怒，则思无邪，顺诸自然，乃得长生。

一、兴趣广泛

我的日常生活内容比较丰富多彩，爱好兴趣也较广泛，例如作书法、写诗填词、读书报、着棋、摄影、旅游、养花等。晚间则外出散步，或在室内练气功，始终保持紧张而又悠闲的生活节奏。

二、定量饮食

掌握定时、定量进餐，对健康非常重要。我从不暴饮暴食，做到早餐饱，午餐好，晚餐少。对隔宿变质食物，决不沾唇。花甲之后，每天都不离新鲜蔬菜果品，或香菇、木耳、豆制品、蛋类及纤维素食物，部分有海产品、鸡鸭肉、瘦猪肉等。凡动物内脏及高脂肪食物，基本不吃。我身居茶乡，形成了饮茶习惯，大部分饮用龙井绿茶。多次体检，未发现胆固醇、甘油三酯的异常。我常用的保健食品有淡豆乳、鲜牛奶、蜂皇浆等。烹饪佐料中，姜有温中健胃降逆祛痰功能，较多食用；葱、蒜、辣椒可以刺激食欲，故不在禁忌之列。

三、坦诚待人

是否能坦诚待人，对心理健康影响很大。当情绪拂逆时，对待别人，要坦诚、宽厚，不斤斤计较非原则性问题，不事事以我为主，但求无愧于心。对待自己，遇到挫折与烦恼，尽量避免产生心理变异，用反思的方法，认为今天纵有最大困境，明天终将成为过去，因此，有信心排除七情的干扰。

四、自我调养

我现在患有老年性慢支、肺气肿以及轻度动脉硬化症。由于戒除烟酒，少食高脂肪、动物内脏及糖类食物，故极少发病。为提高自身抗病能力，偶亦服人参、西洋参等滋补品。但常用的是生黄芪、枸杞子、绞股蓝三味同煎代茶饮，似较有效。由于坚持合理安排食物结构，多年来从未发生消化系统急性炎症，偶有大便异常，采取饥饿疗法，可减少消化系统负担。

五、预防疾病

当流感流行时，我自拟一方作预防煎剂，药用生黄芪9克，防风9克，广藿香12克，贯众10克，鸭跖草15克，党参9克，银花15克，甘草7克。连服3剂，可避免感染。

对于肝炎预防，选用茵陈30克，虎杖15克，柴胡6克，甘草9克，半枝莲20克作水煎剂。如属肝炎，则加板蓝根、蚕砂各30克，丹皮15克。

六、内劲一指禅

近数年来，我从"内劲一指禅"，认识到这是气功各流派中组成部分之一，它对调和阴阳、疏通经络、温煦脏腑、柔润肌肤，有着以有形带动无形，外气引发内气的功能。但为了节省练功时间，改站桩为坐式，并将一系列动作加以简化，于床上持续练20分钟，经过长期运作，自觉精神焕发，头目清明，胸腹宽松，四肢流畅，现做简单介绍如下：

我之生于斯世也志主勤以养身养氣

养形养筋骨则泄无伤勤以养心戒贪

戒骄戒嗔恚则里无邪顺诸自然乃治

长生

一九九三年初夏承自我养生敬言 魏盟

1. 盘膝端坐，腰背保持挺直，双眼正视前方，完成预备姿势。

2. 梳头洗脸：以十指并拢，由百会穴自上而下地按捺至前额及太阳穴 10 遍。随将手掌摩擦面颊亦 10 遍。

3. 点眼压耳：用中指左右点压双侧内外眦攒竹、丝竹空、睛明、瞳子髎各穴及听宫、听会、翳风诸穴各 10 遍。

4. 搅舌叩齿：舌抵上腭，上下左右搅动，将渗出津液吞咽，随即叩齿 36 遍。

5. 摩丹田：于脐下三寸丹田处，用双掌心互叠于少腹部逆顺摩转 36 次，同时收腹提肛，自然呼吸。

6. 摩腰：用两掌心贴附命门穴位，来回摩擦 36 遍。局部可有温热感出现。

7. 搓掌：双手合十，重点放在劳宫穴位，稍稍用力搓擦 128 遍。

8. 擦足心：足底涌泉穴所在，用掌心对准穴位，加意摩擦 128 遍。至此全部动作即告结束。

以上这些"小动作"，确属简易可行的健身功法，倘能持之以恒，对高血压、心脏病、视听功能减退、肠胃病或腰脚无力，有较好的防治作用，我在这方面是有体会的。

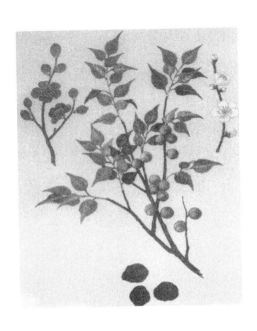

我的几项养生方法

穆云汉

我的养生经验概括为：节饮食、慎风寒、惜精神、戒嗔怒、多助人、警贪妄、抱乐观、多活动。现将他的养生方法简要介绍如下。

1. 节饮食：我在饮食方面，一日三餐以汤菜为主。食品不在珍贵，喜吃蔬菜及薯类，夏季更喜清淡食物。我喜吃的蔬菜有山药、藕、萝卜、白菜、芹菜、菠菜、豆芽菜、豆制品，还有蛋类、瘦肉等。对于葱、蒜、姜、椒、芥等辛辣食物，一概不吃。

2. 慎风寒：关于衣着，要根据每天气候冷热增减，绝不冒寒热。"春捂秋冻"是适应自然变化的衣着规律。另外，穿衣要朴素大方，宽松舒适，不尚华贵。

3. 惜精神：日常生活中，愤怒之事不可避免。化解的办法，就是要以谦让为上。俗语说："退一步海阔天高。"我常用两点论以消释不顺心的事情。平时喜欢与老年人谈心，或与晚辈幼年谈天说地，享受童心与晚情之乐。

4. 警贪妄：人不可有过高的欲望。只有知足常乐，才能颐养天年。前人曾说过这样的话：酒色财气四个关，要想长寿难上难。就是说要想延年益寿，必须节制人的欲望。

5. 多活动：每日天亮即起，到室外活动大约一小时左右，活动项目是按照自编的健身体操法进行锻炼，内容有太极拳、八段锦、强壮功、踢毽等。每个动作都要意念集中，柔缓对称。有时也做眼保健操。睡前则做下肢按摩，以利于入眠。

平平淡淡最为真，规律生活即健身

唐由之

我认为到现在我身体还很硬朗，主要是因为我有一颗平常心以及保持相对规律的生活。

一、睡眠

我平常很注意睡眠，每天都要保证 7 个小时以上的睡觉时间。我把睡眠当作精力的加油站，我从不要求自己早睡晚起或晚睡早起，因为我也没有这个条件，有时在睡到半夜有病人求诊我也得去处理，可我会在空闲的时候补过来。现在年龄大了，我中午会休息半小时或一小时，这样下午更精神。

二、运动

我给眼病患者做手术在手术台边一站就是几个小时，有的医生认为是累，而我把这当作锻炼身体的好机会。后来我的心脏出现了问题，我就开始做扩胸运动，这样可以保持血液运行通畅。在扩胸运动的同时我也会扭动自己的颈部，因为颈部以上包括大脑是人生命的中枢，而颈部则是这一中枢的关键部位。我心脏不好，不能快步走，也不能上高楼，现在主要是散散步，因此我认为做运动要因人而异。

三、饮食

我对饮食没有特殊的要求，从不挑食和嗜食，荤素均可，但要搭配合理。我身体比较高大，饮食的量很大，而且是有什么就吃什么。近几年我也出现了一些老年性疾病，所以我就注意控制一下饮食，平常多吃素食。我对三餐的要求是：早餐一定吃饱，因为人的大部分工作都是在上午完成的，这时人需要的能量也最多，所以早餐很重要；中餐要吃好，现在在单位上班中午的吃饭时间很有限，有的同事午饭草草了之，我却要吃好，因为下午还有很多工作要做；晚餐要吃少，晚上人的身体处于休息状态，需要的能量很少。再说，晚上胃也要休息，所以晚餐不能吃多。

四、平常心

我出生在旧社会，经过社会的动荡和生活的窘迫，所以我是一个非常容易满足的人。有人以为我给毛主席看过病之后就会飞黄腾达，于是就有来自农村的病友看我现在还如"平常人"一样生活而感觉到奇怪。其实我一直都在告诫自己要做个好医生，无论给谁看病都是我的职责，都会尽心尽力地去为病人着想，所以无论是给主席还是给农民看病我认为都是一样的，所以我也没有以给主席看病而改变多少。其实在生活或工作上我都是时时刻刻保持一颗平常心的，健康的心态使我无论遇到什么情况我都会心平气和地去应对，这样我生活中的不愉快就比别人少了很多，心情也开阔很多。

五、勤学习，多动脑

我认为人的大脑就好比机器的轮子一样需要不时地运动，虽然运动会使轮子出现磨损，但一旦停运时间过长就容易出现"死机"。我现在还坚持每周出两次门诊，每次要处理十多个病人，因为只有这样才能使我感觉到我的脑子还和以前一样灵活，自己也不觉得老。我每天坚持读书学习，时下我手中还有三个国家级研究课题，不仅是我经验的总结，还汲取了其他学科的养分。我认为学习不仅能够使人不落后，还可以使人永葆青春。

心宽体胖，健康无限

焦树德

我是 1922 年的人，今年已经 86 岁了，现在仍旧在中日友好医院上班、出门诊，平时的精神还算可以，所以就经常有病友向我询问保健的方法。其实我也没有什么特别的保健方法，如果真要总结几条的话，我认为有以下三个方面对我一生的健康有很大的影响。

一、心胸开阔

我认为做人一定要心胸开阔，不能为了些许小事就动干戈，也不能为了私利而动私情。我是一个相对仔细的人，平时对读书呀、做学问呀很是认真，要求做到没有任何的差错；而对于钱和权则视如鸿毛，毫不在意。所以老伴经常说我是对什么都"感冒"，就是对钱不"感冒"。其实人人都需要钱财，但是不能对钱财有贪念，要不就会影响自己的生活、影响自己的健康。有时候我也会遇到一些不愉快的事情，我会以写字作为调节的方法，来忘却这些琐事。平时我也会做一些运动，比如打打太极拳、弹弹琴等。我没有专门地学习过打太极拳，做的时候也不甚标准，更多的时候是随心所欲，但我有个目标就是能够使紧张的心情安静下来。我小的时候就在老家学习弹琴，当时家乡有许多唱戏的组织，我就学习弹琴。当时唱戏、弹琴是没有报酬的，目的就是使乡亲父老能够心情舒畅，自己也乐于其中。其实人一旦心胸开阔了，心情舒畅了，杂七杂八的疾病自然也少了很多。

二、饮食有节

我对饮食没有特别的嗜好，从不挑食也不嗜食。在年轻的时候家境不好，平时是有什么就吃什么，还经常饿肚子，这就使得我对饮食的要求很低。现在我的生活相对好一点了，其实我的饮食习惯还是没有大的改变。现在我最爱吃的也就是面条呀、粥呀等很平常的饭，这也是我一生养成的习惯吧。我平时水果吃得不是太多，因为小时候我没有机会吃，长大了就没有吃水果的习惯了。平常爱吃些红薯、山药等食物作为水果，因为这些东西不仅可以填饱肚子，还可以作为养生的保健品。因为这些东西不仅可以抵抗饥饿，还具有健脾益肾的功效，对人的健康很有好处。虽然我的饮食相对简单，但是我吃饭是很有规律的，我要求早餐要吃好、中午要吃饱、晚上要吃少。就是这样长期以来养成的饮食习惯使我远离脾胃疾病。关于保健食品以及保健药物，我一般不吃的。这是因为无论是什么药物，只有机体需要的时候才是宝贝，而在你没病的时候服用就会出现很多副作用，就会适得其反。

三、运用中医理论养生

我小时候的身体不是很好，年轻时又有了腿疾，所以父母就要我学习中医，当时的想法是能够治疗自己的疾病，从而使自己的身体强壮起来。中医学不仅仅是一门治疗疾病的学科，更重要的是还能教你怎么强身健体。我们都知道，中医的经典《黄帝内经》是中医基础理论的根基，可它还是一部讲养生的著作，比如《黄帝内经》第一篇就是教授人们怎么才能做到健康长寿的，这一篇中提到的"至人""真人"等都是长寿者的典范。《黄帝内经·四气调神大论》讲的是人在一年四季中应该注意的生活起居方面的知识，比如春天就应该"夜卧早起"等等。人们都知道很多学中医的人是长寿者，这和他所接受的理论有很大关联，平时我也是按照先贤的教诲来养生的。所以我建议有空闲时间的同志要学习学习中医，看看中医学著作，这对自己的养生会有帮助的。

图书在版编目（CIP）数据

长寿有道：名老中医谈养生 / 李俊德主编. -- 北京：华夏出版社，2020.10
（原汁原味中医养生系列）
ISBN 978-7-5080-8536-4

Ⅰ. ①长… Ⅱ. ①李… Ⅲ. ①养生（中医） Ⅳ. ①R212

中国版本图书馆 CIP 数据核字（2015）第 182521 号

长寿有道：名老中医谈养生

主　　编	李俊德	
责任编辑	梁学超	苑全岭
责任印制	顾瑞清	

出版发行	华夏出版社有限公司
经　　销	新华书店
印　　刷	三河市万龙印装有限公司
装　　订	三河市万龙印装有限公司
版　　次	2020 年 10 月北京第 1 版 2020 年 10 月北京第 1 次印刷
开　　本	787×1092　1/16 开
印　　张	19.75
字　　数	330 千字
定　　价	69.00 元

华夏出版社有限公司　　地址：北京市东直门外香河园北里 4 号　　邮编：100028
网址: www.hxph.com.cn　　电话：（010）64663331（转）

若发现本版图书有印装质量问题，请与我社营销中心联系调换。